戴小喆　史金秀　田志伟　王　华 | 主　编
刘雅娟　刘宏伟　刘莉莉　谭向东
魏　涧　王　轶 | 副主编

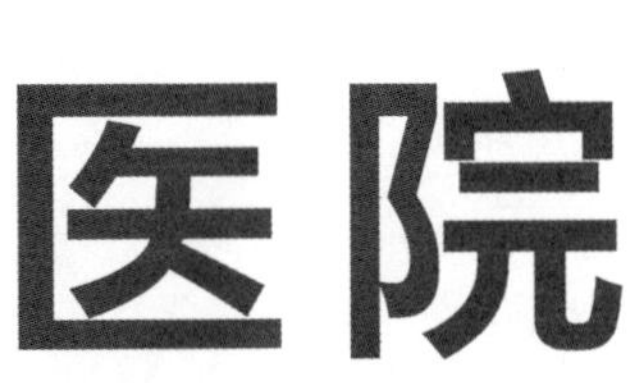

医院 DRG/DIP成本管理

方法、场景及案例

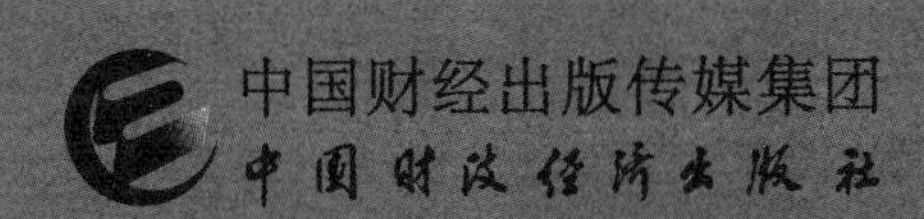

中国财经出版传媒集团
中国财政经济出版社

图书在版编目（CIP）数据

医院 DRG/DIP 成本管理：方法、场景及案例 / 戴小喆等主编. --北京：中国财政经济出版社，2021. 11（2023.4重印）
ISBN 978-7-5223-0832-6

Ⅰ. ①医… Ⅱ. ①戴… Ⅲ. ①医院-成本管理 Ⅳ. ①R197. 322

中国版本图书馆 CIP 数据核字（2021）第 202361 号

责任编辑：武志庆　　　　责任校对：徐艳丽
封面设计：智点创意　　　　责任印制：党　辉

医院 DRG/DIP 成本管理：方法、场景及案例
YIYUAN DRG/DIP CHENGBEN GUANLI：FANGFA、CHANGJING JI ANLI

中国财政经济出版社 出版
URL：http：//www. cfeph. cn
E-mail：cfeph@ cfeph. cn

社址：北京市海淀区阜成路甲 28 号　邮政编码：100142
营销中心电话：010-88191522
天猫网店：中国财政经济出版社旗舰店
网址：https：//zgczjjcbs. tmall. com
北京时捷印刷有限公司印刷　各地新华书店经销
成品尺寸：185mm×260mm　16 开　19. 5 印张　348 000 字
2021 年 11 月第 1 版　2023 年 4 月北京第 4 次印刷
定价：88. 00 元
ISBN 978-7-5223-0832-6
（图书出现印装问题，本社负责调换，电话：010-88190548）
本社质量投诉电话：010-88190744
打击盗版举报热线：010-88191661　QQ：2242791300

《医院 DRG/DIP 成本管理：方法、场景及案例》编委会

序 PREFACE

2017年8月17日，习近平总书记提出："加快建立中国特色基本医疗卫生制度。"2020年9月22日，习近平总书记在教育文化卫生体育领域专家代表座谈会上指出"加快提高卫生健康供给质量和服务水平，是适应我国社会主要矛盾变化、满足人民美好生活需要的要求，也是实现经济社会更高质量、更有效率、更加公平、更可持续、更为安全发展的基础"。2021年3月6日，习近平总书记在看望参加政协会议的医药卫生界教育界委员时再次强调"坚持基本医疗卫生事业的公益性""推动公立医院高质量发展"。2021年5月14日，国务院印发《关于推动公立医院高质量发展的意见》，指出公立医院作为我国医疗服务体系的主体，以建立健全现代医院管理制度为目标，实现发展方式从规模扩张转向提质增效，运行模式从粗放管理转向精细化管理，资源配置从注重物质要素转向更加注重人才技术要素。2021年1月26日，国家卫生健康委，国家中医药管理局发布的《公立医院成本核算规范》首次提出公立医院成本核算对象包括DRG成本。2021年6月30日，财政部发布的《事业单位成本核算具体指引——公立医院（征求意见稿）》也提出具备条件的医院可以核算DRG成本。对公立医院来说，新时期高质量发展和DRG成本的运用既是国家的召唤，也是时代的使命，更是自我的提升。

同济医院于1900年创建，始终不忘"与国家同舟，与人民共济"的价值理念，建院之初就坚持对病人只收诊费不收药费，百年发展中涌现出吴在德教授肩挑器械下乡行医，"千方百计为患者省钱，一个棉球都不多用"等诸多先进事例。1949年7月，人民解放军在江苏太仓的大量驻训官兵患上血吸虫病，同济医院紧急驰援，顺利完成血防使命，经验推广到全国，500万患者因此受益。1951年1月，同济医院抗美援朝医疗队113人启程北上，救治志愿军伤员，诸如此类数不胜数。1998年，湖北簰洲湾溃堤后，同济医疗队第一个冲到灾区。

2020 年，同济人在新冠肺炎疫情阻击战中与病毒展开生死角逐，始终不忘初心，不计生死，不计回报。唐山大地震、汶川地震，援藏、援疆、援外，抗击“非典”，防治手足口病，救治新冠肺炎重症患者，在自然灾害现场和公共卫生危机时刻，处处留下同济人一心赴救的身影，用实际行动诠释了“人民至上，生命至上”的使命与担当。

质量与成本是公立医院高质量发展的两条生命线。在医保支付方式改革的形势下，医保支付政策由原来的按项目付费转变为按病种、按 DRG 付费，医院必须从关注医疗服务项目收费与成本逐渐转向关注 DRG/DIP 的支付标准与实际成本，医院的成本管理必须从“降低资源消耗”逐渐转向依从临床路径标准化的“预防成本浪费”，从“事中控制”走向了“事前预测”，从“财务管控”转向“行为约束”。同济医院主动从“项目做加法”转变为“服务和质量做加法，成本和费用做减法”，即做强医疗质量和服务的“加法”，做好医疗成本的“减法”，减轻患者经济负担。

正是为了解决上述问题，《医院 DRG/DIP 成本管理：方法、场景及案例》一书的出版，填补了 DRG/DIP 成本核算方法、应用场景和应用案例的空缺，为公立医院成本管理水平提升提供了可参考的解决方案。本书具体分为三条主线：一是方法篇，解决成本核算“如何算”的方法问题。从医院 DRG/DIP 成本核算的目的出发，总结了医院成本核算中的重点与难点。二是场景篇，传授成本管理方法“如何用”的技术诀窍。从医院 DRG/DIP 成本管理的应用环境出发，数字技术为“提质降本”赋能，拓展了成本管理赋能业务和决策的场景。三是案例篇，分享成本管理方案“全面用”的管理经验。从医院 DRG/DIP 成本管理的案例出发，提供了医院成本管理体系构建的成熟样板。同行的经验也是一本本“管理参考书”，不同的医院可以在参考的基础上，发挥创新能力，设计与众不同的成本管理方案。

本书注重方法应用和案例讲解，能够帮助医院财务人员、运营管理人员从基础数据治理开始，逐步开展科室成本核算、项目成本核算、DRG/DIP 成本核算，进而依据成本核算结果，指导医院进行临床路径管理、运营管理、价格管理及医保管理工作，更好地理解成本管理对医院质量提升、效率提升的支持作用，对于公立医院提升成本管理水平有着极大的指导意义。本书不仅具有重要的理论指导意义，而且具有重要的实践应用价值。

华中科技大学同济医学院附属同济医院（以下简称“同济医院”）的科研业绩是我国医学界的一道亮丽风景线，被业内誉称为“同济现象”。同济医院以田志伟总会计师为首的财务团队展现了良好的财务业绩，建立起一套基于“战略导向的全面预算管理”及“公益导向的成本管理”的“规范高效、协同创新”财务管理体系。1997 年，同济医院在全国公立医院首开全成本核算先河，得到了中央领导、卫生部充分肯定和高度重视，并做出了向全国推广的批示；2001 年，《全成本核算与管理》课题获得湖北省科技进步二等奖；2018 年，《公立医院财务管理体系创新与应用》获得湖北省科技进步三等奖。2019 年，被中国总会计师协会授予“中国管理会计创新实践平台”单位称号，成为全国医疗行业最先授牌的单位之一。同济医院为公立医院内涵发展、现代医院管理制度和管理会计体系的建立提供了可复制、可推广的实践经验，有着广泛的行业影响力。

作为院长，为我院财务团队感到由衷的骄傲和自豪：一是该团队在自身发展的基础上，不仅能够总结自身应用的交流经验，还能创新并构建成本管理应用场景，更能发现和提炼发展中的成功方案；二是充分发挥了“中国管理会计创新实践平台”的功能，广泛联合同行业的先进医院，共建医院成本管理的行业标杆，提供成熟的成功经验；三是作为发起单位充分发挥了牵头单位作用，联合 6 家医院、7 支团队和约 100 名业内知名专家共同编写本书。

总体来看，我希望本书能够为全国公立医院的高质量发展，搭建起适应自身管理需要的成本管理体系贡献微薄的力量，同时，也希望 7 支财务团队能够继续开展相关研究和实践，总结、提炼并创新更多行之有效的成本管理方法，发挥成本管理在医疗服务定价、公立医院成本控制和绩效评价中的作用，并向行业推广，推进公立医院高质量发展。

我相信，随着 DRG 时代到来，本书的出版，一定能够对各医院 DRG 成本管理工作的推进起到重要的启发、帮助和指导作用，并乐于为其作序。

同济医院院长　刘继红

2021 年 8 月 29 日

前言 FOREWORD

2021年1月，国家卫生健康委、国家中医药管理局发布的《公立医院成本核算规范》首次提出公立医院成本核算对象包括DRG成本。财政部发布的《事业单位成本核算具体指引——公立医院（征求意见稿）》也提出具备条件的医院可以核算DRG成本。公立医院应当如何按照政策的要求进行DRG/DIP成本核算，为医院成本管理、运营管理和高质量发展提供数据支撑，为政府有关部门科学合理地制定医疗服务价格、医保支付标准等提供依据和参考，成为公立医院财务人员面临的一次技术性难题。

面临国内外经济下行压力、新冠肺炎疫情防控常态化、DRG/DIP支付方式改革以及国务院对公立医院高质量发展的新要求，公立医院经济运行步入了前所未有的新时代。如何通过精细化管理，实现控制成本，减少浪费，提高效率，保持公益性，减轻病人负担，保障医保参保人员权益，提高医务人员待遇，走上健康可持续发展道路，成为新时代公立医院的财务与运营管理的目标。本书于2021年出版，我们认为恰逢其时，符合当前医院的精细化成本管理、医疗服务定价、医保支付标准制定等迫切需要。本书的目的是阐述实施DRG/DIP支付方式改革后，公立医院的成本管理将从传统核算模式向管理赋能模式转型，通过精细化的科室、项目、DRG/DIP、医疗组、诊次、床日等成本核算，为医院临床路径、预算管理、成本控制、资源配置、绩效考核、价格改革、医保支付改革等方面给予更为科学有力的决策支持。

本书运用大量的实例，说明各类核算方法在不同成本核算对象中的选择和运用，例示成本核算结果在多个业务场景中的应用，还通过6个典型案例再现复盘了不同支付方式、不同管理模式、综合或专科医院，如何构建协同高效的成本管理体系，如何通过成本管理去创造更有效率、更可持续的价值，从而达成公立医院高质量发展的目标，启发财务人员解决成本核算及管理中的重点、难点问题。

本书结合政策文件、核算路径、场景应用和案例操作的内容，介绍了医院成本管理体系，理论、政策和实务兼具，体系完整、内容新颖、贴近实际，可供医院成本管理研究和学习之用，是一本不可多得的工具书。

本书分为四篇十九章，框架结构和编写分工如下：第一篇为基础篇，主要由华中科技大学同济医学院附属同济医院财务团队、中南财经政法大学管理会计与绩效研究所王华团队负责完成，其中第一章由王华、韦欣彤编写，第二章由郑大喜编写，第三章由陈娉婷编写。第二篇为方法篇，编写工作主要由华中科技大学同济医学院附属同济医院财务团队、上海交通大学医学院附属新华医院刘雅娟团队负责完成，其中第四章由唐忻、雷勇恒、陈书熠、刘雅娟编写，第五章由陈娉婷、唐忻编写，第六章由陈娉婷编写，第七章由朱海嘉、宋源编写。第三篇为场景篇，主要由华中科技大学同济医学院附属同济医院财务团队负责完成，第八章由戴小喆、陈娉婷编写，第九章由李心怡、叶然、郑艺、宋源编写，第十章由谢雨晴、郑大喜编写，第十一章由罗毅、代霄编写，第十二章由王轶、郑艺、雷勇恒、代霄编写，第十三章由朱海嘉、宋源编写。第四篇为案例篇，由华中科技大学同济医学院附属同济医院财务团队、上海交通大学医学院附属新华医院刘雅娟团队、内蒙古自治区人民医院刘宏伟团队、杭州市儿童医院刘莉莉团队、湖北省十堰市人民医院谭向东团队、国药东风总医院魏涧团队负责完成。第十四章由戴小喆、王轶、郑艺编写，第十五章由刘雅娟、杨少春、宋雄编写，第十六章由刘莉莉、朱艳萍、楼韬、叶蕾、周菊香、李亚儿编写，第十七章由谭向东、丁琴编写，第十八章由刘宏伟、李琳、王培峰编写，第十九章由魏涧、严礼琴、石明、马亮编写。

在本书编写过程中，得到了王伟、刘继红、吕家高、田志伟、史金秀、王莉燕、董登姣、张鸿、王宇、孙海芬等专家的大量指导和支持，在此表示衷心的感谢。

由于编者水平所限，书中难免有疏漏之处，恳请读者指正。

本书编写组

2021 年 8 月 29 日

目录 CONTENTS

第一篇　基础篇

第二篇　方法篇

第四篇 案例篇

第一篇　基础篇

本篇（第一章至第三章），面向医院管理者及财务人员，主要回答了为什么DRG/DIP支付改革背景下，医院须更加重视成本管理。本篇主要介绍了医院成本管理基础理论，政府部门对医院成本核算的政策要求及DRG/DIP支付方式改革的背景。在此基础及背景介绍下，掌握DRG成本核算方法及其应用场景能更加得心应手。

第一章 医院成本管理的基础理论

医院为社会提供医疗服务，医疗服务作为社会服务的组成部分，其实质也是一种特殊商品。医院作为一个相对独立的为人民群众健康服务的经济实体，在维护其公益性的同时需要保证稳定健康的可持续发展。这就要求医院实行全面的成本管理，加强成本核算，在保证质量的同时增收节支，做到以更少的耗费，取得更大的社会效益和经济效益，确保完成医疗服务和公共卫生服务任务。

第一节 医院成本的内涵

一、医院成本的内涵和分类

成本是商品价值的重要组成部分，成本的内涵一般是指成本所包含的经济内容。成本的现实含义是指为取得各项生产要素（人、财、物等）以及为实现特定经济目的而发生的资本耗费，是对一定期间经营成果所计算的补偿值。资本耗费是一个广义的概念，它包括所消耗的现金、转让的其他资产、提供的劳务，以及为此而发生的负债等。

财政部2019年12月印发、自2021年1月1日起施行的《事业单位成本核算基本指引》（财会〔2019〕25号）："成本是指单位特定的成本核算对象所发生的资源耗费，包括人力资源耗费，房屋及建筑物、设备、材料、产品等有形资产的耗费，知识产权等无形资产的耗费，以及其他耗费。"

国家卫健委 国家中医药管理局2021年1月印发的《公立医院成本核算规范》（国卫财务发〔2021〕4号）明确规定："医院成本是指医院特定的成本核算对象所发生的资源耗费，包括人力资源耗费，房屋及建筑物、设备、材料、产品等有形资产耗费，知识产权等无形资产耗费，以及其他耗费。”医院成本是由医院的资金耗费形成的，反映着医院在业务活动过程中的资金耗费数量。

成本由成本项目组成。医院成本项目是根据国家规定的成本核算口径设置的，将成本核算对象按照一定标准划分的反映成本构成的具体项目。按照《公立医院成本核算规范》，成本项目可分为人员经费、卫生材料费、药品费、固定资产折旧费、无形资产摊销费、提取医疗风险基金、其他运行费用七大类。

二、医院成本的分类

现阶段，按照医院管理的不同需求，成本主要有以下分类：

（一）按照计入成本核算对象的方式，分为直接成本和间接成本

直接成本指是指确定由某一成本核算对象负担的费用，包括直接计入和计算计入的成本。间接成本是指不能直接计入成本核算对象的费用，应当由医院根据医疗服务业务特点，选择合理的分配标准或方法分配计入各个成本核算对象。间接成本分配标准或方法一般遵循因果关系和受益原则，将资源耗费根据动因（工作量占比、耗用资源占比、收入占比等）分项目追溯或分配至相关的成本核算对象。

（二）按照成本属性，分为固定成本和变动成本

固定成本是指在一定期间和一定业务范围内，成本总额相对固定，不受业务量变化影响的成本。变动成本是指成本总额随着业务量的变动而相应变化的成本。

（三）按照资本流动性，分为资本性成本和非资本性成本

资本性成本是指医院长期使用的，其经济寿命将经历多个会计年度的固定资产和无形资产的成本，包括固定资产折旧和无形资产摊销费用。非资本性成本是指某一会计年度内医院运营中发生的人员经费、卫生材料费、药品费、提取医疗风险基金和其他运行费用。

三、医院成本的特点

医院成本存在其特殊性。《医院财务制度》虽然具体规定了医院成本范围和成本客观的经济实质，但是一时期的规定必然反映的是同一时期改革和管理的客观要求，以及医院财务管理的目标，有时并不完全符合理论成本的经济内容。例如，《国务院办公厅关于城市公立医院综合改革试点的指导意见》（国办发〔2015〕38号）要求：“加强医院财务会计管理，强化成本核算与控制，通过调整医疗服务价格、加大政府投入、改革支付方式、降低医院运行成本等，建立科学合理的补偿机

制。对医院的药品贮藏、保管、损耗等费用列入医院运行成本予以补偿。”推进医药分离，实行绩效考评，对公立医院成本核算提出了更新、更高的要求，成本的具体经济内容发生了较大变化。

同企业和其他事业单位相比，医院成本的具体内容具有其特殊性。医院成本核算属于内部成本核算，是以提高单位经济管理水平和资金使用效率为目的而实行的。与企业相比，医院成本核算是不完全的，也是不严格的成本核算。而与其他事业单位相比，医院成本核算又相对具有科学性、完整性和先进性。

第二节　医院成本的作用

医院成本是反映和监督劳动和物质耗费的工具，也是补偿医疗耗费的尺度，是制定医疗服务价格的一项重要依据，更是进行预测、决策和分析的重要数据资料。对医院内部来讲，医院成本的完整、准确、及时、真实是成本控制的基础。对外部来讲，医院成本是医疗服务定价、支付和补偿的重要依据和参考。医院成本信息应满足医疗服务定价需求，提供成本补偿依据，为政府有关部门科学合理地制定医疗服务价格、医保支付标准等提供成本依据和参考。财政部 2021 年 6 月印发的《事业单位成本核算具体指引——公立医院（征求意见稿）》（财办会〔2021〕14 号）提出：“医院进行成本核算应当满足内部管理和外部管理的特定成本信息需求。医院的成本信息需求包括但不限于成本控制、医疗服务定价、绩效评价方面。”

一、医院成本是反映和监督劳动耗费的工具

医院成本是表现医院工作质量的一个重要的综合指标，在很大程度上反映着医院各个方面活动的管理水平和运营效率。医院要最大限度地节约社会劳动，以尽可能少的耗费提供尽可能多的质优价廉的医疗服务，这就要求，必须对医疗服务过程中的资源耗费进行计算和监督。劳动生产率的高低、药品材料物资消耗的多少、医疗设备利用是否有效等，都能够在成本中反映出来。因此，医院成本指标在医院改革、促进医院改进经济管理、降低各种消耗、加强经济核算中起着重要作用。

二、医院成本是补偿医疗耗费的尺度

为了保证医疗业务活动的不断进行，必须对医疗耗费进行补偿。成本是衡量这

一补偿份额大小的尺度，而医疗服务成果则表现为社会效益和经济效益。医疗业务活动耗费的补偿，体现出社会再生产过程中物质资料的补偿。成本反映着为开展医疗业务活动所耗费的生产资料和生活资料的价值。其中药品、材料、物资消耗费用、固定资产折旧和无形资产摊销、提取医疗风险基金等反映医院消费的生产资料的价值。而人员经费部分实际上是反映医务劳动者所消费的生活资料的价值，包括工资福利费用对个人和家庭的补助费用。成本又是从价值方面补偿已耗费的物质资料的尺度，是医院简单再生产顺利进行的必要前提。

三、医院成本是制定医疗服务价格和财政补贴政策的一项重要依据

成本是医疗服务价值的货币表现，医疗服务价格应当大体上符合它的价值。因此，在制定医疗服务价格标准的过程中，成本就成为一项重要的经济依据。在现阶段，人们还不能直接计算医疗服务的价值，而只能通过计算医疗服务成本的价值，制定医疗服务价格。医疗服务价格的制定除考虑成本外，还要考虑历史上形成的价格水平、社会经济发展水平、群众承受能力、医疗保障能力、党和国家经济政策和管理等因素。

四、医院成本是进行预测、决策和分析的重要数据资料

只有及时提供准确的成本资料，才能使预测、决策和分析等活动建立在可靠的基础之上，从而采取措施，保证医院各项计划任务的完成。成本指标就成为进行经营预测决策和分析的重要数据资料。

第三节　医院成本核算的演进发展

我国医院成本核算从医院成本核算概念的提出、探索、形成应用到现阶段的不断完善健全，经历了四个发展阶段。

一、医院成本核算的起步阶段（1979—1991 年）

1979—1991 年是医院成本核算的起步阶段。改革开放后，医院实行成本核算是适应社会主义市场经济体制的必然选择。1979 年 4 月，卫生部、财政部和国家劳动总局联合发布了《关于加强医院经济管理试点工作的意见的通知》，提出了“合理

收费、节约支出”的原则，是医院成本核算工作的起源。同年 7 月，卫生部确定了医院实行补助、核算、考核奖惩的制度。

1985 年，各地医院自主开展了科室成本核算。1988 年，卫生部、财政部发布《医院财务管理办法》，提出：“医院要加强经济责任制，推行目标管理，积极开展科室核算和医疗成本测算工作，有条件的应进行成本核算。”同时，学术界也展开了医疗成本的研究。1988 年陈洁开始对住院医疗成本按病种核算进行探索性研究。1990 年黄慧英对美国疾病诊断相关分类法（DRG）进行了介绍，说明病人医疗费用补偿是一种费用控制的方法，DRG 在国内日益受到重视。

20 世纪 80 年代，公立医院先后尝试了目标管理责任制、定额管理、奖金提成等经济管理手段，提高了工作效率，但这些管理手段因没有以成本核算为基础，逐渐暴露出了弊端。

二、医院成本核算体系的探索建立阶段（1992—1998 年）

1992—1998 年是医院成本核算体系的探索建立阶段。1992 年，卫生部提出“落实自主权，搞活医院，逐步调整收费标准，逐步达到按成本收费，使医疗单位能够达到保本经营，略有结余”。医院开始探讨企业成本核算方法在医院的应用。从 1993 年以后，在医院成本核算基础上，许多医院积极开展科室成本核算工作，增加了成本意识，主要计算科室收支结余，并在收支结余的基础上按比例分配奖金，其计算的方法以统计为主，并非真正意义上的科室成本核算。

1994 年，天津市医院马骏提出了病种 DRG 的双项监控流程图，随后又提出了病例组合中的病种/病例“四步”分型法，这对医院 DRG 应用系统的开发有很大意义。1997 年，华中科技大学同济医学院附属同济医院探索性地开展了全成本核算，开启了公立医院全成本核算先河。同济医院全成本核算改革创新取得了卓著成就，人民日报称其“为医院管理探索出了一条新路”，新华社曾以内参的形式向国务院汇报了这一改革举措，得到中央领导、卫生部充分肯定和高度重视，并做出了向全国推广的批示。从此，各地医院陆续开始了各自的全成本核算之路。

1998 年，财政部、卫生部联合下发的《医院财务制度》和《医院会计制度》明确规定了医院实行资产管理和成本核算，也对具体内容和方法做了明确规定，标志着医院成本核算体系的初步建立。

三、医院全成本核算方法的逐步形成阶段（1999—2009 年）

1999—2009 年是医院全成本核算方法的逐步形成阶段。

一是医院总成本核算的方法形成。1999 年，医院按照《医院财务制度》和《医院会计制度》要求实行成本核算。

二是科室成本核算的方法形成。医院科室成本核算起源于以奖金分配为目的，计算收支结余进行奖金分配。但没有统一的科室成本核算的制度和办法、各个医院自行制订核算办法、科室成本核算的方法各异，方法也很多。

三是项目成本核算的方法形成。我国医疗项目成本从传统成本法转向了作业成本法。2001 年国家计委、卫生部发布的《关于印发〈医疗服务项目成本分摊测算办法（试行）〉的通知》（计价格〔2001〕1560 号），确定医院医疗服务成本测算分为三个层次：医院成本测算、科室成本测算和服务项目成本测算。

四是病种成本核算的方法形成。病种临床路径成本由一系列的项目成本组成。2004 年，山东省济宁医学院附属医院研究制定了以临床路径为基础的单病种最高限价医疗实施方案。2005 年，复旦大学以临床路径为基础，进行了 4 类常见病的单病种成本测算，分别确定了优化临床路径和实际临床路径。

在此期间，华中科技大学同济医学院附属同济医院不断改进和完善全成本核算的方式和方法，其科学性、实践性被全国公立医院广泛认同。同济医院“全成本核算与管理”课题项目于 2001 年被湖北省科技厅评为省科级进步二等奖。

四、医院成本核算的改革和完善阶段（2010 年至今）

2010 年至今，是医院成本核算的改革和完善阶段。财政部等部门修订了《医院财务制度》（财社〔2010〕306 号）和《医院会计制度》（财会〔2010〕27 号），制定了《基层医疗卫生机构财务制度》，对成本核算进行了新的更具体的规定。2015 年，《关于印发控制公立医院医疗费用不合理增长的若干意见通知》（国办发〔2015〕33 号）要求实施规范化的成本核算和成本管理。

2016 年，《“十三五”深化医药卫生体制改革规划的通知》（国办发〔2016〕78 号）明确指出要深化医保支付方式改革，提倡实行按疾病诊断相关分组付费，并逐步开展按 DRG 付费的试点工作。

2017 年，国家卫生计生委、财政部等部委联合下发《关于全面推开公立医院综合改革工作的通知》要求公立医院全部取消药品加成（中药饮片除外），并明确取消的药品加成部分，按照比例，分别由医疗服务价格、政府和公立医院成本下降补偿，第一次给医院成本管理提出了明确的政策目标。

2021 年，国家卫生健康委 国家中医药管理局颁布的《公立医院成本核算规范》明确了公立医院成本核算工作规范，新增了病种成本核算技术以及医疗项目成本核算、病种成本核算、DRG 成本核算的工作规范，首次统一了医疗成本的核算单元、核算口径和核算办法。为公立医院医疗业务的精细化管理和成本管控奠定了重要的成本基础。

在此期间，华中科技大学同济医学院附属同济医院逐步建立起三级分摊下的全成本核算模式、逐步开展医疗服务项目成本核算、单病种成本核算及 DRG 成本核算。该院财务管理体系创新 2017 年获湖北省科技进步三等奖、中国医院协会医院科技创新二等奖，成果鉴定为国内领先。同济医院成本核算模式得到了国家卫生健康委的认可，并作为优秀案例，在卫生健康委"公立医疗机构经济管理年"活动推进和政策培训暨卫生健康经济大讲堂中与全国同行进行了分享。

第四节　医院成本核算的职能

成本管理是成本核算、成本分析、成本决策和成本控制等一系列管理行为的总称。成本核算是成本管理工作的核心也是基础。医院成本核算的职能划分为以下几个方面：

一、计划管理

医院成本核算应按照国家政策和管理要求，结合实际情况，总结、分析和预测医疗服务市场和医院经济的运营情况，制订医院年度工作计划。根据工作计划和任务目标编制年度预算，以预算为依据，对其业务活动中实际发生的各种耗费，按照确定的成本核算对象和成本项目进行归集、分配，确保完成年度成本控制计划。

二、组织核算

医院成本核算应按照国家政策、财务会计制度和医院规定的成本项目、核算要求来组织。及时、准确地上报和反馈核算结果，设计规范合理的成本归集、分配流程、方法和时限；建立健全各项规章制度，明确各级、各部门成本管理的权限和职责，落实管理责任制；制订相应的成本管理办法和细则，完整、准确核算特定成本核算对象的成本，揭示成本的发生和形成过程，以便对影响成本的各种因素、条件施加影响或管控，将实际成本控制在预期目标内。

三、协调运营

医院成本核算应协调、配合并在业务上指导医院各成本管理部门，做好医院的资产和成本管理工作，可采取统一管理、目标分解、责任到人的操作方法，把成本核算工作渗透到日常管理工作中去，掌握信息，协调沟通各成本单位，准确核算医疗服务成本。

四、监督检查

医院成本核算工作应认真执行国家政策、法律法规和制度规定，对医院的经济运行和收支活动实行监督检查，发现问题，及时查明原因，制订改进措施。监督检查人员应负责定期检查医院成本核算的实际工作情况，特别要用法律法规和制度规定衡量成本核算的规范性问题，比如支出存在的漏洞、收费价格的问题等，保证成本核算规范、成本管理有效。

五、反馈评价

医院成本核算应定期进行成本核算分析，并及时向上级主管部门、医院领导机构和院内有关部门、科室反馈。同时，设置与成本相关的绩效指标，衡量医院整体和内部各部门的运行效率、核心业务实施效果、政策项目资金实施效益。

第五节　医院成本核算的对象

一、确定成本核算对象的目的

成本核算的首要任务要确定成本核算对象，根据成本信息需求，明确划分维度和层次，使用不同手段或方法进行成本管理。确定成本核算对象，有利于明确不同服务部门的业务性质，进一步选择合适的方法为成本对象的核算服务，最终实现有效的成本管理。

二、医院成本核算对象的内涵

确定成本核算对象是实行成本核算的基础，也是进行成本管理的需要。医院成本核算对象是指医院成本归集和分配的具体对象，即医院成本承担的客体。任何一种需要进行成本计量和分配的最终医疗项目，都可以成为成本核算的对象，它们是一切成本产生的源头。

医院的复杂性决定其成本核算对象的多元化。核算对象的确定要把握原则，既要适应医院业务运转过程与组织的特点，又要满足医院成本管理的要求。

三、医院成本核算对象的分类

医院成本核算作为一项医院内部的经济管理活动，其成本概念具有更丰富的内涵。由于医院各部门的业务性质各异、服务方式不同、不同业务部门和服务性质使成本核算对象的划分具有多样性，核算对象的确定具有复杂性，分类也不同。

2021 年颁发的《公立医院成本核算规范》明确了成本核算对象的分类。按照成本核算的不同对象，可分为科室成本、诊次成本、床日成本、医疗服务项目成本、病种成本、DRG 成本。综合考虑成本对象划分依据以及核算层级，将医院成本核算对象的反馈对象、反馈内容也有所不同，如表 1 - 1 所示。

表 1 - 1　　医院成本核算划分

成本核算对象	划分依据	结果反馈对象	主要反馈内容	其他用途
医院	单位组织整体	医院外部投资人、医院决策者、医院主管人员	反映全院的经济运营状况	医院间绩效的比较、评估
各门诊、急诊科室、住院科室	各个科室	医院各级领导、有关员工	区分并反映医院内部各科室的成本	成本差异分析、成本控制
诊次、床日	以临床服务类、医疗技术类科室开展的医疗服务项目	医院主管人员	反映平均诊次成本和住院床日成本	对比医院不同时期效益的比较、评估
医疗服务项目	各地有关部门印发的医疗服务收费项目	临床服务类和医疗技术类科室医疗项目负责人及主要成员	细致反映具体检查治疗操作项目成本，如挂号、诊察、检查、治疗、化验、放射、材料、手术、输血、床位、护理等	服务成本分析和考核，单个服务项目的成本控制
病种	临床路径病种、医疗保险按病种、付费病种等	病种涉及主要科室领导及成员	反映每一病种治疗效率和费用高低	对比不同时期、不同医院，反映医院医疗技术水平和经济效益的差别
DRG	医疗保险设置的疾病诊断相关分组	医院决策者、医院管理人员者、医院财务人员	病患的成本消耗数据与相关业务数据	成本控制，医疗服务定价，外部绩效，医疗保险支付

成本核算对象又可以分为市场类成本核算对象和生产类成本核算对象。

一是市场类成本核算对象，主要是按照不同的市场渠道中不同的顾客来确定的成本对象，主要衡量不同渠道和顾客带来的实际收益，核算结果主要用于市场决策，并支持医院的医疗项目决策。

二是生产类成本核算对象是在医院内部的成本对象，主要用于计量医院内部的经营成果。成本核算对象也可以按照服务单元，例如，医生小组、护理小组、纯职能部门、生产要素部门等组织，反映医院各科室的不同服务单元的成本，为医院各服务类型有关领导及员工成本控制和决策用。

第六节　医院成本管理的组织架构

医院应当成立成本核算工作领导小组，明确承担成本核算工作的职能部门，设置成本核算职能部门，配备掌握成本核算方法的职能人员。医院成本核算与管理工作，一般由总会计师或主管院领导负责，以财务部门为核心，以各职能科室为主体；科室以科主任为领导，兼职核算员和各职能人员为主体。

一、医院成本核算的领导机构

领导机构由医院主要负责人（院长）担任组长，总会计师或分管财务的副院长担任副组长，成员包括财务、医保、物价、运营管理、医务、药剂、护理、信息、人事、后勤、设备、资产、病案统计等相关职能部门负责人以及部分临床科室负责人。

成本核算工作领导小组主要负责审议医院成本核算工作方案及相关制度，明确各部门职责，协调解决成本核算相关问题，组织开展成本核算，加强成本管控，制订相匹配的绩效考核方案，提升运营效率。

领导机构应承担的主要职责：

1. 院长对医院成本核算的合法性、合理性，真实性及正常运转承担责任，保证成本核算工作的顺利开展。组织各职能部门和科室，建立各级成本管理责任制，督促并检查有关成本指标分解及下达实施管理的工作。

2. 总会计师或分管财务副院长直接组织医院内部各级成本核算工作，根据医院规模配备适当成本核算管理人员，对医院成本信息与管理负直接责任。定期检查各职能部门科室成本计划执行情况，协调各部门、科室在成本核算工作中的关系，发现问题及时组织有关部门研究解决。

3. 医院财务部门是医院成本核算与管理的综合协调，业务管理部门，组织领导全院成本核算与管理工作。根据有关部门和科室提供的资料，编制总体成本计划，对各部门、各科室的成本核算进行统一管理，并监督其成本执行情况，制订医院成本管理制度，进行成本分析、预测、监督。

二、医院成本核算的职能部门

成本核算的职能部门是开展成本核算工作的日常机构。医院根据规模和业务量大小设置成本核算岗位。

成本核算部门主要职责是：制订医院成本核算工作方案及相关工作制度，将医院下达的成本指标进一步分解到有关科室或个人，实行责任管理；确定成本核算对象和方法，开展成本核算，包括制订或修订各项定额，健全原始记录，搞好计量检查工作，健全各项成本管理制度等；按照相关政府主管部门的规定定期编制、报送成本报表；开展成本分析，考核各科室及本部门内部成本指标执行情况，分析各环节存在的问题，提出成本控制建议，为医院决策与运营管理提供支持和参考。

三、医院职能部门的成本核算

医院各部门应当设立兼职成本核算员，按照成本核算要求，及时、完整报送本部门成本核算相关数据，并确保数据的真实性和准确性，做好本部门成本管理和控制。各部门主要职责请参考表 1－2。

表 1－2　　各部门主要职责

部门	主要职责
财务部门	各部门应发工资总额，邮电费、差旅费等在财务部门直接报销并应当计入各部门的费用；门诊和住院医疗收入明细数据
人事薪酬部门	各部门人员信息、待遇标准（包括职工薪酬、社会保障等）、考勤和人员变动情况
医保部门	与医保相关的工作量和费用
后勤部门	各部门水、电、气等能源耗用量及费用；相关部门物业、保安、保洁、配送、维修、食堂、洗衣、污水处理等工作量和服务费用
资产管理部门	各部门固定资产和无形资产数量、使用分布与变动情况，设备折旧和维修保养、内部服务工作量和费用
物资管理部门	各部门卫生材料、低值易耗品等用量、存量和费用

续表

部门	主要职责
药剂部门	各部门药品用量、存量和费用
供应室、血库、氧气站等部门	各部门实际领用或发生费用及内部服务工作量
病案统计部门	门诊、住院工作量，病案首页及成本核算相关数据
信息部门	负责医院成本核算系统的开发与完善，并确保其与相关信息系统之间信息的统一与衔接，协助提供其他成本相关数据
其他部门	其他与成本核算有关的数据

四、医院科室成本核算

医院各科室是医院最基层组织，在科主任的领导下，制订与科室成本有关的定额指标及管理办法，组织本科室职工参加成本管理，科室成本管理工作接受医院成本核算工作领导小组领导。同时，各科室需设立兼职成本核算员，核算和分析科室成本，及时、完整报送本部门成本核算相关数据。

各科室成本核算与管理的主要任务有：将下达的各项成本指标，进一步分解到科室每个职工；做好科室成本核算与管理工作，健全原始记录，健全科室各项成本管理制度；考核本科室内部各项成本执行情况，分析存在的问题，执行奖惩制度，提出改进意见。

医院成本核算工作领导小组应结合本院的具体情况确定本院的成本目标，制订有关成本管理的制度和实施细则，进行成本测算，编制全院成本计划，加强日常各项费用支出管理，实行严格预测控制，检查成本计划和费用预算的执行情况，定期不定期进行成本分析，组织和指导有关科室成本管理工作，总结经验，不断提高成本管理水平。

第二章 医院成本管理的政策形成

成本核算可以为政府有关部门科学合理制定医疗服务价格、医保支付标准提供成本依据和参考。财政补助和医保支付方式“双引擎”对医院和医生行为的具有导向、引领和约束作用，是医疗服务领域供给侧结构性改革的重要抓手，能够促使公立医院回归公益性。医院开展成本核算的意义在于：科学规范的成本核算能够提供全面、真实、准确的医院成本信息；成本信息是合理确定医疗服务价格、财政补偿的基础，是制定、调整基本医保付费标准的依据；成本核算是医院完善绩效分配、实现科学管理的手段。

第一节 医院会计核算和运营管理政策对成本管理的要求

公立医院是不以盈利为目的的公益性事业单位，公益性要求公立医院在医疗服务活动中坚持公平可及性和效率原则，其中，公平可及性指以人人可承担的成本提供基本医疗服务，效率指有效利用人员、床位、设备等医疗资源，以适宜技术、适宜药品、适宜成本达到较好的治疗效果。当前，医保支付方式改革、医疗市场竞争加剧，公立医院业务活动、资金资产管理日益复杂，收支规模不断扩大，经济运行压力不断加大，对成本核算的精细化管理需求日益增加，亟须建立有效的成本核算管理工具、机制，满足内部成本控制、医疗服务定价、绩效评价等特定成本信息需求，促进管理模式从粗放式向精细化、规范化转变，降本增效，保障医院良性运行、可持续发展，满足群众基本医疗服务需求。公立医院不仅是基本医疗服务的主要提供者，同时肩负着医疗政策的执行等任务。公立医院应当完成各项公益性任务（包括对口支援、扶贫、突发公共卫生事件紧急救治、医学人才培养等专项公益性任务），依据任务需要安排专门经费，保障任务完成，任务完成和经费支出情况并及时以书面形式报告主管部门。公立医院必须把发展的着力点放在提升质量和效率上，要更加注重内涵发展、技术发展、能力水平发展、服务质量发展，提高发展的“含金量”。

根据《事业单位成本核算基本指引》（财会〔2019〕25 号），医院属于“适用于执行政府会计准则制度且开展成本核算工作的事业单位”。为规范医院成本核算，提升医院运营效率，国家要求公立医院建立成本管理体系，通过成本核算，完整全面反映医疗和经济成果，通过成本控制，提升人员劳动效率、病床使用率、设备使用率、物资使用率，减轻病人就医的费用负担。公立医院要善于运用现代成本管理理念和管理工具、方法、技术，借助信息化手段，将医院管理的基础精准到科室、精准到诊疗组、精准到每个医务人员和重点病种、病组，提升管理精细化、信息化、规范化、科学化水平，降低成本、提高效率，使有限的医疗资源发挥最大社会效益。

一、会计核算政策对医院成本管理的要求

为了指导医院全面反映运行成本信息，《国务院关于批转〈财政部权责发生制政府综合财务报告制度改革方案〉的通知》（国发〔2014〕63 号）、《政府会计准则——基本准则》（财政部令 2015 年第 78 号）、《政府会计制度——行政事业单位会计科目和报表》（财会〔2017〕25 号）、《财政部关于印发医院执行〈政府会计制度——行政事业单位会计科目和报表〉的补充规定和衔接规定的通知》（财会〔2018〕24 号）等对医院成本管理提出了明确要求，如会计科目设置、成本报告等（见表 2－1）。政府会计准则制度规范了医院会计核算行为，成本核算与会计核算两者紧密相关又有所区别：一是成本核算以会计核算为基础，成本核算所需的相关基础信息数据主要由财务会计核算产生，财务会计有关明细科目设置和辅助核算应满足成本核算需要。二是部分成本核算结果会在会计核算上反映，当成本核算对象为自制制剂时，应按政府会计准则制度等规定通过“加工物品”会计科目归集和结转成本，并在财务报表中列示。

医院大量成本核算活动虽以财务会计核算数据为基础，但其核算过程和结果相对独立于财务会计，除“加工物品”外，费用大多通过“业务活动费用”“单位管理费用”等会计科目归集，上述费用信息用于计算业务活动、项目、医院整体、科室和医疗组等特定成本核算对象的成本，但成本核算的过程和结果无须在会计账簿和财务报表中反映。会计核算具有强制性和统一性，而成本核算需要单位根据医院内部管理需求和外部有关要求因地制宜地开展，成本核算对象、核算方法的选择应

当与医院行业特点、特定的成本信息需求相适应。

表 2－1　　医院会计核算政策对成本管理的要求

政策文件	对医院成本管理的要求
《中共中央国务院关于印发〈党政机关厉行节约反对浪费条例〉的通知》（中发〔2013〕13号）	推进政府会计改革，进一步健全会计制度，准确核算机关运行经费，全面反映行政成本
《国务院关于批转〈财政部权责发生制政府综合财务报告制度改革方案〉的通知》（国发〔2014〕63号）	推进政府会计改革，建立全面反映政府资产负债、收入费用、运行成本、现金流量等财务信息的权责发生制政府综合财务报告制度。条件成熟时，推行政府成本会计，规定政府运行成本归集和分摊方法等，反映政府向社会提供公共服务支出和运行成本信息
《政府会计准则——基本准则》（财政部令2015年第78号）	财务报告的目标是向财务报告使用者提供与政府的财务状况、运行情况（含运行成本）和现金流量等信息，反映政府会计主体公共受托责任履行情况，有助于财务报告使用者作出决策或者进行监督和管理
《政府会计制度——行政事业单位会计科目和报表》（财会〔2017〕25号）	为满足成本核算需要，“业务活动费用”科目下可按“工资福利费用”“商品和服务费用”“对个人和家庭的补助费用”“固定资产折旧费”“无形资产摊销费”“计提专用基金”等成本项目设置明细科目，归集能直接计入业务活动或采用一定方法计算后计入业务活动的费用，并按项目、服务或业务类别、支付对象等进行明细核算；“单位管理费用”科目下可按“工资福利费用”“商品和服务费用”“对个人和家庭的补助费用”“固定资产折旧费”“无形资产摊销费”等成本项目设置明细科目，归集能直接计入单位管理活动或采用一定方法计算后计入单位管理活动的费用
《财政部关于印发医院执行〈政府会计制度——行政事业单位会计科目和报表〉的补充规定和衔接规定的通知》（财会〔2018〕24号）	医院应按月度和年度编制成本报表，具体包括医院各科室直接成本表（成本医01表）、医院临床服务类科室全成本表（成本医02表）和医院临床服务类科室全成本构成分析表（成本医03表）。成本报表主要以科室、诊次和床日为成本核算对象，所反映的成本均不包括财政项目拨款经费、科教经费形成的各项费用
《事业单位成本核算基本指引》（财会〔2019〕25号）	单位应以权责发生制财务会计数据为基础进行成本核算，财务会计有关明细科目设置、辅助核算应满足成本核算需要。单位一般通过“业务活动费用”“单位管理费用”等会计科目，按成本项目归集实际发生的各种费用，据此计算确定各成本核算对象的成本。当成本核算对象为自制物品时，应按政府会计准则制度规定通过“加工物品”会计科目，按成本项目归集并结转实际发生的各种费用。医院成本核算具体指引由财政部遵循本指引制定

续表

政策文件	对医院成本管理的要求
《公立医院成本核算规范》（国卫财务发〔2021〕4号）	成本项目核算数据应与政府会计准则制度中“业务活动费用”“单位管理费用”等科目的有关明细科目数据保持衔接，并确保与财务报表数据的同源性和一致性。医院开展科室核算时，应将提供医疗服务所发生的全部费用，按成本项目归集到科室单元。通过“业务活动费用”“单位管理费用”等会计科目，按成本项目归集实际发生的各种费用，据此计算确定各科室的成本，包括直接成本和间接成本。按要求定期形成成本报表和成本核算报告，并对成本核算结果和成本控制情况作出详细说明。按月度或年度编制报表，也可按季度编制。成本报表数据应真实、准确。医院应至少每年产出年度成本核算报告。对内成本报表满足医院内部管理需要而编制。按核算对象不同，成本报表分为科室成本报表、诊次成本报表、床日成本报表、医疗服务项目成本报表、病种成本报表、DRG成本报表。科室成本报表包括直接成本表、全成本表、成本分摊汇总表等；诊次成本报表包括院级诊次成本构成表、科室诊次成本表等；床日成本报表包括院级床日成本构成表、科室床日成本表等；医疗服务项目成本报表包括项目成本汇总表、项目成本明细表等；病种成本报表包括病种成本明细表、病种成本构成明细表等；DRG成本报表包括DRG成本明细表、DRG成本构成明细表等

二、医院运营管理政策对成本管理的要求

成本核算结果可以广泛应用于医院内部预算管理、绩效考核和经济管理决策管理（见表2－2）。加强成本管理，是医院提高医院运营效率、优化资源配置和加强内部管理等方面的重要手段。医院实施成本核算，有利于决策者了解医院人力、物力、财力资源配置状况，根据经营效能调整资源配置，辅助支持人才引进、设备购置、新项目开展等决策，控制药品耗材费用，降低医疗成本，使有限的医疗资源获得更好的效益；实施成本核算，有利于对内部核算主体进行绩效考核管理。为规范临床诊疗行为，控制医疗费用不合理增长，医院可加强临床路径管理，扩大实施临床路径的病种覆盖面，将常见病多发病药学服务、检查检验服务等纳入临床路径，促进合理诊疗、检查、用药、用耗。临床路径是针对某一疾病或手术，以循证医学的证据和指南为基础，以时间为标准建立的一套标准化临床管理工具，目的在于规范医疗行为，减少变异，降低成本、提升效率，提升医疗安全质量。

表 2－2　　医院运营管理政策对成本管理的要求

政策文件	对医院成本管理的要求
《医院财务制度》（财社〔2010〕306 号）	医院财务管理的主要任务是：加强经济管理，实行成本核算，强化成本控制，实施绩效考评，提高资金使用效益。成本管理的目的是全面、真实、准确反映医院成本信息，强化成本意识，降低医疗成本，提高医院绩效。根据核算对象的不同，成本核算可分为科室成本核算、医疗服务项目成本核算、病种成本核算、床日和诊次成本核算。成本核算一般应以科室、诊次和床日为核算对象，三级医院及其他有条件的医院还应以医疗服务项目、病种等为核算对象进行成本核算。医院应根据成本核算结果，对照目标成本或标准成本，采取趋势分析、结构分析、量本利分析等方法及时分析实际成本变动情况及原因，把握成本变动规律，提高成本效率。医院应建立健全成本定额管理制度、费用审核制度等，采取有效措施纠正、限制不必要的成本费用支出差异，控制成本费用支出。医院财务分析参考指标成本管理指标包括：每门诊人次收入、每门诊人次支出及门诊收入成本率，每住院人次收入、每住院人次支出及住院收入成本率，百元收入药品、卫生材料消耗
《国务院关于批转〈财政部权责发生制政府综合财务报告制度改革方案〉的通知》（国发〔2014〕63 号）	强化信息技术支撑，准确反映政府资产负债状况和运行成本，促进政府规范管理和有效监督。充分利用财务报告反映的信息，加强对成本费用情况的分析
《国务院办公厅关于城市公立医院综合改革试点的指导意见》（国办发〔2015〕38 号）	加强医院财务会计管理，强化成本核算与控制
《财政部 国家卫生计生委 国家中医药局　关于加强公立医院财务和预算管理的指导意见》（财社〔2015〕263 号）	公立医院要按《医院财务制度》规定，加强成本核算与控制。在实行医疗业务成本核算的基础上，逐步实行医院全成本核算，以全面反映医院经济运行状况。建立健全成本控制考核制度，防止资源浪费。根据各类医院分项平均成本制定本地区成本定额指导水平，作为医院绩效考核的重要指标
《国务院办公厅关于建立现代医院管理制度的指导意见》（国办发〔2017〕67 号）	公立医院要强化成本核算与控制，逐步实行医院全成本核算。成本管理必须纳入医院财务部门统一管理。建立健全成本管理，确保经济活动合法合规，提高资金资产使用效益

续表

政策文件	对医院成本管理的要求
《中共中央 国务院关于全面实施预算绩效管理的意见》（中发〔2018〕34号）	更加注重结果导向、强调成本效益、硬化责任约束
《国务院办公厅关于加强三级公立医院绩效考核工作的意见》（国办发〔2019〕4号）	运营效率体现医院精细化管理水平，是实现医院科学管理的关键。通过人力资源配比和人员负荷指标考核医疗资源利用效率。通过经济管理指标考核医院经济运行管理情况。通过考核收支结构指标间接反映政府落实办医责任情况和医院医疗收入结构合理性，实现收支平衡、略有结余目标。考核医院收支结构，如万元收入能耗支出，收支结余
《事业单位成本核算基本指引》（财会〔2019〕25号）	为满足成本控制需求，单位应完整、准确核算特定成本核算对象的成本，揭示成本发生和形成过程，以便对影响成本的各种因素、条件施加影响或管控，将实际成本控制在预期目标内。为满足绩效评价需求，单位应设置与成本相关的绩效指标，准确核算，以便衡量单位整体和内部部门运行效率、核心业务实施效果、政策和项目资金使用效果
《关于加强公立医院运营管理的指导意见》（国卫财务发〔2020〕27号）	公立医院运营管理是以全面预算管理和业务流程管理为核心，以全成本管理和绩效管理为工具，对医院内部人、财、物、技术等核心资源进行科学配置、精细管理和有效使用的管理手段和方法。医院运营管理坚持成本效率原则，权衡运营成本与运营效率，争取以合理的成本费用获取适宜的运营效率。加强财务管理。强化成本核算，为运营管理提供坚实基础。强化教学、科研、预防、后勤服务等工作的成本控制。强化成本管理意识，将经济管理各项要求融入医院核心业务流程各环节。从成本等维度，定期检查评价各运营流程的科学性、规范性和适应性，找出问题，分析原因，提出建议。建设全成本管理系统
《公立医院全面预算管理制度实施办法》（国卫财务发〔2020〕30号）	全面预算管理具体包括收入、支出、成本费用、筹资投资、业务等预算。坚持厉行节约、勤俭办院的方针，加强成本核算和控制，充分考虑成本费用开支范围和规模，结合工作任务、人员编制、有关开支定额标准变化因素等情况，合理编制支出预算。及时通报各科室（或成本核算单元）预算执行情况，研究解决预算执行中存在的突出问题，提出相应建议或改进措施。编制年度预算分析报告和财务分析报告，其中，财务报告应包括成本管理能力分析，反映医院门诊收入和住院收入耗费的成本水平，使用门诊收入成本率、住院收入成本率，百元收入药品、卫生材料消耗等指标。医院应采用合理方法考核预算执行结果、成本控制目标实现和业务工作效率等情况，落实差异责任

续表

政策文件	对医院成本管理的要求
《公立医院成本核算规范》（国卫财务发〔2021〕4号）	按核算对象的不同，成本核算分为科室成本核算、诊次成本核算、床日成本核算、医疗服务项目成本核算、病种成本核算和按疾病诊断相关分组（DRG）成本核算。在病种成本和DRG成本核算方法上，可采用国际上常用的“自上而下法”“自下而上法”和“成本收入比法”。医院应完整、准确核算特定成本核算对象的成本，揭示成本发生和形成过程，以便对影响成本的各种因素、条件施加影响或管控，将实际成本控制在预期目标内。医院应设置与成本相关的绩效指标，衡量医院整体和内部各部门的运行效率、核心业务实施效果、政策项目资金实施效益。医院要结合经济运行等相关信息，开展成本核算结果分析，重点分析成本构成、成本变动的影响因素，制订成本控制措施，提出改进建议。医院开展成本分析主要方法包括：（1）按分析目的和要求不同，可分为全面分析、局部分析、专题分析等。（2）按指标比较方法不同，可分为比较分析法、结构分析法、趋势分析法、因素分析法等。（3）本量利分析：医院通过对保本点的研究分析，确定医疗服务正常开展所达到的保本点业务量和保本收入总额，反映出业务量与成本之间的变动关系。医院应加强成本数据和分析结果的应用，促进业务管理与经济管理融合，提升运营管理水平，推进医院高质量发展
《国务院办公厅关于推动公立医院高质量发展的意见》（国办发〔2021〕18号）	健全运营管理体系。整合医疗、教学、科研等业务系统和人、财、物等资源系统，建立医院运营管理决策支持系统，推动运营管理科学化、规范化、精细化。以大数据方法建立病种组合标准体系，形成疾病严重程度与资源消耗在每个病组的量化治疗、药品和耗材标准，对医院病例组合指数（CMI）、成本产出、医生绩效等进行监测评价，引导医院回归功能定位，提高效率、节约费用，减轻患者就医负担

第二节　医院财政补助和定价付费政策对成本管理的要求

公立医院由政府出资举办，国家对医院实行“核定收支、定项补助、超支不补、结余按规定使用”的预算管理办法。公立医院提供的基本医疗服务项目实行政府指导价，实现医疗收入时，按依据规定的医疗服务项目收费标准计算确定的金额（不包括医院给予病人或其他付费方的折扣），确认医疗收入。“依据规定的医疗服务项目收费标准”指医院按现行国家规定的医疗服务项目以及所属医疗保障行政部门制定的项目服务收费标准，在为病人提供项目医疗服务时，按其规定的收费标准进行收费。公立医院提供的基本医疗服务实行政府指导价，特需等非基本医疗服务实行市场调节价。成本是制定价格的最低界限，只有正确核算成本，真实反映医疗服务耗费，才能为医疗保障行政部门合理定价和财政部门为医院提供合理补偿提供参考依据。

医院成本管理是健全医疗服务定价、政府补偿机制、医保付费方式的客观需要。成本信息应满足医疗服务定价需求，提供成本补偿依据，为政府有关部门科学合理地制定医疗服务价格、医保支付标准提供成本依据和参考。为满足制定医疗服务项目价格、医保支付标准等需求开展的成本核算，应在医疗全成本核算的基础上，按规定调减有财政资金补偿的费用等（该成本范围也称医疗成本）。

医疗保障行政部门负责开展药品和医用耗材成本价格调查，建立医疗服务价格宏观管理、分类管理、动态调整、监测考核机制，确定医疗服务定调价程序，对医院开展医疗服务价格监测、指导、检查、成本调查和考核。基本医疗保险基金不能囊括目前临床上使用的所有医疗服务项目，只能支付临床必需、安全有效、费用适宜的诊断、检查、治疗等费用。

基本医保基金支付范围由国家医保局组织制定，各省市按国家有关规定，补充制定本区域范围内基本医保基金支付具体项目、标准，将性价比高的医疗服务项目纳入支付范围，并报备。国家医保局深化医保支付方式改革，组织制定国家基本医保药品、医用耗材、医疗服务项目、医疗服务设施等目录和支付标准，实行动态调整。适应群众基本医疗需求、临床技术进步，在医保目录调整时重视临床价值和经济性，按规定将更多临床价值高、经济性评价优良的药品、医疗服务项目、耗材纳入医保支付范围。

一、财政补助政策对医院成本管理的要求

国际上运行较好的公立医院，通常由政府直接补偿基础建设、大型设备购置等资本性成本。医院成本核算结果可应用于财政补偿，在科学核算的基础上，基于成本进行补偿是发达国家较常见的补偿方式，也是我国公立医院补偿机制改革的方向。基于成本核算的补偿思路是通过核算基本医疗服务的合理亏损进行补偿，补偿依据充分，补偿效果较好，也能在一定程度上引导医院控制成本（见表2-3）。

二、医疗服务定价政策对医院成本管理的要求

在财政补贴不到位的情况下，公立医院可通过收取费用来弥补成本。医疗服务项目价格制定和医疗成本密切相关，成本核算结果可应用于医疗服务定价，医院应

表 2 –3　　财政补助政策对医院成本管理的要求

政策文件	对医院成本管理的要求
《国务院办公厅关于城市公立医院综合改革试点的指导意见》（国办发〔2015〕38 号）	建立以公益性为导向的绩效考核评价机制，突出功能定位、职责履行、费用控制、运行绩效、财务管理、成本控制和社会满意度等考核指标，考核结果向社会公开，并与医院财政补助挂钩，建立激励约束机制
《财政部 国家卫生计生委 国家中医药局关于加强公立医院财务和预算管理的指导意见》（财社〔2015〕263 号）	各级财政部门要将公立医院成本控制情况作为安排补助资金的重要依据。支持业务主管部门建立健全医院支出标准体系，逐步完善项目支出定额标准，规范支出预算核定办法
《事业单位成本核算基本指引》（财会〔2019〕25 号）	为满足公共服务或产品定价需求开展的成本核算，应当在对相关成本进行完整核算的基础上，按规定对成本范围予以调整，如按规定调减有财政资金补偿的费用等

在统一核算原则和方法的基础上准确核算医疗服务成本，为医疗保障行政部门制定医疗服务项目价格提供依据和参考。医院规范测算和分摊医疗服务项目成本，有助于更准确反映医疗服务项目实际成本，对合理制定、调整医疗服务价格，理顺医疗服务比价关系，具有重要意义。

新增、修订医疗服务价格项目审核立项后，试行期内由公立医院根据运行成本、患者负担水平和医保基金承受能力等因素自主制定试行价格，并将自主制定的试行价格报所属省级卫生健康行政部门、医疗保障行政部门备查。试行项目需继续实施的，在试行期届满 6 个月前，项目申报医院按原申报程序提出申请，并将试行期内的项目执行情况、实际运行成本报送所属省级卫生健康行政部门、医疗保障行政部门。试行期满转为正式项目后，公立医院的价格项目由所属省级医疗保障行政部门依法开展成本监审，会同省级卫生健康行政部门根据成本监审情况、专家评审情况、公众意见和社会可承受能力等因素制定正式价格。医疗保障行政部门在制定医疗服务项目价格时，会运用统一的成本控制理论、核算方法，以医院社会平均成本作为定价的重要依据。医院在申报新医疗新技术项目定价申请时，也要向医疗保障行政部门提供成本核算资料。做好成本核算工作，真实反映医疗服务消耗，是制定价格的需要（见表 2 –4）。

表2－4　　医疗服务定价政策对医院成本管理的要求

政策文件	对医院成本管理的要求
《医疗服务项目成本分摊测算办法（试行）》（计价格〔2001〕1560号）	医院医疗服务成本测算分为三个层次：医院成本测算、科室成本测算和服务项目成本测算。在得到医疗服务总成本后，将成本分摊到各医疗科室。通过成本分摊，得到涵盖医疗服务项目的直接成本科室总成本，扣除另收材料成本后，采用成本当量（点数）法将科室成本分摊到医疗服务项目上。直接成本科室医疗服务项目成本当量指各服务项目的成本点数，即同科室各医疗服务项目之间的比价关系。该点数通过“成本测算项目调查表”，由专家根据项目技术难易及物质消耗等情况进行判断获得。通过计算某服务项目点数占该科室所有服务项目点数合计的比值，将直接成本科室总成本分摊到该服务项目上。在测算出各医院医疗服务项目成本后，可进一步测算社会平均成本。根据需要，测算扣除财政经常性补助后的社会平均成本。社会平均成本可以是不同级别医院的平均成本，如省级医院项目平均成本、地级医院项目平均成本、县级医院项目平均成本；可以是区域内社会平均成本，如某省项目平均成本、某地区项目平均成本
《中共中央 国务院关于深化医药卫生体制改革的意见》（中发〔2009〕6号）	基本医疗服务价格按扣除财政补助的服务成本制定，体现医疗服务合理成本和技术劳务价值。建立医用设备仪器价格监测、检查治疗服务成本监审及其价格定期调整制度
《国务院办公厅关于城市公立医院综合改革试点的指导意见》（国办发〔2015〕38号）	通过调整医疗服务价格、加大政府投入、改革支付方式、降低医院运行成本等，建立科学合理的补偿机制。对医院的药品贮藏、保管、损耗等费用列入医院运行成本予以补偿。逐步理顺不同级别医院间和医疗服务项目的比价关系，建立以成本和收入结构变化为基础的价格动态调整机制。公立医院由政府投资购置的大型设备，按扣除折旧后的成本制定检查价格
《中共中央 国务院关于推进价格机制改革的若干意见》（中发〔2015〕28号）	公益性服务的经营者应按政府定价机构的规定公开成本，政府定价机构在制定和调整价格前应公开成本监审结论
《关于印发推进医疗服务价格改革意见的通知》（发改价格〔2016〕1431号）	按公立医院综合改革要求，科学核算医疗服务成本，控制医药费用总量，优化医药费用结构，逐步理顺医疗服务比价关系，体现医务人员技术劳务价值。逐步建立以成本和收入结构变化为基础的价格动态调整机制，基本理顺医疗服务比价关系。公立医院提供的基本医疗服务实行政府指导价。对人力消耗占主要成本，体现医务人员技术劳务价值、技术难度和风险程度的医疗服务，公立医院综合改革试点地区可探索由政府主导、利益相关方谈判形成价格的机制。对实行政府指导价的医疗服务，加强医疗服务成本监审和价格监测，完善定价过程中公众参与、专家论证制度，主动接受社会监督。发挥第三方在规范医疗服务项目、核算医疗服务成本和开展政策评估方面的技术支撑作用
《国务院办公厅关于建立现代医院管理制度的指导意见》（国办发〔2017〕67号）	逐步建立以成本和收入结构变化为基础的医疗服务价格动态调整机制

续表

政策文件	对医院成本管理的要求
《政府制定价格成本监审办法》（国家发展和改革委员会令第8号）	经营者应建立健全成本核算制度，完整准确记录并单独核算定价服务成本和收入，提供相关服务成本监审所需资料（按定价机关要求和规定表式核算填报的成本报表，主要成本项目核算方法、成本费用分摊方法及其依据；经会计师事务所审计或政府有关部门审核的年度财务报告；服务量和相关统计报表等）
《事业单位成本核算基本指引》（财会〔2019〕25号）	为满足公共服务或产品定价需求，单位应准确核算公共服务或产品的成本，以便为政府定价机构、有关单位制定相关价格或收费标准提供依据和参考
《关于印发医疗机构内部价格行为管理规定的通知》（国卫财务发〔2019〕64号）	专职医疗服务价格工作人员的基本要求：掌握基本的医疗服务价格管理相关知识，了解卫生、财会、经济、管理等相关业务知识，熟悉业务科室开展的医疗服务价格项目内涵及主要成本构成。医院价格管理部门（或专职医疗服务价格工作人员）的主要职能（或职责）：对医院价格行为进行内部管理，熟悉各价格项目内涵，组织协调并参与相关部门对医疗服务项目成本进行科学合理测算，提出改进管理、降本增效的建议和措施；对医院新增医疗服务价格项目、新增病种（含DRG）等进行成本测算和价格审核，提出价格建议，并按规定程序报批，对既有项目价格调整进行报批；对已立项的实行市场调节价的医疗服务价格项目和医院制剂等进行成本测算，提出价格建议，提请价格管理委员会讨论确定后执行并进行监管；完成主管部门交办的各种医疗服务成本及价格相关调查和统计工作，为调整医疗服务价格政策提供真实、可靠的数据。医院要建立医疗服务成本测算和成本控制管理制度，在不断完善机构和科室成本核算的基础上，建立健全医疗服务项目的成本测算制度。密切监测医疗服务成本和收入结构变化，主动向相关部门提出调整医疗服务价格的意见建议。按医疗服务项目、药品、医用耗材价格管理的有关规定，在确保医疗质量的前提下，构建成本控制的科学管理机制，通过事前控制、现场控制及反馈控制等环节，科学规范收费行为。建立由医院分管领导、医务管理部门、价格管理部门、临床科室和医药物资采供等部门组成的医疗机构价格管理体系，科学管理、合理监控医疗服务成本，提升价格管理质量
《关于做好当前医疗服务价格动态调整工作的意见》（医保发〔2019〕79号）	以临床价值为导向、以服务成本为基础，以科学方法为依托，建立和完善医疗服务价格动态调整机制，稳妥有序试点探索医疗服务价格优化。设置价格动态调整启动条件的因素包括：医药卫生费用、医疗服务收入（不含药品、耗材、检查、化验收入）占比、医疗成本变化、人力成本占比等反映医院运行状况的指标；社会平均工资、医务人员平均工资等影响医疗服务要素成本变化的指标等。落实重大医改任务，配套实施专项调整时，可根据医改任务对公立医院收入和成本的实际影响分类测算调价空间，兼顾医院、患者和医保三者平衡。优先将技术劳务占比高、成本和价格严重偏离的医疗服务项目纳入调价范围。医疗服务定调价程序包括成本调查、专家论证、风险评估、听取意见、集体审议等环节。监测公立医院医疗服务价格、成本、费用、收入分配、改革运行情况，作为实施医疗服务价格动态调整的基础

续表

政策文件	对医院成本管理的要求
《公立医院成本核算规范》（国卫财务发〔2021〕4号）	医院应在统一核算原则和方法的基础上准确核算医疗服务成本，为政府有关部门制定医疗服务相关价格或收费标准提供依据和参考
《深化医药卫生体制改革2021年重点工作任务》（国办发〔2021〕20号）	深化医疗服务价格改革，指导地方建立健全灵敏有度的价格动态调整机制，定期开展调价评估，提高体现技术劳务价值的医疗服务价格，对进展滞后的地区加大指导督促力度。加快审核新增医疗服务价格项目。指导地方依法依规改革优化政府制定医疗服务价格的行为规则和相关成本监审听证目录，允许定价部门采取简明易行的方式开展成本调查和听取意见
《深化医疗服务价格改革试点方案》（医保发〔2021〕41号）	明确医疗技术或医疗活动转化为价格项目的立项条件和管理规则，厘清价格项目与临床诊疗技术规范、医院成本要素、不同应用场景加收标准等的政策边界。对资源消耗大、价格预期高的新增价格项目，开展创新性、经济性评价。对优化重大疾病诊疗方案或填补诊疗空白的重大创新项目，开辟绿色通道，保障患者及时获得更具有临床价值和成本效益的医疗服务。建立健全价格调整总量的确定规则和指标体系。以区域内公立医院医疗服务总费用为基数，综合考虑地区经济发展水平、医药总费用规模和结构、医保基金筹资运行、公立医院运行成本和管理绩效、患者跨区域流动、新业态发展等因素，确定一定时期内公立医院医疗服务价格调整的总金额。基于服务要素成本大数据分析，结合宏观指数和服务层级等因素，制定通用型医疗服务政府指导价的统一基准，不同区域、不同层级的公立医院可在一定范围内浮动实施，促进通用型医疗服务规范化标准化和成本回收率均等化。公立医院在成本核算基础上按规则提出价格建议。引导公立医院加强成本管理和精算平衡、统筹把握调价项目数量和幅度，指导公立医院采取下调偏高价格等方式，扩大价格调整总量。建立健全调价综合评估指标体系，将医药卫生费用增长、医疗服务收入结构、要素成本变化、药品和医用耗材费用占比、大型设备收入占比、医务人员平均薪酬水平、医保基金收支结余、患者自付水平、居民消费价格指数等指标列入评估范围，明确动态调整的触发标准和限制标准。为落实药品耗材集中带量采购等重大改革任务、应对突发重大公共卫生事件、疏导医疗服务价格突出矛盾、缓解重点专科医疗供给失衡等，按实际需要启动价格专项调整，灵活选择调价窗口期，根据公立医院收入、成本等因素科学测算、合理确定价格调整总量和项目范围。加强公立医院价格和成本监测，对监测发现医疗服务价格异常、新增项目定价偏高的，必要时组织开展成本调查或监审、成本回收率评价、卫生技术评估或价格听证，防止项目价格畸高畸低。医疗服务价格水平以设区的市属地化管理为基础，国家和省级医疗保障部门可根据功能定位、成本结构、医疗技术复杂程度等，对部分医疗服务的价格进行政策指导

三、医保付费政策对医院成本管理的要求

国内外实践证明，公立医院医疗费用支付方式的设计对医疗资源合理利用具有重要影响，不同类型的医疗服务需要采取不同形式的支付方式，由按项目付费转为依靠按病种付费来引导和激励医疗行为，实现医疗资源有效使用。随着我国全民医疗保障制度的建立、完善，医疗保险部门对医院的支付方式也在进行积极探索和实践。按疾病诊断相关分组（DRG）付费、区域点数法总额预算和按病种分值（DIP）付费两个试点已成为近年来支付方式改革的重中之重。各省级医保部门和试点城市要进一步对标对表、细化举措、强势推进，30 个 DRG 试点城市和 71 个 DIP 试点城市分批进入实际付费，2021 年底前全部试点城市实现实际付费。

在 DRG 付费方案下，对于给定的 DRG 组中的每个病人，医院得到的费用补偿是固定的，费用大小仅取决于病人入院时的诊断分类，和其他因素无关。不同医院间的相似类型病人，应使用相似数量的医疗资源；治疗相似病人的费用差异，要么是由医院效率差异导致的，要么是由治疗方式的差异造成。如果病人长期住院或使用了昂贵的服务，医院就得不到额外补偿。如果医院治疗病人的费用超过该病人 DRG 付费标准，医院将承担相应损失，从而激励医院采取最有效率的方式治疗病人，把精力放在控制成本和减少浪费上，降低药品、耗材、设备、劳务采购成本，规范医疗行为，选择合理的临床路径，合理用药、合理检查，协调医疗、影像、检验、病理等各科室，提高工作效率，缩短检查、手术、治疗等候时间，降低平均住院日，将成本控制在支付定额标准以下，节省部分就是盈余。医保基金是公立医院的重要资金来源，医保将积极发挥“战略购买者”的职能作用，持续推进符合不同医疗服务特点的支付方式改革，让公立医院有动力合理用药、控制成本，有动力合理的收治和转诊患者，支持和促进公立医院高质量发展。规范病种和 DRG 成本核算，有助于准确反映病种和 DRG 组实际成本，为确定医保基金和个人付费在内的付费标准提供依据，促进医院控制医疗成本。医院成本核算结果可应用于医保付费标准制定和调整（见表 2－5），医疗行业应抓住并积极应对医保定额付费制（按病种付费）改革，坚持成本定价法，以成本核算体系和数据为支撑，有参与定价和谈判的话语权，让价格和价值得到统一，争取合理补偿。

表 2－5　　医保付费政策对医院成本管理的要求

政策文件	对医院成本管理的要求
《国务院办公厅关于城市公立医院综合改革试点的指导意见》（国办发〔2015〕38 号）	发挥医疗保险对医疗服务行为和费用的调控引导与监督制约作用，有效控制医疗成本
《财政部 国家卫生计生委 国家中医药局关于加强公立医院财务和预算管理的指导意见》（财社〔2015〕263 号）	以科室、诊次、床日为核算对象，结合医保支付方式改革和临床路径的建立开展按项目、按病种核算成本，逐步完善本单位成本定额和成本费用开支标准，作为下一年度预算和成本管理的依据。将成本定额指导水平作为医保支付的重要参考，条件成熟的地区要积极推动按病种成本付费。结合医保支付方式改革情况选择部分项目和病种实行按项目、按病种核算成本，形成本地区主要医疗支出成本标准
《国务院办公厅关于进一步深化基本医疗保险支付方式改革的指导意见》（国办发〔2017〕55 号）	健全医保支付机制和利益调控机制，激发医院规范行为、控制成本、合理收治和转诊患者的内生动力，引导医疗资源合理配置和患者有序就医。开展按疾病诊断相关分组付费试点，按疾病病情严重程度、治疗方法复杂程度和实际资源消耗水平等进行病种分组，坚持分组公开、分组逻辑公开、基础费率公开，结合实际确定和调整完善各组间的相对比价关系。以疾病诊断相关分组技术为支撑，进行医院诊疗成本与疗效测量评价，加强不同医院同一病种组间的横向比较，利用评价结果完善医保付费机制，促进医院提升绩效、控制费用。逐步将疾病诊断相关分组用于实际付费并扩大应用范围，疾病诊断相关分组收费、付费标准包括医保基金和个人付费在内的全部医疗费用
《国家医保局 财政部 国家卫生健康委 国家中医药局关于印发按疾病诊断相关分组付费国家试点城市名单的通知》（医保发〔2019〕34 号）	加快推动疾病诊断相关分组（DRG）付费国家试点工作，确定 30 个城市作为 DRG 付费国家试点城市。指导参与 DRG 试点的医院完善内部医疗管理制度，强化医疗行为、病案编码、服务质量等方面的监管，健全以保证质量、控制成本、规范诊疗、提高医务人员积极性为核心的管理机制，充分发挥医保支付的激励约束作用

续表

政策文件	对医院成本管理的要求
《关于印发疾病诊断相关分组（DRG）付费国家试点技术规范和分组方案的通知》（医保办发〔2019〕36号）	正式公布《国家医疗保障DRG分组与付费技术规范》和《国家医疗保障DRG（CHS－DRG）分组方案》两个技术标准。《技术规范》确定的DRG分组基本原理、适用范围、名词定义，以及数据要求、数据质控、标准化上传规范、分组策略与原则、权重和费率确定等要求开展有关工作。CHS－DRG费概述（DRG基本概念、医保DRG付费目标、DRG付费适用范围），CHS－DRG的实施条件和数据准备、分组策略与方法、相对权重计算与调整、费率与付费标准测算、结算细则制定与实施、监管考核与评价。CHS－DRG组病例例均费用数据来源：历史数据法（采用前3年住院病例历史费用或成本数据计算权重），作业成本法（DRG权重采用作业成本法校正，按医疗服务过程，将住院费用按“医疗”“护理”“医技”“药耗”“管理”分为5类，对照国际住院费用不同部分的成本结构，参考临床路径或专家意见确定每个DRG各部分比例，进行内部结构调整，提高DRG权重中反映医务人员劳动价值部分比例，相对降低物耗部分比例，再使用调整后的费用均值计算DRG权重值，真实反映医疗服务成本结构，体现医务人员技术劳务价值）。成本核算管理配套措施的建立情况纳入DRG监管考核指标体系。医保DRG支付方式改革包括DRG分组和付费两部分，其中规范和科学分组是DRG实施的重要前提，精确付费是DRG实施的重要保障。分组以临床经验和统计校验相结合，在遵循临床诊疗分类和操作技术等基础上，对疾病诊断、手术、操作等遵循“临床特征相似，资源消耗相近”的原则，通过统计学分析进行验算，实现从MDC到ADRG，直至DRG组的逐类细化。《分组方案》依照“临床过程一致性”和“资源消耗相似性”的分组原则进行核心疾病诊断相关组（ADRG）分组，分别设立167个外科手术操作ADRG组、22个非手术室操作ADRG组及187个内科诊断组、总共376个ADRG组，各地结合实际，制定本地细分DRG分组。DRG监管考核与评价：在实施DRG付费过程中，对DRG付费试点医院行为，以及DRG实施过程、结果进行监管，保证医疗服务质量和合理支付。DRG考核监管指标包括组织管理和制度建设、病案质量、医疗服务能力、医疗行为、医疗质量、资源效率、费用控制和患者满意度等。其中，管理制度建设包括病案管理、临床路径管理、成本核算管理、绩效考核制度建设等配套措施建立情况的考核。医疗服务能力：通过对收治病例覆盖的DRG组数、病例组合指数值（CMI值）、住院服务量、转县外住院病人比例等的考核。医疗行为：从分解住院率、按医疗原则收治病人、因病施治、规范住院收费行为等方面考核可能出现的选择轻病人、推诿重病人等现象。资源使用效率：从不同医院间DRG的时间消耗指数、资源消耗指数比较来反映各医院资源消耗差异。费用控制：从药占比、次均住院费用、实际补偿比和自费项目费用比例等方面考核实施DRG付费后，医院是否主动控制成本，减少不合理用药检查。考核满分为100分，考核满分或合格则拨付全部质量保证金，如考核不合格，按比例扣除应拨付质量保证金

续表

政策文件	对医院成本管理的要求
《国家医疗保障局办公室关于印发医疗保障疾病诊断相关分组（CHS－DRG）细分组方案（1.0版）的通知》（医保办发〔2020〕29号）	对《国家医疗保障DRG（CHS－DRG）分组方案》376组核心DRG（ADRG）进一步细化，是DRG付费的基本单元，共618组。各试点城市要参考CHS－DRG细分组的分组结果、合并症并发症/严重合并症并发症表、分组规则、命名格式等，制定本地DRG细分组
《区域点数法总额预算和按病种分值付费试点工作方案》（医保办发〔2020〕45号）	形成以保证质量、控制成本、规范诊疗、提高医务人员积极性为核心的按病种分值付费和绩效管理体系。自2021年3月起，根据试点地区技术准备和配套政策制定情况，具备条件的地区备案后可以先行启动实际付费；2021年年底前，全部试点地区进入实际付费阶段
《深化医药卫生体制改革2021年重点工作任务》（国办发〔2021〕20号）	推进按疾病诊断相关分组付费、按病种分值付费试点，促进精细管理，适时总结经验并向全国推广
《“十四五”全民医疗保障规划》（国办发〔2021〕36号）	推广按疾病诊断相关分组付费国家试点经验，不断优化细分组方案

总之，成本核算是医院内部管理和外部监管补偿的需要。国家层面的相关政策确立了医院成本核算技术层面的顶层设计，统御各单位成本核算方案的制定。医保局高度重视医保支付方式改革工作，指导地方积极推进医保支付方式改革，重点推进按病种、按DRG支付方式，逐步建立以按病种付费为主，按人头付费、按服务单元付费等复合型支付方式。通过全面推进医保支付方式改革，发挥医保主动购买服务的作用，促进医院加强对医疗服务行为管理，主动降低成本。公立医院加强成本核算，有助于揭示成本发生和形成过程，核算清楚科室、单位、项目、病种、DRG组成本，明确成本影响因素，从运行成本等方面衡量科室和单位整体及核心业务实施效果，对科室、医疗组等的成本相关绩效指标加以评价，从成本等方面综合衡量政策和项目预算资金使用效果，找到资源耗费主要环节，有针对性地开展成本控制，减少资源不必要耗费，提升运行效率，有助于按成本核算信息确定备案或自主定价的收费项目价格，为政府成本监审、核定定价成本提供依据，提高收费、付费标准制定的准确性，为成本补偿提供更科学的依据。

第三章 DRG/DIP 支付方式改革形成和影响

第一节 医保支付改革历程

一、DRG 起源及国外应用与发展

疾病诊断相关分组（Diagnose Related Groups，DRG）最早可以追溯至 20 世纪 20 年代，用于回答如何比较出医疗服务提供者的优劣，以便作出适当的选择这个实际问题。为了应对这个困难，产生了“病例组合（Case Mix）”的概念，即将临床过程相近和（或）资源消耗相当的病例分类组合成为若干个组别，组与组之间制定不同的“权重（Weight）”反映各组的特征。于是，同组之间的病例可以直接比较，不同组的病例经过权重的调整后再进行比较，形成了 DRG 的雏形。

20 世纪 80 年代，为了解决医疗卫生费用过快增长所带来的一系列问题，美国耶鲁大学设计开发了 DRG，并在新泽西州确定按疾病诊断相关组的预定额支付系统（Diagnosis Related Groups - Prospective Payment System，DRG - PPS），率先将 DRG 用于医疗保险定额支付，其显著的控费效果引起世界许多国家的关注。各个国家和地区陆续引进 DRG，并结合本国国情，利用 DRG 对传统的医疗付费模式加以改良。

澳大利亚于 1988—1993 年，根据本国的实际情况对 DRG 进行修订，将 AN - DRG 升级为 AR - DRG，通过病案记录中患者的诊断编码从保险公司获得费用，改变医疗服务提供者获得收入的方式，是将 DRG 本土化的国家之一。

德国在借鉴澳大利亚研究的基础上，开发了 G - DRG 系统，住院费用纳入全覆盖的 DRG 付费体系，于 2007 年全国统一实施 DRG 付费制度。

亚洲各国和各地区也对 DRG 进行了深入的研究。

日本根据其国情于2001年开发了具有本国特点的疾病诊断分组（Diagnosis Procedure Combination，DPC），在DRG的基础上推出了根据不同疾病类别的标准住院日的标准定额支付方式。

韩国基于耶鲁大学DRG的研究，研制了预付制与补偿基本医疗成本相混合的DRG支付系统。

中国台湾地区，以美国DRG为基础，自1989年开始规划，于2002年公开台湾版诊断相关分组（Tw-DRG），并在2010年全民健保支付方式上开始分阶段导入1029个DRG分组。

目前34个OECD（经济合作与发展组织）国家中，有31个国家使用DRG，其中28个国家使用DRG进行医疗费用支付。

二、DRG/DIP在国内的应用与发展现状

国内20世纪80年代末就出现了DRG相关的介绍，并开始了DRG的初步研究。经过30多年的发展，国内形成了四个主流权威版本：一是北京医疗保险协会的BJ-DRG，主要侧重于费用支付，兼顾医疗质量评价；二是国家卫生健康委医政医管局和北京市卫生健康委信息中心联合制定的CN-DRG，主要侧重于医疗服务绩效评价和质量监管，并应用于部分城市费用支付；三是国家卫生健康委基层卫生司的CR-DRG，主要侧重于地市级和县级医院的新农合和城乡居民的支付和管理；四是国家卫生健康委的C-DRG，基本组以临床分组为主，数据分组为辅，并作为CHS-DRG的观察点单位推进改革。

医保支付是基本医保管理和深化医改的关键环节，是调节医疗服务行为、引导医疗资源配置的重要杠杆。2018年，公立医院收入中来自各类医保基金的收入占比就达到了51.5%，随着基本医疗保险基本实现全民覆盖，医保支付的杠杆作用越来越显著。2017年6月，国务院办公厅印发了《关于进一步深化基本医疗保险支付方式改革的指导意见》，明确了医保支付方式改革的指导思想、基本原则、主要目标以及改革的主要内容和配套改革措施，明确提出“到2020年，医保支付方式改革覆盖所有医疗机构及医疗服务，全国范围内普遍实施适应不同疾病、不同服务特点的多元复合式医保支付方式，按项目付费占比明显下降”。2018年5月，国家医疗保障局正式成立，医保支付改革走上了“快车道”：2019年6月，确定了30个开展DRG付费国家试点城市名单；2019年10月，国家医保局印发了《疾病诊断相关分组（DRG）付费国家试点技术规范和分组方案的通知》，公布了《国家医疗保障DRG分组与付费技术规范》和《国家医疗保障DRG（CHS-DRG）分组方案》两

个技术标准，意味着我国DRG付费改革顶层设计基本完成。2020年10月，国家医疗保障局印发了《区域点数法总额预算和按病种分值付费试点工作方案的通知》，公布了《国家医疗保障按病种分值付费（DIP）技术规范》和DIP病种目录库（1.0版），并在11月公布了71个开展DIP付费的试点城市名单，DIP试点工作正式迈入实质性阶段。因此，DRG和DIP付费改革是现阶段医保支付改革的主要方向。

第二节 DRG/DIP相关理论

疾病诊断相关分组是一种根据年龄、疾病诊断、合并症、并发症、治疗方式、病症严重程度及转归和资源消耗等因素，将患者分入若干诊断组进行管理的病例组合分类方案，是用于衡量医疗服务质量效率以及进行医保支付的一个重要工具。

疾病诊断相关组-预付费（DRG-PPS）是对各疾病诊断相关组制定支付标准，预付医疗费用的付费方式。在DRG付费方式下，依诊断的不同、治疗手段的不同和病人特征的不同，每个病例会对应进入不同的诊断相关组。在此基础上，保险机构不再是按照病人在院的实际费用（即按服务项目）支付给医院，而是按照病例所进入的诊断相关组的付费标准进行支付。

按病种分值付费（Diagnosis-Intervention Packet，DIP）是利用大数据优势所建立的完整管理体系，发掘“疾病诊断+治疗方式”的共性特征对病案数据进行客观分类，在一定区域范围的全样本病例数据中形成每一个疾病与治疗方式组合的标化定位，客观反映疾病严重程度、治疗复杂状态、资源消耗水平与临床行为规范，可应用于医保支付、基金监管、医院管理等领域。在总额预算机制下，根据年度医保支付总额、医保支付比例及各医院病例的总分值计算分值点值。医保部门基于病种分值和分值点值形成支付标准，对医院每一病例实现标准化支付，不再以医疗服务项目费用支付。DIP通过对疾病共性特征及个性变化规律的发现，组别定位及付费标准建立了统一的标准体系及资源配置模式，基于资源消耗及结构，较客观地拟合成本、计算分值、结算付费标准，促使医院以适宜方法、合理成本满足社会需求。

DRG和DIP都是病例组合（Case Mix）的一种，均为根据病例诊断、治疗方式的不同将其分入若干个病组，分组方式虽有差异，但基本的分组理念是一致的。DRG/DIP分组的基本理念是：疾病类型不同，应该区分开；同类病例但治疗方式不同，也应区分开；同类病例同类治疗方式，但病例个体特征不同，也应区分开。DRG/DIP关注的是“临床过程”和“资源消耗”两个维度，分组结果要保障同一个DRG/DIP内的病例临床过程相似，资源消耗相近。为了实现上述分组理念，疾病类型通过疾病的“诊断”来辨别；治疗方式通过“手术或操作”来区分；病例个体特征则利用病例的年龄、性别、出生体重（新生儿病例）、其他诊断尤其是合并症、并发症等变量来反映。

现今多数发达国家社会医疗保险都采用这一工具进行预算、资源配置管理或购买医疗服务。从本质上讲，DRG/DIP既能用于支付管理，也能用于预算管理，还能用于质量管理，是一套“医疗管理的工具”。

第三节　DRG/DIP支付方式改革对医院成本管理的影响

在传统的按项目付费的模式下，医院更多关注医疗行为，并未对成本管理产生足够的重视。DRG/DIP支付方式改革，将患者的费用压力转换为医院的成本压力，这种转变迫使医院把握医疗质量与成本管理的平衡，强化成本管理。医院应当逐步建立健全相应的管理体制机制，在确保医疗服务质量的基础上，尽可能减低运营成本，从人、财、物等多个角度进行合理的资源配置，进一步提升医院成本管理的精细化程度，维持医院健康可持续发展。

一、开展DRG/DIP成本核算

DRG/DIP支付改革之后，医院加强管理水平、强化成本管理，均需成本数据作为支撑。原有医院成本核算体系中的科室成本核算、医疗服务项目成本核算、诊次成本核算及床日成本核算已不能满足医院日益提升的管理需求。因此医院应当开展DRG/DIP成本核算，一方面反映DRG/DIP支付方式改革后医院的盈亏情况，另一方面为医院精细化管理与成本控制提供决策依据。

DRG/DIP的成本核算应当按照《公立医院成本核算规范》的要求，以DRG组为核算对象，根据实际情况，选取自下而上法、自上而下法和成本收入比法中的一种，按照对应的流程和方法归集相关费用计算DRG组成本。

二、强化 DRG/DIP 成本管理

DRG/DIP 本身就是一个有效的管理工具，DRG/DIP 与临床路径结合的管理应用，能保持费用控制与质量保障的动态平衡，也是医院内部管理的趋势。DRG/DIP 支付改革将医疗质量与成本管理相结合，使医院成本管理不再局限于成本数据本身、不再是一味地降低成本，而是质量安全优先、追求适宜的成本。DRG/DIP 支付改革带来的这一转变，对医院运营管理水平和成本管理水平均带来了不小的挑战，促使医院不断完善成本管理的方式方法，强化 DRG/DIP 成本管理。

第二篇　方法篇

本篇（第四章至第七章），面向医院财务人员及医院管理相关专业学生，主要回答了如何开展DRG/DIP成本核算工作。本篇主要介绍了现行的主要成本核算方法在医院中的应用。从单元成本核算入手，介绍了不同对象适用的核算方法及实际应用案例，便于读者理解、实操和创新。

第四章 单元成本核算方法

第一节 科室成本核算

科室成本核算是指以科室为核算对象，按照一定流程和方法归集相关费用、计算科室成本的过程。科室成本核算的对象是按照医院管理需要设置的各类科室单元。

一、科室单元

医院为了解各项医疗服务或内部管理的成本，基于业务性质及自身管理特点，由成本管理领导小组本着能够独立核算、成本数据易于获取以及核算单元最小化等原则设立科室核算单元（以下简称科室单元）。财务部门应为每个核算单元设立独立的核算账户，用于归集其单独计量的所有收入和各项成本费用。

（一）科室单元分类

为满足内外部管理和数据采集的需要，医院可按服务性质的不同，将科室单元分为临床服务类、医疗技术类、医疗辅助类、行政后勤类四大类核算单元。

1. 临床服务类科室（以下简称临床科室）指直接为病人提供医疗服务，并能体现最终医疗结果、完整反映医疗成本的科室。包括门诊、住院等科室。

2. 医疗技术类科室（以下简称医技科室）指为临床科室及病人提供医疗技术服务的科室，包括医学检验、病理、医学影像、手术室、麻醉、药剂、功能检查、医技实验室等科室。

3. 医疗辅助类科室（以下简称医辅科室）指服务于临床科室和医技科室，为其提供消毒、动力、生产、加工等辅助服务的科室，包括消毒供应、挂号、收费、病案、教研室、公共实验平台、洗涤中心、水电气氧管理组等科室。

4. 行政后勤类科室（以下简称行政后勤科室）指除临床、医技和医辅科室之外、从事行政后勤服务工作的科室，包括党办、院办、医务处、人事处、财务处、科研处、后勤处等科室。

（二）特殊的“科室单元”和“归集单元”的设置

当常规的科室单元设置完成后，我们会发现，按照“谁受益，谁承担”的原则，仍有一些成本无法找到适合直接归集计入的科室单元。因此，我们还需要设置一些特殊的“归集单元”，以便提高成本归集的准确性和可及性。下面列举几个常见的场景，便于读者理解。

1. 临床服务类科室下设医疗技术类科室。如临床服务类科室开设有与本专业相关的独立实验室、检查室可以按以下情况分别处理：(1）如果该实验室、检查室等开展的医学检验及检查仅为本临床科室的病人提供服务，且成本规模不大，按照重要性原则，可以不单独设置科室单元，其成本直接计入其所属科室；(2）如果该实验室、检查室等开展的医学检验及检查会为医院多个科室的病人提供服务，则要单独设置科室单元，其属性为医疗技术类科室。例如：心血管内科所属的心血管实验室同时为内科门诊、心血管内科、心脏大血管外科等多个科室的病人服务，需要单独设置心血管实验室这一医疗技术类科室。

2. 临床服务类科室下设医疗辅助类科室。如一级临床服务类科室下设的教研室，统一承担了科室内各二级专科的教学及科室管理的职责，其成本不宜计入某个专科，故应独立设置为医疗辅助类科室，单独归集教研室的相关成本。

3. 设置“归集单元”，记录无法直接计入对应核算对象的成本。由于成本核算中存在一些无法直接归集至某个核算单元的成本记录，因此，我们可设置“临床其他科室”这一类“归集单元”，通过计算计入的方式记录相关成本信息。如全院的物业费，费用发生时先全额计入“临床其他科室”，之后成本会计再根据全院各科室面积分解此费用计入相应科室，同时冲减“临床其他科室”的费用，期末“临床其他科室”无收入及成本数据。

4. 设置“归集单元”，记录不属于成本核算对象的耗费。由于医院经济活动中存在不纳入业务活动成本核算的耗费，但相关费用记录需要通过一定方式进行归集，因此，医院可对参与管理独立核算的法人单位、幼儿园、职工食堂、代管经费（如党团工会等经费、政府委托事项）等不属于医疗成本核算范畴的部门也可以设置相应的“归集单元”，只用于费用归集和管理，不用于成本核算。

（三）科室单元名称和编码规则

医院根据本单位的实际情况并结合国家卫生健康委下发的《医疗机构诊疗科目名录》，设置科室单元，并按照一定的编码规则进行编码，确保每一个科室单元编码主数据唯一，有利于成本数据的共享复用。

科室单元编码规则能够直观地反映成本核算单元的所在院区、所属科室、所属一级专科、二级专科以及医务处考核的科室属性等信息，适用于多维度的管理目的需求。

编码规则：

1. 编码的第一位数字为院区代码（无分院区的医院可省略此步骤），医院的多个院区要用编码来区分，院区代码代表科室单元的所在院区，如 1 表示 A 院区，2 表示 B 院区；

2. 编码的第二、三位数字为一级科室代码，代表科室单元所属的一级科室，如 01 表示内科，60 表示行政后勤；

3. 编码的第四、五位数字为二级科室代码，代表科室单元所属的二级科室，如 01 表示内科门诊，02 表示消化内科；

4. 编码的第六位数字为属性代码，代表科室单元的属性分类，如 1 表示门诊临床，2 表示住院临床，3 表示医疗技术，4 表示医疗辅助，5 表示行政后勤，6 表示其他类；

5. 编码的第七、八位数字为病区/诊室代码，是在二级科室下按病区/诊室来划分的科室单元，为医院能够单独核算的最小单元。

核算单元编码的设置举例如表 4－1 所示。

表 4－1　科室单元编码的设置举例

院区	一级科室	二级科室	属性	病区/诊室	科室单元
1 位码	2 位码	2 位码	1 位码	2 位码	
1	03	01	1	00	10301100
A 院区	外科	外科门诊	门诊临床	诊室	外科门诊（A 院区）
2	01	02	2	01	20102201
B 院区	内科	消化内科	住院临床	病区	消化内科病房 1 病区（B 院区）
1	29	01	2	00	12901200
A 院区	临床其他	其他	临床	其他	临床其他（A 院区）
院区代码：1：A 院区，2：B 院区，3：C 院区					
属性代码：1 门诊临床，2 住院临床，3 医疗技术，4 医疗辅助，5 行政后勤，6 其他类					

二、科室直接成本核算

科室成本核算是指以科室为核算对象，按照一定流程和方法归集相关费用、计算科室成本的过程。科室成本核算的对象是按照医院管理需要设置的各类科室单元。

（一）科室直接成本核算范围

医院开展科室成本核算时，应当将提供医疗服务所发生的全部费用，按照“谁受益，谁承担”的原则，将成本项目归集到科室单元。通过“业务活动费用”“单位管理费用”等会计科目，按照成本项目归集实际发生的各种费用，据此计算确定各科室的成本，包括直接成本和间接成本。

科室直接成本分为直接计入成本与计算计入成本：

（1）直接计入成本是指在会计核算中能够直接计入科室单元的费用。包括人员经费、卫生材料费、药品费、固定资产折旧费、无形资产摊销费，以及其他运行费用中可以直接计入的费用。

（2）计算计入成本是指由于受计量条件所限无法直接计入科室单元的费用。医院应当根据重要性和可操作性等原则，将需要计算计入的科室直接成本按照确定的标准进行分配，计算计入相关科室单元。对于耗费较多的科室，医院可先行计算其成本，其余的耗费再采用人员、面积比例等作为分配参数，计算计入其他科室。

（二）科室直接成本归集

科室直接成本主要包括人员经费、卫生材料费、药品费、固定资产折旧费、无形资产摊销费、提取医疗风险基金以及其他运行费用。

1. 人员经费

人员经费是指发放职工薪酬所发生的相关费用（含工资、奖金、社保缴费等各项人员费用），按科室人员定位直接计入成本。科室直接成本核算时，直接取财务账上“业务活动费用”科目中科室对应的人员费用数据，具体包括基本工资、津补贴、住房公积金、社保、奖金、住房补贴等人员费用。但在具体的成本核算过程中，由于人员定位的复杂性，实践中存在多种特殊情形需要对人员费用数据进行调整，直接成本的取数应以调整后的人员费用数据为准。

（1）科室人员定位的界定标准。科室人员定位的界定标准通常对应人员考勤，与医院的人员管理的信息化水平息息相关。在医院信息化系统能够实现人员实时考勤的情况下，人员费用可以直接根据人员在不同科室的考勤情况分别计入相应的科室成本。在信息化水平尚未实现人员实时考勤的情况下，为便于核算，通常以每月末人员所在的考勤科室来确定人员的科室定位，将人员的成本归集到相应的科室单元，再根据当月实际的考勤情况进行调整。

（2）科室人员多重定位成本核算。对一个科室而言，存在部分人员考勤同时在门诊和住院单元的情况。在日常的人员费用归集中，通常的做法是先将此类人员相关费用归集到住院单元，再按月（或按年）根据此类人员当月（或年）门诊坐诊诊次，采用当量法计算出门诊月度（或年度）工作时间（门诊诊次×每诊次月度或年度工作时间），将对应的人员费用调整到门诊单元。

下面以按年根据门诊年度工作时间调整人员费用为例，具体计算过程如下：

①计算每诊次年度工作时间。每诊次按0.5天，每年250（365－52×2－11）个工作日，计算出每位专家单次门诊的年工作时间：每诊次等于0.5/250＝0.002年工作时间。

②确定需要调整的人员费用范围。明确调整范围包括所有有门诊坐诊但成本均计入住院单元的医生（含在职、离退休）；然后，调整基数为对应人员的全部人员费用。

③计算应调账金额。全年实际应调账金额＝各医生门诊年工作时间×待调整人员费用。

注：实践中，可以按照上年度应调整人员费用按月预调整，年底按照本年实际发生的需调整的人员费用对差额进行确认调整，以免年度一次性调整影响不同月份的科室成本数据的准确性。表4－2为具体的计算表样。

表4－2　××医院门诊诊次预调整人员经费（××年××月）　　单位：元

工号	姓名	类别	职称	实际出诊次数	出诊年工作时间	出诊核算单元编码	出诊核算单元名称	工资核算单元编码	工资核算单元名称	财务账人员成本（调整基数）	调整数（基数×年工作时间）

（3）机动人员的成本核算。医院通常会存在一类机动人员，例如病房配餐员，直接为临床科室服务。按照“谁受益，谁承担”的成本分配原则，其人员成本费用也应计入所服务科室。由于此类人员服务科室的情况存在不确定性，通常先将人员费用成本在“业务活动费用”中临床其他科室进行核算，月末根据各科室的配餐员数量，将成本费用调整计入相应科室。具体的计算及成本调整情况如表4－3所示。

表4－3　××院配餐员成本分解（××年××月）　单位：元

部门编码	部门名称	病区数	配餐员数	配餐员比例（人数/总人数）	分摊金额（配餐员比例×待分摊金额）
9901	待分解医疗其他部门（9901）机动配餐员人员费用		机动配餐员总人数		待分摊机动配餐员人员费用
101	消化内科病房		人数1		
102	血液内科病房		人数2		
103	呼吸与危重症医学科病房		人数3		
104	心血管内科病房		人数4		
105	肾病内科病房		人数5		
106	内分泌内科病房		人数6		
107	风湿免疫科病房		人数7		
…	…	…	…	…	…
合计					

2. 卫生材料费

卫生材料费是指医院为开展业务活动发生的卫生材料耗费，按照领用科室直接计入科室成本，属于直接计入成本。在进行科室直接成本核算时，可以直接取财务账上科室对应的“业务活动费用”科目中卫生材料费数据。卫生材料在采购入库时，增加库存物品和应付账款；在领用出库环节，根据卫生材料的领用情况直接计入相应科室的卫生材料费。

3. 药品费

药品费是指医院为开展业务活动发生的药品耗费，包括西药、中草药、中成药。药品费根据开单科室的处方摆药出库和领用出库数据直接计入科室成本，属于直接计入成本。在进行科室直接成本核算时，可以直接取财务账上的该科室对应的“业务活动费用”科目中的药品费数据。

4. 固定资产折旧费、无形资产摊销费

固定资产折旧费、无形资产摊销费是指按规定提取的固定资产折旧和无形资产摊销。固定资产（除房屋建筑物外）和无形资产入库时，会根据所使用的经费下相应的预算，并在资产系统或资产卡片中登记使用部门和资金来源。计提折旧时，直接根据资产系统或资产卡片中的使用部门和资金来源信息，将固定资产和无形资产按规定计提的折旧和摊销计入相应科室成本。在核算科室直接成本时，直接取财务账对应科室“业务活动费用”科目下的固定资产折旧费、无形资产摊销费。

固定资产中的房屋建筑物如果涉及多科室共同使用的情况，在成本核算时需要根据实际情况进行处理。在实践中，通常根据房屋建筑物的实际使用情况，对固定资产折旧费进行分列。

（1）直接对应某一个科室的房屋（如洗涤中心），房屋折旧费直接计入对应科室成本。

（2）无法直接对应到某一科室的房屋，房屋折旧费先在业务活动费用的临床其他科室中进行核算，月末根据各科室房屋面积将房屋折旧成本调整计入相应科室成本。多院区的情况下，需要先将所在院区的此类房屋折旧成本费用计入该院区的临床其他科室，月末按照院区内各科室房屋面积进行分摊，分摊过程中主要分为临床服务类科室、医疗技术类科室、医疗辅助类科室和行政后勤类科室。此类成本分摊过程中，需要关注各科室房屋面积的变化，如因科室搬迁、病区调整等造成的科室房屋面积的变化。具体的计算分摊如表 4－4 所示。

表 4－4　　分解××医院××年××月固定资产折旧费——房屋　　单位：元

部门编码	属性	部门名称	面积	面积比例	房屋折旧
		待分解房屋折旧			
小计				100.00%	0.00

备注：按各科室面积比例计算分解固定资产折旧费——房屋，分解的房屋折旧金额取自当月的财务账上计提的房屋折旧金额。

5. 提取医疗风险基金

提取医疗风险基金，是指按规定计提的医疗风险基金，属于计算计入成本。月末按照本月实现的医疗收入一定比例计提医疗风险基金，计入“业务活动费用”科目下的临床其他科室中，再根据临床服务类、医疗技术类科室本月收入金额进行分摊，计入各科室成本。

6. 其他运行费用

其他运行费用主要是商品和服务费用，包括办公费、印刷费、咨询费、手续费、水费、电费、邮电费、取暖费、物业管理费、差旅费、因公出国（境）费用、维修（护）费、租赁费、会议费、培训费、公务接待费、专用燃料费、劳务费、委托业务费、工会经费、福利费、公务用车运行维护费、其他交通费用和其他等。在科室直接成本核算时，大多数费用科目可直接取财务账对应科室“业务活动费用”科目下的相应费用数据，如办公费、印刷费、咨询费等；部分存在由于无法直接计入相应科室的成本，需要先归集至归口科室，再按照一定的标准进行计算调整。

（1）直接计入科室费用。电话费、洗衣费、消毒费等可直接计入科室成本。电话费可直接根据各科室使用电话的通话时长，按照一定的标准计入科室成本；洗衣费具体费用发生时先归集至洗涤中心，月末按照洗涤中心提供的各科室洗涤的衣物数量和当期洗涤单价，将洗涤费（洗涤数量×洗涤单价）计算计入各科室成本，同时冲减洗涤中心洗涤费。消毒费具体费用发生时先归集至消毒供应中心，月末按照消毒供应中心提供的各科室消毒费服务计价情况，将消毒费计算计入各科室成本，同时冲减消毒供应中心的消毒费。

以洗涤中心为例，洗涤中心的直接成本核算与临床服务科室一样，将人员经费、卫生材料费、药品费、固定资产折旧费、无形资产摊销费，以及其他运行费用中可以直接计入的费用计入中心成本。月末，将洗涤中心的成本按照工作量调整计入各科室成本。具体过程如下：

①确定洗涤量计算标准。按照洗涤衣物的大小等标准，将洗涤的各类衣物转换成标准件数。例如，以短袖工作服为标准件数 1，长袖工作服折算为 1.3 件，病号服上衣、裤子各计 1 件，床单为 2 件，被套为 3 件。

②确定标准洗涤单价。一般而言，以上年度洗涤中心的实际成本和实际洗涤量计算确定洗涤单价。

洗涤单价 = 上年度洗涤中心分解前科室直接成本/洗涤量

月末按照洗涤中心的洗涤报表，将洗涤中心成本调整计入各科室。

某科室当月应分摊的洗涤费 = 洗涤量（件）×标准洗涤单价（元/件）

③年末按照当年洗涤中心实际发生的成本和实际的洗涤量，确定实际洗涤单价，并对差额部分费用调整计入各科室。

年末，某科室按照实际洗涤单价调整计入金额 = 某科室当年洗涤量×（实际洗涤单价 - 标准洗涤单价）

（2）兼有直接计入和计算计入的费用。其他费用中，水电费、水电维修费在科室直接成本核算时，同时存在直接计入和计算计入两种情形。

以电费为例，进行科室直接成本核算时，电费成本的计入，主要有以下两种情形：一是单独设置电表的业务用房，根据后勤部门提供的各科室用电报表，将相应的电费直接计入相应科室成本、管理费用（行政后勤类科室）及其他费用（杂志社等），部分特殊科室（如幼儿园、食堂等）的电费直接使用职工福利基金；二是对公共区域用电，如电梯、空调中心、照明用电，由于无法直接计入对应的科室，在进行成本核算时一般先计入业务活动费用下临床其他科室，月末再按照各科室的用电面积进行分摊。在计算各科室用电分摊面积时，按照“谁受益，谁承担”的原则，还需将无电梯、未使用中央空调等特殊情况的科室相关区域面积予以剔除，然后再按照调整后的科室面积分摊公共区域的电费。

水费成本、水电维修费的计入与电费类似，分为按照用水报表和报修报表直接计入科室成本、按面积计算计入科室成本两部分。

（3）计算计入科室直接成本的费用。其他费用中，业务燃料费、氧气费、物业费、医疗垃圾处置等费用计算计入科室成本。

医疗垃圾处置费一般发生在临床服务类科室。首先按门诊输液人次、出院者占用总床日数以及医疗垃圾处置物价收费标准分别计算当期门诊和住院应负担的医疗垃圾处置费；然后根据各临床服务科室门诊单元的门急诊人次分摊当期门诊应负担的医疗垃圾处置费，并计入各科室成本；临床服务科室住院单元根据各科室出院患者占用总床日数的比例分摊住院应负担的医疗垃圾处置费，并计入各科室成本。

氧气费按科室当月氧气收入占比分摊氧气费到各科室成本，一般而言只有临床服务类科室才会发生氧气费。业务燃料费、物业保洁费按面积计算各科室应分解的金额，计算计入各科室成本。

三、科室成本分摊

各类科室单元发生的间接成本应本着相关性、成本效益性及重要性等原则，运用阶梯分摊法，按照分项逐级分步结转的方式进行分摊，最终将所有成本转移到临床服务类科室。

（一）科室成本分摊步骤

按规定医院间接成本的分摊为三级分摊（见图4－1），即行政后勤科室成本向临床服务、医疗技术和医疗辅助科室按对应项目进行分摊为一级分摊；医疗辅助科室成本向临床服务和医疗技术科室按对应项目进行分摊为二级分摊；医疗技术科室成本向临床服务科室按对应项目进行分摊为三级分摊。

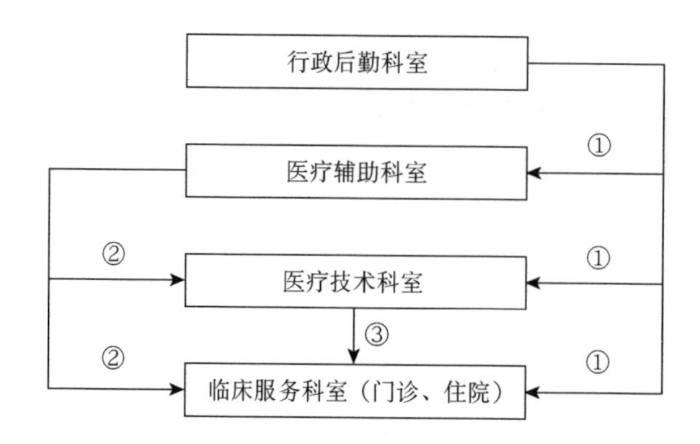

注：①一级分摊；② 二级分摊；③三级分摊

图4－1　科室成本三级分摊流程

在分摊过程中，应按照受益原则，科室单元接受了分摊单元的服务，就应该承担相应的成本。

流程解释：

①一级分摊。将行政后勤科室的管理费用向医疗辅助、医疗技术和临床服务科室分摊，分摊参数采用人员占比系数，形成“一级成本”。

一级成本＝科室直接成本＋行政后勤科室分摊成本

②二级分摊。将经过一级分摊的医疗辅助科室（以下简称医辅科室）成本向医疗技术和临床服务科室分摊，分摊参数可采用人员占比系数、工作量系数等，形成“二级成本”。

二级成本＝科室一级成本＋医疗辅助科室分摊成本＝科室直接成本＋行政后勤科室分摊成本＋医疗辅助科室分摊成本

③三级分摊。将经过二级分摊的医疗技术科室成本向临床服务科室分摊，分摊参数主要采用收入分配系数，形成“三级成本”。

三级成本＝科室二级成本＋医技科室分摊成本＝科室直接成本＋行政后勤科室分摊成本＋医辅科室分摊成本＋医技科室分摊成本

在实际工作中，临床科室间存在交叉业务的情况，如会诊、跨病区联合治疗及检查等。如果没有临床科室间分摊，则部分科室的全成本数据不全面，不符合“谁受益，谁承担”的成本分配原则，导致科室收入成本不配比。

针对以上情况，建议以三级分摊为基础，增加第四级分摊（见图4－2），将临床科室成本在临床科室间进行调整，最后形成科室全成本。

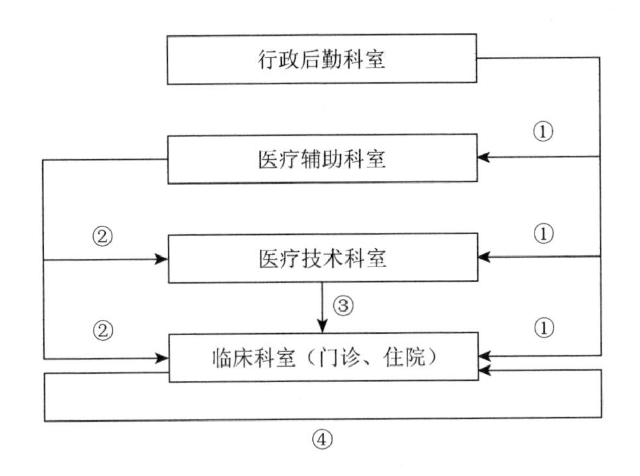

注：①一级分摊；②二级分摊；③三级分摊；④四级分摊

图 4－2 科室成本四级分摊流程

四级分摊：将经过三级分摊的临床科室成本在临床科室间进行分摊，分摊参数采用收入比重，分摊后形成门诊、住院临床科室的全成本。

临床科室全成本＝科室三级成本＋临床科室间分摊成本＝科室直接成本＋行政后勤科室分摊成本＋医辅科室分摊成本＋医技科室分摊成本＋临床科室间分摊成本

（二）科室成本分摊具体方法

1. 行政后勤科室成本分摊

将全院行政后勤科室的直接成本向医辅、医技和临床科室进行分摊，并实行分项结转。

分摊参数：医疗科室人员占比系数。

计算公式：核算科室（临床、医技、医辅科室）分摊的行政后勤科室的成本＝（该科室职工人数÷除行政后勤科室外的全院职工人数）×全院行政后勤科室相关明细成本

分摊的实施：

（1）将行政后勤科室成本（即管理费用）按人员经费、卫生材料费、药品费、固定资产折旧、无形资产摊销、提取医疗风险基金、其他费用共七大类要素分类列表。

（2）统计临床、医技、医辅科室人数（不含行政后勤科室），并列表显示。

（3）按各科室人数占比，对七大类成本要素分别计算分摊。

（4）分摊后的数据按成本分类分别归集入临床、医技、医辅科室。

2. 医辅科室成本分摊

将医辅科室一级成本（包括医疗辅助科室直接成本+行政后勤科室分摊成本）以“谁受益，谁承担”的原则向医技科室和临床科室分摊，并实行分项结转。

分摊参数：常见的分摊参数包括收入分配系数、工作量系数和使用面积占比系数等。

计算公式：

（1）按收入分配系数分摊（适用于门诊挂号收费、住院结算室等成本分摊）。

核算科室（临床、医技）分摊的某医辅科室的成本=（该科室医疗收入÷全院总医疗收入）×当期该医辅科室各项总成本

（2）按工作量系数分摊（适用于洗衣、消毒、病案部门等成本分摊）。

核算科室（临床、医技）分摊的某医辅科室的成本=（该科室消耗工作量÷该医辅科室待分摊的工作总量）×当期该医辅科室各项总成本

（3）按使用面积占比系数分摊（适用于物业管理、水电气等成本的部门分摊）。

核算科室（临床、医技）分摊的某医辅科室的成本=（该科室实际占用建筑面积÷全院临床、医技科室建筑总面积）×当期该医辅科室各项总成本

分摊的实施：

（1）将医辅科室一级成本（包括医辅科室直接成本+行政后勤分摊成本）按人员经费、卫生材料费、药品费、固定资产折旧、无形资产摊销、提取医疗风险基金、其他费用共7大类要素分类列表。

（2）统计临床、医技科室人数，房屋面积，医疗收入，工作量等指标（不含行政后勤及医辅科室），并列表显示。

（3）按医辅科室不同的成本属性，选择合适的分摊参数，按分摊参数的比例（见表4-5）。

表4-5 医辅科室分摊参数

核算单元名称	科室属性	分摊参数	对应分摊科室
病案科	医辅	出院人数占比	全院临床、医技科室
消毒供应室	医辅	消毒工作量占比	全院临床、医技科室
洗涤中心	医辅	洗涤工作量占比	全院临床、医技科室
车队	医辅	出车工作量占比	全院临床、医技科室
支助中心	医辅	科室执行收入占比	全院临床、医技科室
门诊收费室	医辅	科室门诊执行收入占比	全院门诊科室
住院结算中心	医辅	科室住院执行收入占比	全院住院科室

续表

核算单元名称	科室属性	分摊参数	对应分摊科室
水电气氧管理组	医辅	科室面积占比	全院临床、医技科室
……	……	……	……

（4）分摊后的数据按成本分类和科室分别归集。

3. 医技科室成本分摊

将医技科室二级成本（包括医技科室直接成本＋行政后勤科室分摊成本＋医疗辅助科室分摊成本）向临床科室分摊，并实行分项结转。

分摊参数：一般采用收入分配系数为分摊参数。

计算公式：临床服务核算科室分摊的某医技科室的成本＝该临床科室确认的某医技科室收入（按开单科室归集）÷该医技科室总收入×当期该医技科室各项总成本

分摊的步骤：

（1）将医技科室二级成本（即分摊管理费和医辅科室成本后）按人员经费、卫生材料费、药品费、固定资产折旧、无形资产摊销、提取医疗风险基金、其他费用共7大类要素分类列表。

（2）统计各临床科室对应医技科室的开单收入（见表4－6）。

表4－6　临床科室对应医技科室的开单收入

开单科室/执行科室	消化内镜中心（元）	收入占比（%）	超声影像科（元）	收入占比（%）	……
内科门诊	1107986.00	23.80	617013.89	7.06	……
消化内科病房	2078402.10	44.65	129878.90	1.49	……
血液内科病房	13450.00	0.29	96269.50	1.10	……
心血管内科病房	14059.00	0.30	105370.20	1.21	……
肾病内科病房	6840.00	0.15	146376.00	1.68	……
感染科门诊	7590.00	0.16	5868.50	0.07	……
感染科病房	33494.00	0.72	27394.70	0.31	……
外科门诊	243940.00	5.24	640470.00	7.33	……
创伤外科病房	2903.00	0.06	120928.50	1.38	……
神经外科病房	0.00	0.00	53325.10	0.61	……
小儿外科病房	0.00	0.00	27056.80	0.31	……
骨科病房	4945.00	0.11	106545.40	1.22	……
……	……	……	……	……	……
执行收入合计	4654428.20	100.00	8736423.81	100.00	……

（3）按各临床科室对应医技科室的开单收入占比的比例，对七大类成本要素分别计算分摊。

如：内科门诊在消化内镜中心开单收入为110万元，消化内镜中心总的执行收入为465万元，内科门诊应分摊消化内镜中心成本的比例系数为：110÷465＝23.80%，按此比例系数逐项分摊消化内镜中心的成本至内科门诊。

（4）分摊后的数据按成本分类和科室分别归集。

4. 临床科室成本分摊

将临床科室成本（包括医技科室直接成本＋行政后勤科室分摊成本＋医疗辅助科室分摊成本＋医技科室分摊成本）在临床科室间进行调整，并实行分项结转，调整后形成门诊、住院临床科室医疗全成本。

分摊参数：一般采用收入分配系数为分摊参数。

计算公式：临床服务核算科室间分摊的成本＝该临床科室确认的某临床科室收入（按开单科室归集）÷该临床科室总收入×当期该临床科室各项总成本

分摊的实施：

（1）将临床科室科室三级成本（即分摊管理费、医辅科室成本、医技科室成本后）按人员经费、卫生材料费、药品费、固定资产折旧、无形资产摊销、提取医疗风险基金、其他费用共七大类要素分类列表。

（2）统计各临床科室之间相互开单执行的收入（见表4－7）。

表4－7　　临床科室科室开单执行收入

开单科室/执行科室	内科门诊（元）	收入占比（%）	消化内科病房（元）	收入占比（%）	……
内科门诊	597958.70	100	156250.00	10.77	……
消化内科病房		0	1235604.63	85.20	……
血液内科病房		0	1280.00	0.09	……
心血管内科病房		0	455.00	0.03	……
肾病内科病房		0	380.00	0.03	……
感染科门诊		0	720.00	0.05	……
感染科病房		0	1120.00	0.08	……
外科门诊		0	18900.00	1.30	……
创伤外科病房		0	75.00	0.01	……
神经外科病房		0	75.00	0.01	……

续表

开单科室/执行科室	内科门诊（元）	收入占比（%）	消化内科病房（元）	收入占比（%）	……
小儿外科病房		0		0.00	……
骨科病房		0	100.00	0.01	……
……	……	……	……	……	……
执行收入合计	597958.70	100.00	1450304.63	100.00	……

（3）按各临床科室对应的开单收入所占的比例，对七大类成本要素分别计算分摊。

如内科门诊：内科门诊的执行收入全部都是有内科门诊开单的，占比为100%，所以内科门诊的成本按比例100%计入内科门诊，不再分摊到其他科室。如消化内科病房：消化内科总的执行收入为145万元，内科门诊应分摊消化内科病房成本的比例系数为：15.6 ÷ 145 = 10.77%；消化内科病房分摊自身的成本比例系数为123 ÷ 145 = 85.2%；血液内科病房应分摊消化内科病房成本的比例系数为：0.13 ÷ 145 = 0.09%；依次按各临床科室对消化内科病房开单的收入比例逐项分摊消化内科病房的成本。各科室单元开单收入如表4－7所示。

（4）分摊后的数据按成本分类和科室分别归集。

5. 科室全成本汇总归集

三级完全分摊完成后，按科室的直接成本、间接成本归集全成本数据，根据医院及科室的管理需求，按不同的维度产生相应的成本分摊报表及临床科室全成本等报表。

（三）科室成本分摊信息化系统与实际应用

科室成本分摊需要借助信息系统实现标准化、全面性和相关性的要求。成本分摊信息化系统主要包括基础数据的整理与归集、成本分摊计算、全成本计算这几大功能。

具体可分为以下几个模块与实际应用：

1. 成本分摊基础数据模块

成本分摊的基础数据主要包括医疗收入、科室直接成本、科室工作量、职工人数、科室面积、内部服务量等数据，其涉及的模块主要有HIS（医院信息管理系统）收入模块、HIS医疗工作量模块、人力资源工资系统模块、后勤房屋管理模块、会计核算系统科室成本模块等。

（1）科室医疗收入数据的整理：按照科室单元的开单收入、执行收入等维度，对科室医疗收入进行分类汇总，并与财务系统中全院医疗收入的汇总金额进行核对，以确保科室医疗收入核算的准确性。

（2）科室直接成本数据的整理：通过在会计核算系统按科室单元设置业务活动费用的辅助账来核算科室的直接成本，生成科室直接成本报表，并将数据导入成本分摊系统，用于科室的成本分摊。

（3）科室职工人数、面积等指标的数据整理：根据考勤系统统计各科室职工人数，根据后勤房屋管理系统统计各科室面积，产生相应的报表并将数据导入 HRP 的成本分摊系统，用于科室的成本分摊（见表 4 – 8）。

表 4 – 8　　　　科室指标数据

科室名称	属性	科室人数	科室面积（平方米）	门急诊诊次	……
内科门诊	门诊	49	1837.54	44817	……
消化内科病房	住院	79	7224.27	0	……
消化内镜中心	医技	29	1657.10	0	……
外科门诊	门诊	51	2480.86	34887	……
放射 CT 室	医技	43	3968.12	0	……
放射科 – 磁共振室	医技	34	3246.53	0	……
核医学科	医技	35	3733.79	0	……
超声影像科	医技	78	3762.54	0	……
病理研究所	医技	63	821.15	0	……
医学检验科	医技	120	4234.59	0	……
手术室	医技	208	14684.53	0	……
麻醉科	医技	138	2702.31	0	……
…	…	…	…	…	……
合计		3880	210178.00	279263	……

2. 成本分摊计算模块

科室医疗收入报表、科室直接成本报表、科室指标数据报表等成本分摊相关数据整理完毕并导入系统后，使用成本分摊系统，按顺序完成四级分摊。

分摊过程中需要注意的是：在医技科室成本分摊过程中，有执行收入的医技科室可以根据各临床科室对应医技科室的开单收入比例来分摊的，但没有执行收入的医技科室，是无法计算分摊比例的。所以针对这一类没有执行收入的医技科室成本，系统会在分摊时将此科室成本全部按服务对象的收入比例计入对应的科室单元。例如，眼科下属的眼科实验室本月没有收入，其成本3万元按眼科下属的临床科室眼科病房（医疗收入70万元）、眼科门诊（医疗收入30万元）的收入比例分摊，即眼科病房分摊2.1万元（3×70%），眼科门诊分摊0.9万元（3×30%）。

3. 分摊报表及全成本报表模块

完成四级分摊之后，系统根据可以设计好的表样，生成各级成本分摊报表、科室直接成本报表、科室全成本报表等，以满足不同管理的需求。

第二节 服务单元成本核算

一、服务单元的概念

（一）服务单元的定义

服务单元是指在医疗机构为患者提供各项医疗服务的过程中，为准确归集和分配医疗服务所对应的成本费用，而对相应的医疗服务和公共服务所进行的项目分类。与科室单元不同的是，服务单元是以医疗机构提供的医疗服务和公共服务为核算对象，而科室单元则以能够落实成本核算与管理责任的部门或班组为核算对象。

（二）服务单元的特征

1. 重要性原则

服务单元应以病案首页导出的医疗服务收费项目类别为关注要点，且以此为依据进行设置，并可根据实际条件进一步细化，从而满足与各收费类别分类对应的目的。对于医院为各科室提供的公共服务，不宜划分过细。

2. 可比性原则

各服务单元的设置和成本归集方法、路径等一旦明确，一般不做调整，应当尽可能形成规范性的实施路径，从而确保各服务单元的成本收入比在不同期间内的可比性。

3. 可操作性原则

服务单元的设置应充分考虑该单元对应的房屋面积、设备价值等基础数据信息是否可能方便、准确的统计，以及对应成本计量方式是否能够明确，以确保后续成本核算的管理性价比。

二、服务单元的设置

（一）服务单元的划分依据

服务单元的划分应当利用医院患者病案首页费用记录明细，按照患者 DRG 分组提供的医疗服务按病种组“临床特征相似性”和“资源消耗相近性”的核心特征，将相应的医疗服务进行划分。

（二）服务单元的设置

具体分组后的服务单元可参照表 4－9：

表 4－9　服务单元的划分

服务单元	病案首页费用类别	服务单元	病案首页费用类别
1. 医护单元	（1）手术费	10. 营养中心单元	（19）伙食费
	（2）诊查费	11. 药品供给单元	（20）西药费
	（3）治疗费		（21）中草药费
2. 病房单元	（4）护理费		（22）中成药费
	（5）住院费		（23）代煎费
	（6）特需床位费	12. 术中设备单元	（24）手术特殊设备费
3. 放射单元	（7）CT 费	13. 科室管理单元	（25）公药支出
	（8）拍片费		（26）办公耗材
	（9）透视费		（27）折旧摊销
4. 检查单元	（10）检查费		（28）维修（护）费
5. 化验单元	（11）化验费		（29）外聘劳务
6. 氧气供给单元	（12）输氧费		（30）邮资电话
7. 血液制品单元	（13）血费		（31）内部服务购买
8. 术中麻醉单元	（14）麻醉费		（32）能源成本
9. 可收费耗材供给单元	（15）介入器械材料费	14. 医院管理单元	（33）行政后勤人员经费
	（16）手术器械材料费		（34）物业费
	（17）一般医用材料费		（35）药学部管理成本
	（18）植入材料人工器官费		（36）行政办公费用
		15. 其他管理单元	（37）科教配套经费
			（38）其他公用经费

服务单元与服务内容划分如表 4－9 所示，可划分为 15 项服务单元与 38 个具体服务内容。其中，前 12 项服务单元以及对应的 24 个具体费用类别直接取自病案首页费用明细，可直接归集至病种组，后 3 项服务单元以及对应的 14 项具体服务内容应当在进行成本归集后，采取一定的分摊原则在各科室病种组单元中予以分摊。鉴于各地收费类别和公共服务提供模式的差异，医疗机构可依据实际情况，对相应的服务单元进行设置，但一经设置明确，一般不再随意改动变化。

三、服务单元的成本计算

（一）成本性态的划分

为开展服务单元的成本计算，首先就要以服务单元为基础实现成本的归集。因此，必须先按费用计入成本对象（病种组单元）的方式进行性态划分，可分为直接成本与间接成本。其中直接成本是指与病案首页费用明细相对应、可直接计入病种组单元的相关成本；间接成本是指费用发生时不能或不便直接计入特定病种组单元的成本。

其中，直接成本核算包括以下四种情况：①以设备运营服务为主的服务单元，如放射等，主要核算设备折旧、能耗及科室人员投入等成本；②以物资消耗为主的服务单元，如药品、耗材等，主要核算采购成本和可以直接计入的科室管理成本；③以固定资产资源占用为主的服务单元，如床位等，通过测算折旧分摊计算其成本；④其他不能从业务流中直接获取直接成本。

间接成本核算分为三类：①医护单元成本。由于目前医院信息统计尚不能精细化到每一个临床医护人员在每一个时间节点的工作量，因此难将医生和护士的人力成本直接精确分摊到每一个病种组。②科室管理单元成本。包括科室的设备折旧、设备修缮、用房折旧、水电燃料、领用的不可收费卫生材料、办公耗材、公共药品（如消毒液等）等。③医院管理成本。主要包括管理人员成本、物业管理成本、管理部门办公成本等。由于上述成本无法直接精确地分摊入每一个病种组，因此就必须借助相应的成本归集与分摊方法，对其进行归集与分摊。

（二）成本归集与分摊方法

合理的成本归集和分摊方法是实现成本费用率指标有效性的保证。在明确成本性态后，可采用成本追溯、动因分配与公用分摊三种方式对服务单元进行成本归集，并对需要进行分摊的成本以一定的方式摊入成本对象。

成本追溯，是指把成本直接指定给相关成本对象，凡是能够追溯到个别产品、个别品种的成本，都应尽可能进行追溯并计入直接成本，而不是分摊或间接分配。动因分配，是指根据成本动因将成本分配到各成本对象的过程。对于一些不能直接追溯的成本，尽量避免以数量、业务量等作为唯一的成本分摊依据，而是应该积极寻找成本与成本动因之间的因果关系，并同样作为直接成本进行计量。有些成本既不能追溯，也不能合理地确定成本动因，只能采用公用分摊的方式，按照数量、业务量等作为参数进行分摊。

因此在进行成本归集的过程中，对于无法直接进行成本追溯的内容，应积极寻找相关成本动因，并确定合理的成本与成本动因的因果关系。只要相关因果关系建立恰当，成本归集的结果也能够达到较高的准确程度。比如，医护成本虽然构成了病种组单元的直接成本，但受限于医院信息系统建设情况，无法精确统计特定病种组单元所耗费的医护人员成本，因此通过在医护成本与病种组单元费用类别中建立“劳务性收入越高，则医护成本越高”的因果关系，可相对合理地将医护人员成本分别摊入各病种组单元。

而对于氧气供给、血液制品等服务供给相关的单元而言，也尽可能地通过各种方法实现合理的成本归集。以氧气供给单元为例，收费按照气化氧标准计量，而实际成本则按照液氧计量，因此可通过实地调研或观察，通过寻找两者之间的因果关系，来进行成本费用比的计算如表4－10所示：

表4－10　　氧气供给单元成本费用率计算过程

关键指标	具体描述
液氧密度	液氧密度为900kg/m^3、1m^3 液氧＝100m^3 气化氧
液氧成本	1.25元/kg
收费水平	2元/小时
计算方法：	
1m^3 液氧＝100m^3 气化氧气＝100000L气化氧＝900kg×1.25元/kg＝1125（元） 气化氧成本/L＝0.01125元；管道氧气流量＝120（L/小时） 每小时气化氧气成本＝管道氧气流量×气化氧成本/L＝1.35（元） 每小时气化氧气利润＝2－1.35＝0.65（元） 利润贡献率＝0.65/2＝32.5%；成本费用率＝1－32.5%＝67.5%	

第三节 诊次成本和床日成本核算

一、诊次成本及床日成本定义

（一）诊次成本

根据国家卫生健康委 国家中医药管理局《关于印发公立医院成本核算规范的通知》（国卫财务发〔2021〕4号）规定：诊次成本核算是指以诊次为核算对象，将科室成本进一步分摊到门急诊人次中，计算出诊次成本的过程。采用三级分摊后的临床门急诊科室总成本，计算出诊次成本。

（二）床日成本

根据《关于印发公立医院成本核算规范的通知》（国卫财务发〔2021〕4号）规定：床日成本核算是指以床日为核算对象，将科室成本进一步分摊到住院床日中，计算出床日成本的过程。采用三级分摊后的临床住院科室总成本，计算出床日成本。

二、诊次成本及床日成本核算方法

（一）诊次成本核算方法

诊次成本以门（急）诊诊次为核算对象，将为门（急）诊患者提供服务发生的所有成本进行汇总计算，分摊到门（急）诊人次。诊次成本核算包括单元级诊次成本和院级诊次成本。例如，消化内科门诊诊次成本、××医院诊次成本等。

计算公式：

$$\text{某临床科室诊次成本}=\frac{\text{某临床科室门（急）诊成本}}{\text{该临床科室门（急）诊人次}}$$

$$\text{全院平均诊次成本}=\frac{\text{全院各门（急）诊科室成本之和}}{\text{全院总门（急）诊人次}}$$

（二）床日成本核算方法

床日成本以住院床日为核算对象，将为住院患者提供服务发生的所有成本进行汇总计算，分摊到住院患者床日。床日成本核算包括单元级床日成本和院级床日成本。例如，消化内科病房床日成本、××医院床日成本等。

计算公式：

$$某临床科室实际占用床日成本=\frac{某临床住院科室成本}{该临床住院科室实际占用床日数}$$

$$全院平均实际占用床日成本=\frac{全院各住院科室成本之和}{全院实际占用总床日数}$$

三、诊次成本和床日成本的运用

（一）诊次成本的运用

诊次成本是医院为就诊者提供一次完整的门诊服务所耗费的平均成本，是衡量门诊科室运营的一个成本指标，其运用主要有以下几点：

1. 用于计算诊次结余

计算公式：诊次结余 = 诊次收费 - 诊次成本

通过诊次成本、诊次结余的计算，可以让医院及相关科室及时知晓门诊科室的运营数据，了解门诊科室的盈余情况。

2. 诊次成本的结构比

通过精准的科室核算，不仅可以计算出诊次总成本，还可以按人员经费、药费、卫生材料费、固定资产折旧费等类别核算出诊次成本的明细成本，并计算出各类成本的占比，让医院和科室了解诊次成本的组成结构，通过相关的管理措施合理的调整诊次成本结构占比，减少诊次成本的同时也降低了诊次收费，减轻门诊病人负担，达到一定的社会效益。

3. 全院及科室诊次成本的比较

通过计算出全院及各科室的诊次成本及诊次结余，并按科室进行比较，医院可以知道全院门诊科室的运营情况，为医院医疗资源的分配提供相应的数据支撑。科室也可以通过比较，了解本科室在全院的排名，向运营好的科室学习，结合本科室门诊的具体情况，制定本科室门诊相关的一些工作量、收入、成本等运营数据的一个目标。

4. 结合诊次成本，计算门诊科室盈亏平衡点，用于门诊科室本量利分析

将诊次成本数据的具体组成划分为固定成本（人员工资、固定资产折旧等）和变动成本（药品及卫生材料成本），结合科室门诊量和收入等数据按照本量利分析的方法，计算出科室门诊保本工作量。让医院和科室了解本科室的盈亏平衡点，通过优化病人就诊流程，减少不必要的开支，同时不断提高医疗技术和服务水平，提升病人就诊体验，从而增加门诊就诊量，综合提高门诊科室运行效率。

（二）床日成本的运用

床日成本是医院为住院患者提供住院服务所耗费的日平均成本，是衡量住院科

室运营管理的一个成本指标，其运用主要有以下几点：

1. 用于计算床日结余

计算公式：床日结余 = 床日收费 − 床日成本

通过床日成本、床日结余的计算，可以让医院及相关科室及时知晓住院科室的运营数据，以便了解住院科室的盈余情况。

2. 床日成本的结构比

通过精准的科室核算，不仅可以计算出床日总成本，还可以按人员经费、药费、卫生材料费、固定资产折旧费等类别核算出床日成本的明细成本，并计算出各类成本的占比，让医院和科室了解床日成本的组成结构，了解每床日消耗的必要成本，一方面通过相关的管理措施合理减少床日成本；另一方面通过提高科室效率降低平均住院日，从而降低出院病人平均住院费，达到一定的社会效益。

3. 全院及科室床日成本的比较

通过计算出全院及各科室的床日成本及床日结余，并按科室进行比较，医院可以知道全院住院科室的运营情况，为医院医疗资源的分配提供相应的数据支撑。科室也可以通过比较，了解本科室在全院的排名，向运营好的科室学习，了解本科室的床日成本习性，结合本科室的具体情况，可参考相关医疗的临床路径，改善医疗流程，有效降低床日成本，降低平均住院日，降低出院病人平均住院费，各方面提高科室运营效益。

4. 结合床日成本，计算住院科室盈亏平衡点，用于住院科室本量利分析

将床日成本数据的具体组成划分为固定成本（人员工资、固定资产折旧等）和变动成本（药品及卫生材料成本），结合科室住院量和收入等数据按照本量利分析的方法，计算出科室住院保本工作量。让医院和科室了解本科室的盈亏平衡点，通过优化转院病人诊疗流程，提高医疗技术和服务水平，加快病人周转率，增加住院就诊量，同时减少不必要的开支，综合提高住院科室运行效率。

四、诊次成本和床日成本核算的进一步优化

诊次成本和床日成本只能反映医院、科室就诊病人的总体平均成本，不能体现不同病情、不同病种的具体成本数据，不能满足医院精细化管理的需求。

医院需要进一步优化成本核算的范畴，一方面在科室成本、诊次成本、床日成本基础上增加项目成本、病种成本、DRG 病组成本的核算；另一方面可以将诊次成本、床日成本细分化，进一步按门诊诊疗医生、住院医疗组的维度来进行成本核算，满足医院多元化、精细化的管理需求。

第五章 医疗服务项目成本核算方法

第一节 医疗服务项目成本核算概述

一、医疗服务项目成本核算内容

（一）医疗服务项目成本的定义

医疗服务项目成本是指医院为提供医疗服务所耗费的成本，以医院各科室开展的医疗服务项目为对象，归集和分配提供医疗服务时产生的各项费用。

医疗服务项目成本的核算对象是各地医疗服务价格主管部门和卫生健康行政部门、中医药主管部门印发的医疗服务收费项目，不包括药品和可以单独收费的卫生材料。

（二）医疗服务项目成本的内涵

医疗服务项目成本应当包含医院为提供该医疗服务所耗费的人员成本、不可单独收费的卫生材料成本、不可单独收费的药品成本、设备折旧、房屋折旧及应当分摊计入的管理费等。

医疗服务项目成本的核算应是基于临床服务类和医疗技术类科室二级分摊后成本剔除药品成本、单独收费的卫生材料成本，作为医疗服务项目总成本，采用作业成本法、成本当量法、成本比例系数法等方法计算得出，能较为准确地反映出医疗服务项目的资源耗费。

二、医疗服务项目成本核算原则及方法概述

根据《关于印发公立医院成本核算规范的通知》（国卫财务发〔2021〕4 号），

医疗服务项目成本核算应当以临床服务类和医疗技术类科室二级分摊后成本剔除药品成本、单独收费的卫生材料成本作为医疗服务项目总成本，采用作业成本法、成本当量法或成本比例系数法等方法进行核算。医院也可以根据实际情况探索其他适当的医疗服务项目成本核算方法。

（一）作业成本法

作业成本法遵循“服务消耗作业，作业消耗资源”的核算原则，是通过对医疗服务项目所有作业活动的追踪和记录，计量作业业绩和资源利用情况的一种成本计算方法。作业成本法把直接成本和间接成本均作为医疗服务项目消耗的作业成本同等地对待，拓宽了成本的计算范围，使计算出来的医疗服务项目成本更准确真实。相较于其他的成本核算方法，作业成本法能提供更准确的成本信息，也能为改善医疗服务流程、提升医疗服务效率提供数据依据。

作业成本法适合作业流程清晰、可控、标准化强且成本动因可准确获得的医疗服务项目成本核算。

（二）成本当量法

成本当量法是指在确定的核算期内，以科室单元为核算基础，遴选典型的医疗服务项目作为代表项目，其成本当量数为“1”，作为标准当量，其他项目与代表项目进行比较，进而得到其他项目各自的成本当量值，再计算出各项目成本的方法。

成本当量法相较于作业成本法，计算过程更加简便；相较于成本比例系数法，成本核算结果更加准确。较好地解决了项目成本核算无从着手的问题，具有较强的可行性和可操作性。

成本当量法适合成本核算基础较为薄弱的医院用来核算医疗服务项目成本，或是用于作业流程不够清晰、标准化不强，对应的成本动因较难获得的医疗服务项目成本核算。

（三）成本比例系数法

成本比例系数法是指将归集到各科室单元的成本，通过设定某一种分配参数，将科室单元的成本最终分配到医疗服务项目的计算方法。可以采用收入分配系数法、操作时间分配系数法、工作量分配系数法等方法进行医疗服务项目成本核算。

成本比例系数法相较于作业成本法和成本当量法，技术难度更低，操作更便捷，但是核算准确度相对较低。

成本比例系数法适合成本核算基础十分薄弱的医院用来核算医疗服务项目成本；或是用于作业流程不够清晰、标准化不强，对应的成本动因较难获得的医疗服务项目成本核算。

第二节　基于作业成本法的医疗服务项目成本核算

一、作业成本法的概念和适用范围

（一）作业成本法的概念

作业成本法遵循“服务消耗作业，作业消耗资源”的核算原则，是通过对医疗服务项目所有作业活动的追踪和记录，计量作业业绩和资源利用情况的一种成本计算方法。作业成本法能将直接成本和间接成本更准确地分配到作业、医疗服务流程和医疗服务项目。相较于其他的成本核算方法，作业成本法能提供更准确的成本信息，也能为改善医疗服务流程、提升医疗服务效率提供数据依据。

作业成本法的核心概念是作业和成本动因。

1. 作业

作业是指医院中特定组织（临床科室、医技科室等）重复执行的活动。对临床科室而言，作业可以是静脉注射、插管、换药等；对医技科室而言，作业可以是预约登记、采血、拍片等。每一项作业都是针对患者执行的特定的或标准化的活动，如放射科的拍片作业，都是将机器对准拍片部位，打开机器开始照射，然后关闭机器让患者离开，流程和操作都是相同且复制性极强的。一项作业可以是一项非常具体的活动，如病理切片样本的染色；也可以是一系列的活动，如采血作业需要消毒、穿刺、拔针等活动。执行任何一项作业都需要耗费一定的资源，这里的资源是指作业耗费的人工、设备、房屋、药品、耗材等，任何一个医疗服务项目的执行都需要消耗一定的作业，作业是连接资源和医疗服务项目的纽带，它在消耗资源的同时提供医疗服务。

2. 成本动因

成本动因是指作业成本或产品成本的驱动因素。比如，医疗服务工作量增加时，直接消耗的材料成本就会增加，工作量是直接材料成本的驱动因素，即直接材料的成本动因。在作业成本法中，成本动因可以分为资源成本动因和作业成本动因两类。

（1）资源成本动因。资源成本动因是引起作业成本增加的驱动因素，用来衡量一项作业的资源消耗量。依据资源成本动因，可以将资源成本分配至各个有关作业。例如，放射科的拍片作业，需要有专门的技术操作人员、专业的放射拍片设备、带铅门的拍片室、必要的防护服及电力消耗等，作业中耗用的这些人力、材料、设备、房屋等资源，即技术操作人员的工资、放射拍片设备的折旧、房屋折旧、电费等成本构成了拍片作业的成本，是拍片作业的资源成本动因。

（2）作业成本动因。作业成本动因用来衡量进行一个作业操作需要的作业量，也是引起作业成本增加的驱动因素。作业成本动因计量各医疗服务项目消耗作业的情况，用来作为作业成本的分配依据。仍以放射科的拍片作业为例，技术操作人员的工作时长、设备开机时长就是该作业消耗的工作量，构成了拍片作业的作业成本动因。

将资源成本动因依照作业成本动因进行分配，形成作业成本。用资源消耗的总量除以对应的作业总量，再乘以单次作业需要的作业量，形成单次作业成本。例如人力成本，是用人员费用除以其对应的工作总时长，得出单位人力成本，再乘以拍片作业耗费的工作时长得出的；设备成本是用设备价格除以其对应的折旧时长，得出单位设备折旧，再乘以设备使用时长得出的。

在传统作业成本法基础上，部分学者还提出了时间驱动作业成本法，在该方法下，选取成本动因时将时间动因作为唯一的动因，通过管理人员对单位时间产能成本和单位作业耗用的产能进行估计，以此来计算作业成本的动因分配率，从而确定此项作业应分摊的间接成本费用。与传统作业成本法相比，时间驱动作业成本法统一了资源成本动因和作业成本动因，以时间作为唯一的分摊的度量工具；使用绝对数指标来分摊资源成本而非时间比例这一相对数；通过管理者的估算来确定各项活动耗费的时间，而非调查法，在计算方式上有着一定的差异。但是由于引入了时间等式，能解决实际运营的复杂性所带来的成本核算中的困难，使成本核算过程变得简便，同时提高成本分析的准确度。

不论是传统作业成本法，还是时间驱动作业成本法，都是基于作业进行的核算，二者并无优劣之分，均能较为精准地核算医疗服务项目成本。

（二）作业成本法的适用范围

作业成本法相比于成本收入比法和成本当量法，能更为精准地核算医疗服务项目成本，但是均需基于项目的作业流程清晰、可控、标准化强且成本动因可准确获得，不是所有医疗服务项目都适合使用该方法进行成本核算。由于作业成本法的特性，其更适合用于核算血常规、数字化摄影、磁共振平扫等操作规范性强的医疗技术科室的医疗服务项目成本。

二、作业成本法的核算举例

（一）作业成本法核算流程

作业成本法的成本核算过程分为三个阶段，一是将医疗服务项目划分为若干个作业；二是将作业执行中耗费的资源分配到作业，计算出作业的成本；三是将作业成本分配到各个医疗服务项目，形成医疗服务项目成本。

具体来说，作业成本法的核算步骤如下：

（1）划分作业。详细梳理医院在提供医疗服务时，各临床服务科室和医疗技术科室所需要经过的业务流程，将医疗服务的过程划分为若干个作业。作业可以是一项非常具体的活动，也可以是一系列的活动。划分作业的标准是各个作业之间应当相互独立、没有重复，能够形成医院内部统一、规范的作业库。

在划分作业流程时，应当与临床服务类科室或医疗技术类科室进行多轮调研与沟通，详细梳理医院提供医疗服务时的作业流程、步骤，以及每个流程、步骤中所需消耗的人员、材料、设备及占用的房屋面积等，借此厘清提供每一个医疗服务所需要耗费的作业。精准、全面地划分作业是准确核算医疗服务项目成本的基础。

（2）作业成本归集。将提供每一项作业时直接耗费的成本，采用直接计入或计算计入的方法，直接归集至该作业，形成该作业的直接成本。无法采用直接计入或计算计入的方法直接归集的作业成本，按照资源成本动因将其分配至受益的作业，再根据作业成本动因将其分配至单位作业成本。

（3）医疗服务项目成本归集。按照医疗服务项目消耗作业的原则，将医疗服务项目消耗的每一个作业的成本归集、分配至医疗服务项目成本。

作业成本法的核算流程如图 5－1 所示（以数字化摄影医疗服务项目成本为例）。

（二）作业成本法的核算举例

［例 5－1］ A 医院准备采用作业成本法来核算该医院病理科的医疗服务项目成本，选取“内镜组织活检检查与诊断”这个医疗服务项目为例。

作业成本法下的医疗服务项目成本核算的程序一般为划分作业、作业成本归集和医疗服务项目成本归集三个步骤。

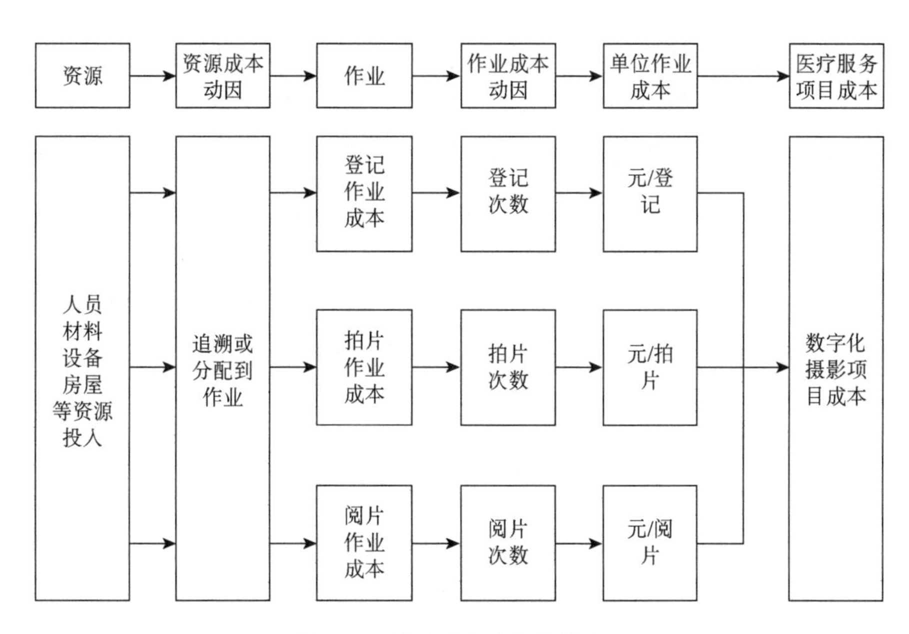

图5－1　作业成本法的核算流程

1. 划分作业

根据在病理科进行业务流程调研和实地考察，整理出内镜组织活检检查的业务流程如图5－2所示。

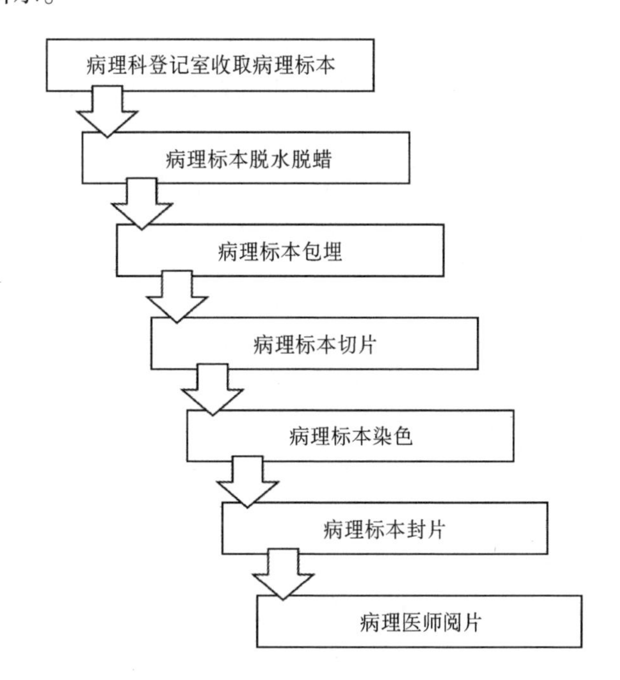

图5－2　内镜组织活检检查的业务流程

在整理业务流程的过程中，病理科登记室收取病理标本和病理医师阅片和其他操作相比，操作人员、材料使用、设备使用均相对独立，因此可以分别划分为一个独立的作业，即收标本作业和阅片作业。病理标本脱水脱蜡、包埋、切片、染色、封片等操作的操作对象均为收取到的病理标本，操作人员均为病理科技师和医师，操作目的均是为使病理标本达到可阅片状态，使用的设备或材料虽各不相同，但是操作之间的流程连贯、有延续性、缺一不可，将其均划分为独立的作业只会增加作业成本的核算复杂度，因此可以将这几个操作归入同一个作业，即标本处理作业。

根据对内镜组织活检检查的业务流程的整理，可将该项目划分为三个作业（见图5－3）。

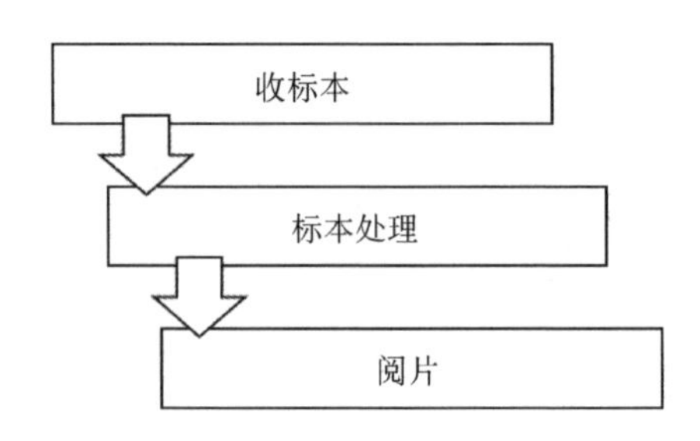

图5－3　内镜组织活检检查的作业划分

2. 作业成本归集

在完成对医疗服务项目的作业划分之后，就需要对每一项作业的成本进行归集，找出每个作业成本的资源成本动因和作业成本动因，将医院为提供该作业所付出的成本准确核算出来。

（1）收标本作业的成本归集（见表5－1）。收标本作业需要一名工勤人员在登记室收取标本，送至取材间，然后由一名病理科技师录入标本信息并对其进行编号，以供标本处理作业的进一步操作。

表5－1　作业成本法下收标本作业成本相关资料

	收标本作业	标本处理作业
工作量（次）	10000	10000
工勤人员工资（元）	19000	
技师工资（元）	22000	

从资源成本动因的角度来看，收标本作业需要一名工勤人员和一名技师，他们的工资就是这个作业的资源成本动因。因为该作业并不需要使用专用设备或消耗其他必要的材料，因此人员费用成为该作业唯一的资源成本动因。

从作业成本动因的角度来看，工勤人员仅负责标本收取和运送，其成本可以直接计入作业成本；技师除录入标本信息及编号外，还需参与标本处理作业，因此需要根据他们的工作量对他们的人员成本进行归集。

选用作业量作为技师人员成本的分配基础。

单位工勤人员成本 = 19000 ÷ 10000 = 1.90（元/次）

单位技师人员成本 = 22000 ÷ （10000 + 10000） = 1.10（元/次）

收标本作业成本 = 单位工勤人员成本 + 单位技师人员成本 = 1.9 + 1.1 = 3.00（元/次）

（2）标本处理作业的成本归集（见表5－2）。标本处理作业是由病理标本脱水脱蜡、包埋、切片、染色、封片等一系列操作构成。需要由一名技师和一名医师共同合作完成，经过上述操作，将标本处理至可阅片状态。

表5－2　作业成本法下标本处理作业成本相关资料

	收标本作业	标本处理作业	阅片作业
工作量（次）	10000	10000	10000
染色液成本（元）		58000	
石蜡成本（元）		1800	
无水乙醇成本（元）		2100	
载玻片成本（元）		11200	
脱蜡液成本（元）		5460	
刀片成本（元）		13500	
封片机折旧（元）		12000	
切片机折旧（元）		25000	
取材台折旧（元）		42000	
脱水机折旧（元）		10000	
包埋机折旧（元）		4800	
房屋折旧（元）		2600	
技师工资（元）	22000		
医师工资（元）	26000		

从资源成本动因角度来看，标本处理作业的人力资源为技师和医师的工资，材料资源为染色液、石蜡、无水乙醇、载玻片、脱蜡液和刀片等，设备资源为封片机、切片机、取材台、脱水机、包埋机等，房屋资源为占用的房屋面积。

从作业成本动因角度来看，医师负责标本处理的主要操作，技师负责跟进标本处理的每一个操作并做好辅助操作和操作记录，除此之外，医师还负责后续阅片作业，技师负责前期收标本作业，因此均需根据工作量对他们的人员成本进行归集。

该作业的材料消耗、设备消耗和占用房屋面积均仅为标本处理作业而耗费，因此可以采用直接计入或计算计入的方式进行成本归集。

选用工作量作为成本分配的基础。

单位技师人员成本 = 22000 ÷ （10000 + 10000） = 1.10（元/次）

单位医师人员成本 = 26000 ÷ （10000 + 10000） = 1.30（元/次）

单位材料成本 = （58000 + 1800 + 2100 + 11200 + 5460 + 13500） ÷ 10000
= 9.21（元/次）

单位设备折旧 = （12000 + 25000 + 42000 + 10000 + 4800） ÷ 10000 = 9.38（元/次）

单位房屋折旧 = 2600 ÷ 10000 = 0.26（元/次）

标本处理作业成本 = 单位技师人员成本 + 单位医师人员成本 + 单位材料成本 + 单位设备折旧 + 单位房屋折旧 = 1.1 + 1.3 + 9.21 + 9.38 + 0.26 = 21.25（元/次）

（3）阅片作业的成本归集（见表5-3）。阅片作业需要一名医师使用显微镜对处理完成的标本进行观察，根据相应指征和经验判断送检的病理标本为良性还是恶性。

从资源成本动因角度来看，阅片作业的人力资源为阅片医师的工资，设备资源为阅片所使用的正置显微镜的折旧成本。

从作业成本动因角度来看，医师除对标本进行阅片外，还需参与标本处理作业，因此均需根据工作量对他们的人员成本进行归集。该作业的设备消耗仅为阅片作业而耗费，因此可以采用计算计入的方式进行成本归集。

表5-3　　作业成本法下阅片作业成本相关资料

	标本处理作业	阅片作业
工作量（次）	10000	10000
正置显微镜折旧（元）	6500	
医师工资（元）	26000	

单位医师人员成本 = 26000 ÷ （10000 + 10000） = 1.3（元/次）

单位设备折旧 = 6500 ÷ 10000 = 0.65（元/次）

阅片作业成本 = 单位医师人员成本 + 单位设备折旧 = 1.3 + 0.65 = 1.95（元/次）

3. 医疗服务项目成本归集

在完成对医疗服务项目的作业划分及每一项作业成本的核算之后，就需要对医疗服务项目成本进行归集，将其所包含的每一项作业的成本进行叠加，计算出该医疗服务项目的单位成本（见表5-4）。

表 5-4　　作业成本法下内镜组织活检检查与诊断项目成本构成　　单位：元

作业 \ 成本项目	人员成本	材料成本	设备折旧	房屋折旧	合计
收标本作业	3.00	—	—	—	3.00
标本处理作业	2.40	9.21	9.38	0.26	21.25
阅片作业	1.30	—	0.65	—	1.95
合计	6.70	9.21	10.03	0.26	26.20

内镜组织活检检查与诊断项目成本 = 收标本作业成本 + 标本处理作业成本 + 阅片作业成本 = 3 + 21.25 + 1.95 = 26.20（元/次）

至此，基于作业成本法的医疗服务项目成本核算已全部完成，在作业成本法下，成本核算流程清晰，且能清楚区分为提供该医疗服务项目所耗费的人员成本、材料成本、设备折旧和房屋折旧等成本项目。

（三）时间驱动作业成本法的核算

时间驱动作业成本法下的医疗服务项目成本核算的程序与传统作业成本法一致，一般为划分作业、作业成本归集和医疗服务项目成本归集三个步骤。仅作业成本归集的方式与传统作业成本法略有不同。

[**例 5-2**] A 医院准备采用时间驱动作业成本法来核算该医院病理科的医疗服务项目成本，选取“内镜组织活检检查与诊断”这个医疗服务项目为例。

1. 划分作业

将该医疗服务项目作业流程分为收标本作业、标本处理作业及阅片作业三个作业。

2. 作业成本归集

在完成对医疗服务项目的作业划分之后，就需要对每一项作业的成本进行归集，在时间驱动作业成本法下，需要找出每个作业耗费的时长，根据作业时长将于每一项作业相关的成本进行分配，进而算出每一项作业的成本。

（1）收标本作业的成本归集（见表 5-5）。收标本作业需要一名工勤人员在登记室收取标本，送至取材间，然后由一名病理科技师录入标本信息并对其进行编号，以供标本处理作业的进一步操作。

表 5-5　　时间驱动作业成本法下收标本作业成本相关资料

	收标本作业	标本处理作业
工作量（次）	10000	10000
工勤人员平均工作时长（分钟）	1	

续表

	收标本作业	标本处理作业
工勤人员工资（元）	19000	
技师平均工作时长（分钟）	0.5	6
技师工资（元）	22000	

从作业耗费时间的角度来看，收标本作业中，工勤人员平均一次作业耗时 1 分钟，技师平均一次作业耗时 0.5 分钟。该作业不需要使用专用设备或消耗其他必要的材料，因此人员工资成为唯一被分配至作业成本的对象。工勤人员仅负责标本收取的运输，其工资可以直接计入作业成本；技师除录入标本信息及编号外，还需参与标本处理作业，因此需要根据技师两个作业的总时长对技师工资进行分配，将其分至不同作业之中。经过调研，了解到技师在标本处理作业中平均一次作业耗时约 6 分钟。

选用作业时长作为技师人员成本的分配基础。

单位工勤人员成本 = 19000 ÷ 10000 = 1.90（元/次）

单位时长技师人员成本 = 22000 ÷ （10000 × 0.5 + 10000 × 6） = 0.34（元/分钟）

单位技师人员成本 = 0.34 × 0.5 = 0.17（元/次）

收标本作业成本 = 单位工勤人员成本 + 单位技师人员成本 = 1.9 + 0.17

= 2.07（元/次）

（2）标本处理作业的成本归集（见表 5 - 6）。标本处理作业是由病理标本脱水脱蜡、包埋、切片、染色、封片等一系列操作构成。需要由一名技师和一名医师共同合作完成，经过上述操作，将标本处理至可阅片状态。医师负责标本处理的主要操作，技师负责跟进标本处理的每一个操作并做好辅助操作和操作记录。

表 5 - 6　　作业成本法下标本处理作业成本相关资料

	收标本作业	标本处理作业	阅片作业
工作量（次）	10000	10000	10000
染色液成本（元）		58000	
石蜡成本（元）		1800	
无水乙醇成本（元）		2100	
载玻片成本（元）		11200	
脱蜡液成本（元）		5460	
刀片成本（元）		13500	
封片机折旧（元）		12000	

续表

	收标本作业	标本处理作业	阅片作业
切片机折旧（元）		25000	
取材台折旧（元）		42000	
脱水机折旧（元）		10000	
包埋机折旧（元）		4800	
房屋折旧（元）		2600	
技师平均工作时长（分钟）	0.5	6	
技师工资（元）	22000		
医师平均工作时长（分钟）		5	4
医师工资（元）	26000		

从作业耗费时间的角度来看，标本处理作业中，技师平均一次作业耗时6分钟，医师平均一次作业耗时5分钟。在核算收标本作业的成本时，我们已经核算出单位时长技师人员成本，可根据该单位时长成本与该作业中技师操作时长来核算单位技师人员成本。医师除负责标本处理外，还负责后续阅片工作，因此需要根据医师两个作业的总时长对医师工资进行分配，将其分至不同作业之中。经过调研，可以了解到医师在阅片作业中平均一次作业耗时约4分钟。

除人员成本外，标本处理作业还需消耗材料、设备及占用一定面积的房屋，其中材料资源为染色液、石蜡、无水乙醇、载玻片、脱蜡液和刀片等，设备资源为封片机、切片机、取材台、脱水机、包埋机等。由于该作业的材料消耗、设备消耗和占用房屋面积均仅为标本处理作业而耗费，因此可以采用直接计入或计算计入的方式进行成本归集。

选用工作量作为成本分配的基础。

单位技师人员成本 $= 0.34 \times 6 = 2.03$（元/次）

单位时长医师人员成本 $= 26000 \div (10000 \times 5 + 10000 \times 4) = 0.29$（元/分钟）

单位医师人员成本 $= 0.29 \times 5 = 1.44$（元/次）

单位材料成本 $= (58000 + 1800 + 2100 + 11200 + 5460 + 13500) \div 10000$
$= 9.21$（元/次）

单位设备折旧 $= (12000 + 25000 + 42000 + 10000 + 4800) \div 10000 = 9.38$（元/次）

单位房屋折旧 $= 2600 \div 10000 = 0.26$（元/次）

标本处理作业成本 = 单位技师人员成本 + 单位医师人员成本 + 单位材料成本 + 单位设备折旧 + 单位房屋折旧 $= 2.03 + 1.44 + 9.21 + 9.38 + 0.26 = 22.32$（元/次）

（3）阅片作业的成本归集（见表5－7）。阅片作业需要一名医师使用显微镜对处理完成的标本进行观察，根据相应指征和经验判断送检的病理标本为良性还是恶性。

表5－7　　作业成本法下阅片作业成本相关资料

	标本处理作业	阅片作业
工作量（次）	10000	10000
正置显微镜折旧（元）		6500
医师平均工作时长（分钟）	5	4
医师工资（元）	26000	

从作业耗费时间的角度来看，阅片作业中，医师平均一次作业耗时4分钟。在核算标本处理作业的成本时，已经核算出单位时长医师人员成本，可根据该单位时长成本与该作业中医师操作时长来核算单位医师人员成本。

除人员成本外，标本处理作业还需使用设备，即阅片用的正置显微镜，设备成本的投入为正置显微镜的折旧成本。该作业的设备消耗仅为阅片作业而耗费，因此可以采用计算计入的方式进行成本归集。

单位医师人员成本＝0.29×4＝1.16（元/次）

单位设备折旧＝6500÷10000＝0.65（元/次）

阅片作业成本＝单位医师人员成本＋单位设备折旧＝1.16＋0.65＝1.81（元/次）

3. 医疗服务项目成本归集

在完成对医疗服务项目的作业划分及每一项作业成本的核算之后，就需要对医疗服务项目成本进行归集，将其所包含的每一项作业的成本进行叠加，计算出该医疗服务项目的单位成本（见表5－8）。

表5－8　　时间驱动作业成本法下内镜组织活检检查与诊断项目成本构成　　单位：元

作业＼成本项目	人员成本	材料成本	设备折旧	房屋折旧	合计
收标本作业	2.07	—	—	—	2.07
标本处理作业	3.47	9.21	9.38	0.26	22.32
阅片作业	1.16	—	0.65	—	1.81
合计	6.70	9.21	10.03	0.26	26.20

内镜组织活检检查与诊断项目成本＝收标本作业成本＋标本处理作业成本＋阅片作业成本＝2.07＋22.32＋1.81＝26.20（元/次）

至此，基于时间驱动作业成本法的医疗服务项目成本核算已全部完成。同传统作业成本法一样，在时间驱动作业成本法下，成本核算流程清晰，且能清楚区分为提供该医疗服务项目所耗费的人员成本、材料成本、设备折旧和房屋折旧等成本项目。在本例中，由于被分配的成本对象均只为这一个医疗服务项目服务，因此单个医疗服务项目成本与传统作业成本法相比并无差别。但是在不同作业成本法下的成本项目构成中，由于分配方式的不同，人员成本在不同作业之间的分配结果有着明显的差异，人员耗时更长的作业的人员成本相对更高。

第三节 基于成本当量法的医疗服务项目成本核算

一、成本当量法的概念和适用范围

（一）成本当量法的概念

成本当量法是指在确定的核算期内，以科室单元为核算基础，遴选典型的医疗服务项目作为代表项目，其成本当量数为“1”，作为标准当量，其他项目与代表项目进行比较，进而得到其他项目各自的成本当量值，再计算出各项目成本的方法。

（二）成本当量法的分类

根据成本当量系数确定方法的不同，医疗服务项目成本计算一般可以分为以下三种方法：

（1）综合成本当量系数法。即先通过成本分析确定各医疗服务项目的单位综合成本当量系数，然后采用一定的方法计算出单位成本当量系数承担的成本额，乘以某项目的成本当量系数，即可计算出该项目的单位成本和总成本。

（2）分项成本当量系数法。医院可以采用按主要成本项目分别确定成本当量系数的办法，分别评定相关成本的当量系数。例如，人员成本当量系数、材料成本当量系数、折旧成本当量系数、其他成本当量系数。

（3）作业成本法基础上的成本当量系数法。在作业成本法基础上采用成本当量法计算项目成本时，对成本的划分更加精细到位，成本计算结果会比前两种方法更加准确。

（三）成本当量法的适用范围

成本当量法适合成本核算基础较为薄弱的医院用来核算医疗服务项目成本，或是用于作业流程不够清晰、标准化不强，对应的成本动因较难获得的医疗服务项目成本核算。

二、成本当量法的核算举例

（一）成本当量法核算流程

成本当量法的核算流程为先选取代表项目，核算医院各科室的成本，再以科室为单位确定本科室各医疗服务项目的成本当量系数，最后按成本当量系数分配科室成本到医疗服务项目，计算出项目成本。具体流程如下：

1. 选取代表项目

确定各科室单元典型项目作为代表项目，将其成本当量数设为“1”。

2. 计算科室单元的总当量值

（1）以代表项目单次操作的资源耗费为（占用的人力、房屋设备，所需的操作时间、材料消耗及其他费用情况，消耗的作业等）标准，将该科室单元当期完成的所有医疗服务项目单次操作的资源耗费分别与代表项目相比，得出每个项目的成本当量值。

（2）每个项目的成本当量值乘以其操作数量，得出该项目的总成本当量值。

（3）各项目总成本当量值累加得到该科室单元的成本当量总值。

该科室单元成本当量总值 = Σ（该科室各服务项目成本当量系数 × 该项目本期服务量）

3. 计算当量系数的单位成本

当量系数的单位成本 =（该科室单元当期总成本 – 药品成本 – 单独收费的卫生材料成本）÷该科室单元的成本当量总值

4. 计算项目单位成本

项目单位成本 = 当量系数的单位成本 × 该项目的成本当量值

（二）成本当量法的核算举例

成本当量法下的医疗服务项目成本核算的程序一般为选取代表项目、计算科室单元的总当量值、计算当量系数的单位成本和计算项目单位成本四个步骤。

［**例5–3**］A医院准备采用成本当量法来核算放射科的医疗服务项目成本，放射科医疗服务项目包括X线拍片、CT检查和MRI检查3个项目，本月放射科的人员成本、材料成本、折旧成本及其他成本分别为400万元、350万元、200万元和150万元。X线拍片、CT检查和MRI检查的工作量分别为20000人次、18000人次和7000人次。则根据成本当量系数法，可分别计算各项目的人员、材料、折旧和其

他总成本及单位成本。

1. 选取代表项目

选取X线拍片作为典型代表项目，将其成本当量数设为“1”。

2. 计算放射科的总当量值

（1）医院可以采用按主要成本项目分别确定成本当量系数的办法，分别评定相关成本的当量系数，如：人员成本当量系数，材料成本当量系数，折旧成本当量系数，其他成本当量系数（见表5-9）。

表5-9　人员成本当量值的测定

	X线拍片	CT检查	MRI检查
时间消耗（分钟）	5	10	20
人员成本当量系数	1	2	4

以人员成本当量系数的测定为例，放射科工作人员主要包括读片、报告医生和操作技师，其人员当量成本系数应按各项业务的操作时间和读片时间确定。放射科各项检查业务中，假定X线拍片、CT检查和MRI检查的人工操作及读片时间分别为5分钟、10分钟和20分钟，如以X线拍片的人员成本当量系数为1，则CT检查、MRI检查的人员成本当量系数分别为2和4。

参考X线拍片室、CT室和MRI室的设备配置、价值、使用年限及业务用房面积、价值并考虑完成单位工作量所需的时间等因素，测定X线拍片、CT和MRI项目单位折旧成本当量系数分别为1、4和9。

根据各项放射业务的材料实际消耗水平，运用一定的方法，测定出X线拍片、CT检查和MRI检查的材料成本当量系数分别为1、2和3。

根据各项放射业务的人员配备、占用的房屋面积、所需操作的时间等因素测定X线拍片、CT检查和MRI检查的其他成本当量系数分别为1、2和3。

（2）分别计算X线拍片、CT检查和MRI检查的总成本当量值（见表5-10至表5-12）。

表5-10　X线拍片总成本当量值

	成本当量值	操作数量	总成本当量值
人员成本总当量值	1	20000	20000
折旧成本总当量值	1	20000	20000
材料成本总当量值	1	20000	20000
其他成本总当量值	1	20000	20000
X线拍片的总成本当量值			80000

表 5－11　CT 检查总成本当量值

	成本当量值	操作数量	总成本当量值
人员成本总当量值	2	18000	36000
折旧成本总当量值	4	18000	72000
材料成本总当量值	2	18000	36000
其他成本总当量值	2	18000	36000
CT 检查的总成本当量值			180000

表 5－12　MRI 检查总成本当量值

	成本当量值	操作数量	总成本当量值
人员成本总当量值	4	7000	28000
折旧成本总当量值	9	7000	63000
材料成本总当量值	3	7000	21000
其他成本总当量值	3	7000	21000
MRI 检查的总成本当量值			133000

（3）计算放射科的成本当量总值。

放射科成本当量总值＝80000＋180000＋133000＝393000（元）

3. 计算当量系数的单位成本

人员成本当量系数的单位成本＝4000000÷（20000＋36000＋28000）
＝47.62（元）

折旧成本当量系数的单位成本＝3500000÷（20000＋72000＋63000）
＝22.58（元）

材料成本当量系数的单位成本＝2000000÷（20000＋36000＋21000）
＝25.97（元）

其他成本当量系数的单位成本＝1500000÷（20000＋36000＋21000）
＝19.48（元）

4. 计算项目单位成本（见表 5－13 至表 5－17）

表 5－13　医疗服务人员成本计算

	工作量	当量系数	工作量×当量系数	单位当量成本（元）	总成本（元）	单位成本（元）
X 线拍片	20000	1	20000	47.62	963800	47.62
CT 检查	18000	2	36000	47.62	1714320	95.24
MR 检查	7000	4	28000	47.62	1333360	190.48

表 5-14　　医疗服务项目折旧成本计算

	工作量	当量系数	工作量×当量系数	单位当量成本（元）	总成本（元）	单位成本（元）
X 线拍片	20000	1	20000	22.58	451600	22.58
CT 检查	18000	4	72000	22.58	1625760	90.32
MR 检查	7000	9	63000	22.58	1422540	203.22

表 5-15　　医疗服务项目其他成本计算

	工作量	当量系数	工作量×当量系数	单位当量成本（元）	总成本（元）	单位成本（元）
X 线拍片	20000	1	20000	25.97	519400	25.97
CT 检查	18000	2	36000	25.97	934920	51.94
MR 检查	7000	3	21000	25.97	545370	77.91

表 5-16　　医疗服务项目材料成本计算

	工作量	当量系数	工作量×当量系数	单位当量成本（元）	总成本（元）	单位成本（元）
X 线拍片	20000	1	20000	19.48	389600	19.48
CT 检查	18000	2	36000	19.48	701280	38.96
MR 检查	7000	3	21000	19.48	409080	58.44

表 5-17　　项目单位成本

	人员成本当量单位成本（元）	当量值	折旧单位成本当量单位成本（元）	当量值	材料成本当量单位成本（元）	当量值	其他单位成本当量单位成本（元）	当量值	单位成本（元）
X 线拍片	47.62	1	22.58	1	25.97	1	19.48	1	115.65
CT 检查	47.62	2	22.58	4	25.97	2	19.48	2	276.46
MR 检查	47.62	4	22.58	9	25.97	3	19.48	3	530.05

（三）作业成本法基础上的成本当量法

在作业成本法基础上采用成本当量法计算项目成本时，对成本的划分更加精细到位，成本计算结果会更加准确。作业成本法基础上的成本当量法按不同的作业分别确定各医疗服务项目成本当量系数，考虑了各医疗服务项目对作业的消耗水平。由于对同一项作业而言，各服务项目有一致的成本动因（成本动因的单一性），因此成本当量系数更容易测算，测定结果也更合理、准确，一般适用于作业流程比较明确且作业成本可以单独计量的科室。

仍以放射科为例，其主要业务有X线拍片、CT检查和MRI检查，要完成这些放射检查业务，一般都有预约登记、技术操作、出片、读片及报告等作业。要计算各项放射检查项目的成本，应先计算上述各项作业的总成本，然后按各项放射检查项目耗用上述各项作业的成本水平，能直接归集的直接归集，不能直接归集的先确定成本当量系数，再按当量系数分配作业成本，据此计算各项放射业务的总成本和单位成本。放射科各项作业成本如X线拍片、CT检查和MRI检查项目的分配一般按以下方法进行。

（1）预约登记作业成本：一般应按成本当量系数分配到各项放射检查业务。首先测算并确定各项放射检查业务的预约登记成本的当量系数（可按各项业务的预约登记单位时间测算），再按成本当量系数及服务量分配本作业的成本到X线、CT检查和MRI检查项目。

（2）技术操作作业成本：医院进行X线拍片、CT检查和MRI检查的技术操作人员、设备及场所一般相对独立，所以可以按从事各项放射业务的技术人员工资、设备和房屋折旧等实际成本计算各项放射业务的操作业务成本。

（3）出片作业成本：各项放射业务从事出片作业的设备、材料、人员等也相对独立，可按实际发生的成本计算。

（4）读片及报告作业成本：读片及报告人员一般无法按各项放射检查业务直接划分，应按各项业务的单位读片及报告时间确定成本当量系数，再把本作业成本分配到X线拍片、CT检查和MRI检查等放射业务。

（5）其他成本：主要是不能划分到具体作业的科室公共费用，应先测算并确定各项业务的成本当量系数，然后按成本当量分配到各项业务的成本中去。

（6）放射科各项目总成本。根据上述作业成本计算表，即可汇总计算出当期X线拍片、CT检查和MRI检查项目的总成本和单位成本。

第四节　基于成本比例系数法的医疗服务项目成本核算

一、成本比例系数法的概念和适用范围

（一）成本比例系数法的概念

成本比例系数法是指将归集到各科室单元的成本，通过设定某一种分配参数，

将科室单元的成本最终分配到医疗服务项目的计算方法。核算方法主要有收入分配系数法、操作时间分配系数法、工作量分配系数法。

（1）收入分配系数法。将各医疗服务项目收入占科室单元总收入（不含药品收入和单独收费卫生材料收入）的比例作为分配成本的比例。

（2）操作时间分配系数法。将各医疗服务项目操作时间占科室单元总操作时间的比例作为分配成本的比例。

（3）工作量分配系数法。将各医疗服务项目工作量占科室单元总工作量的比例作为分配成本的比例。

（二）成本比例系数法的适用范围

成本系数比例法模型：在科室成本核算的基础上，依据资源消耗动因，可设定收入分配系数、人员占比系数、使用面积占比系数、工作工时系数、工作量系数等规则分摊全院公共成本或执行科室成本。项目成本核算规则受诊疗习惯和管理精细程度影响较大，因此在知识库构建中需要考虑标化配置和机动配置相结合。

二、成本比例系数法的核算举例

（一）成本比例系数法的核算流程

1. 直计成本归集

可直接计入成本：能够直接计入在医疗项目上的成本（人员成本、设备折旧、材料费等），通过统计后直接计入。

2. 不可直接计入成本

针对不可直接计入成本，应当设置分配系数，计算收入。将项目开展科室的医疗成本按照一定方法分摊至服务项目，成本分摊系数包括收入分配系数、操作时间分配系数、工作量分配系数。

（1）收入分配系数。收入分配系数是指某服务项目医疗收入占科室单元总收入（不含药品收入和单独收费卫生材料收入）的比例。计算公式如下：

收入分配系数 = 某服务项目医疗收入 ÷（科室单元总收入 – 药品收入 – 单独收费卫生材料收入）

（2）操作时间分配系数。操作时间分配系数是指某操作时间占该项目科室单元总操作时间的比例。

操作时间分配系数 = 该项目操作时间 ÷ 该项目科室单元总操作时间

（3）工作量分配系数。工作量分配系数是指该医疗服务项目工作量占该项目所在科室总工作量的百分比。

工作量分配系数 = 该医疗服务项目工作量 ÷ 科室总工作量

（二）成本比例系数法的核算举例

[**例5-4**] A医院准备采用成本比例系数法来核算消化内科的医疗服务项目成本，假设无痛电子胃镜检查收入为200万元，该科室总收入为5000万元（不含药品收入和单独收费卫生材料收入）。经过分摊归集，该科室参与项目成本计算的科室总成本为6000万元，其不可直接计入的成本为500万元。无痛电子胃镜检查的人员成本为150万元，设备折旧成本为50万元，材料成本20万元。

按收入分配系数法计算：

无痛电子胃镜收入分配系数 = 2000000 ÷ 50000000 = 0.04

无痛电子胃镜不可直接计入的成本 = 5000000 × 0.04 = 200000（元）

无痛电子胃镜成本 = 人员成本 + 设备折旧成本 + 不可直接计入的成本

= 1500000 + 500000 + 200000 + 200000 = 2400000（元）

第六章 DRG/DIP 成本核算方法

DRG/DIP 成本核算是指以 DRG 组为核算对象，按照一定流程和方法归集相关费用计算 DRG/DIP 组成本的过程。医院可以采用自下而上法、自上而下法或成本收入比法对 DRG/DIP 成本进行核算。

第一节 自下而上法的 DRG/DIP 成本核算

一、自下而上法的概念和适用范围

（一）自下而上法的概念

自下而上法的 DRG 成本核算，是以医疗服务项目成本为基础，先将医疗服务项目成本、药品成本和单独收费的卫生材料成本归集至单个病例，形成每一例病例的成本，再根据 DRG 分组规则，将病例成本累加至其对应的 DRG 组总成本，最后采用平均数等方法计算出 DRG 组的单位成本。

基于自下而上法的基本概念，它是一种从最底层的成本数据，按照一定的规则，一级一级汇总而来。相较于自上而下法和成本收入比法，该方法强调底层成本数据的准确性，要求医疗服务项目成本能够准确核算，且药品成本与可单独收费的卫生材料成本能准确获得。

（二）自下而上法的适用范围

自下而上法相比于自上而下法和成本收入比法，数据归集方式更加合理，数据核算结果更加精准，但是需要基于医疗服务项目成本的核算结果，以及每一个病例所享受的医疗服务项目情况，因此不是所有 DRG 组都适合使用自下而上法进行成本核算。由于自下而上法的特性，更适合用于医院已经完成所有医疗服务项目成本核算，且能逐一对应至每一个病例成本中的情况。

二、自下而上法的核算举例

（一）自下而上法核算流程

自下而上法的成本核算过程分为两个阶段，一是将医疗服务项目成本、药品成本和单独收费的卫生材料成本，按照病例享受的医疗服务汇总每一个病例；二是根据病例的主要诊断、主要手术或操作将病例成本汇总至 DRG 组成本。

具体来说，自下而上法的核算步骤如图 6－1 所示。

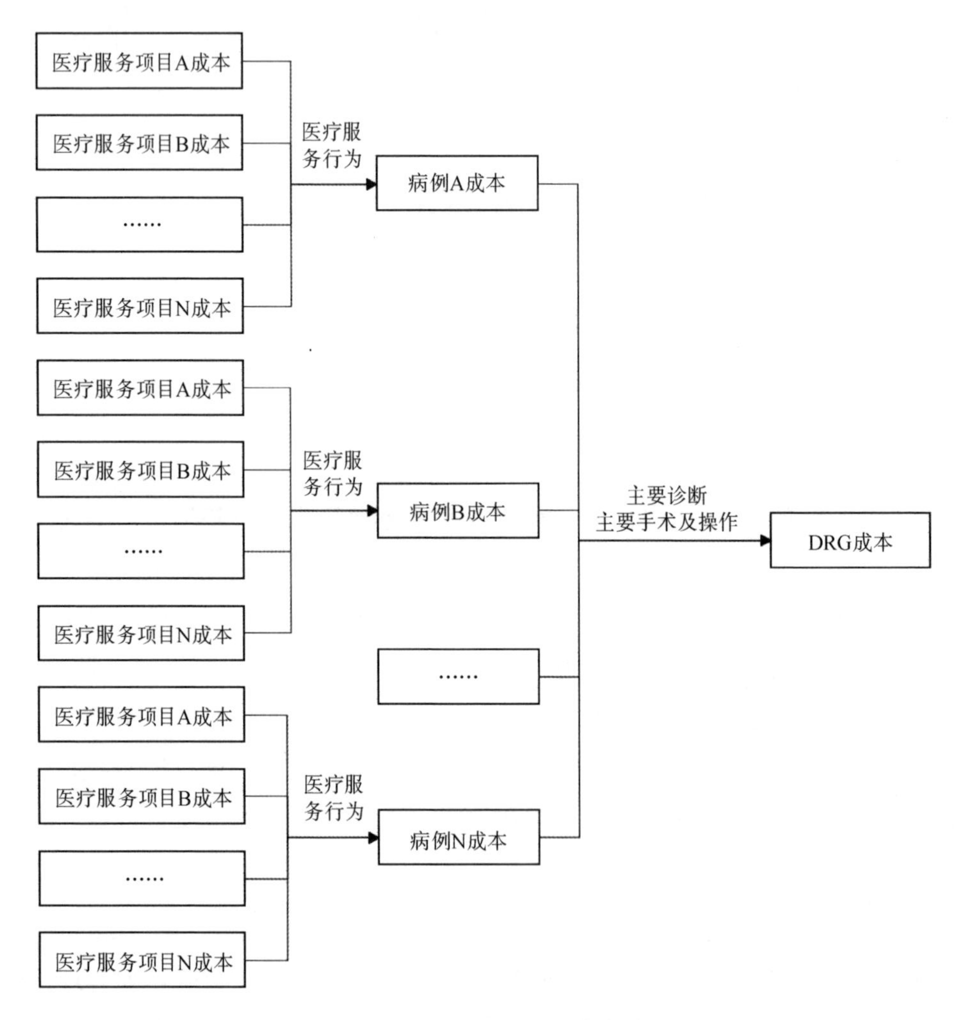

图 6－1 自下而上法的核算流程

（1）病例成本归集。从 HIS 物价收费系统中，提取病例在住院阶段医院为其提供的所有医疗服务项目清单，将每一项医疗服务项目成本、药品成本和单独收费的卫生材料成本汇总，形成该病例的成本。

某患者成本 = $\sum$（患者核算期间内某医疗服务项目工作量 × 该医疗服务项目单位成本）+ $\sum$ 药品成本 + $\sum$ 单独收费的卫生材料成本

（2）DRG 成本归集。根据病例的主要诊断、主要手术或操作，依照 DRG 分组规则，将其分入对应的 DRG 组中。将归入同一 DRG 组的每一例病例成本进行累加汇总，形成该 DRG 组总成本。最后，采用算数平均数等方法计算得出该 DRG 组单位成本。

DRG 组总成本 = $\sum$ 该 DRG 组每名患者成本

某 DRG 组单位成本 = 该 DRG 组总成本 ÷ 该 DRG 组出院患者总数

（二）自下而上法的核算举例

自下而上法下的 DRG 成本核算的程序一般分为病例成本归集和 DRG 成本归集两个步骤。

1. 病例成本归集

病例成本归集，是通过汇集为该病例提供的所有医疗服务项目的成本及药品成本、可单独收费卫生材料成本得出的。为了了解医院为该病例提供了哪些医疗服务项目，每一个医疗服务项目提供的次数，需要通过医院 HIS 系统中的物价收费系统，导出该病例的费用清单，以及每一个医疗服务项目的执行科室。之所以需要每一个医疗服务项目的执行科室，是由于作业流程、科室成本的不同，同一个医疗服务项目的成本在不同科室之间可能存在差异，在汇总病例成本时，需要汇总执行医疗服务项目的科室对应的医疗服务项目成本。

2. DRG 成本归集

DRG 成本归集，是根据病例的主要诊断、主要手术或操作，依照 DRG 组分组规则，将其分入对应的 DRG 组中。通过对归入同一 DRG 组的每一例病例成本做算术平均数等方法，计算得出该 DRG 组成本。DRG 成本归集主要分为两个步骤，一是病例分组，二是成本核算。

病例分组是根据国家医疗保障局发布的《国家医疗保障疾病诊断相关分组（CHS－DRG）细分组（1.0 版）》，对照其中的分组方案，判断每一例病例应当分入哪一个 DRG 组中。只有病例分入了正确的 DRG 组，DRG 成本核算才有意义，否则，DRG 成本将会失真，失去了对医院及科室运营的指导意义。

在病例已经正确分组的前提下，采用算术平均数法即可算出 DRG 成本。

[例6-1] A 医院准备采用自下而上法来核算 DRG 成本，为此，已经完成了对全院所有临床医疗类和医疗技术类科室的医疗服务项目成本的核算。在普外胆胰外科选取了几名主要诊断为慢性胆囊炎，且主要手术为腹腔镜下胆囊切除术的病例，以这几个病例为基础，核算其对应的 DRG 成本。

A 医院从 HIS 系统中的物价收费系统调取出上述几个病例的收费明细，汇总病例成本时，仅需提取病例的医疗服务项目名称、收费数量及执行科室（见表6-1至表6-3）。

表6-1　　病例 A 收费明细

项目名称	项目类别	收费数量	执行科室
病房：3 人间	床位收入	8	普外胆胰外科
Ⅰ级护理	护理收入	1	普外胆胰外科
Ⅱ级护理	护理收入	7	普外胆胰外科
粪便常规	化验收入	1	检验科
钙测定（比色法）	化验收入	1	检验科
肌酐测定（酶促动力学法）	化验收入	1	检验科
钾测定（离子选择电极法）	化验收入	1	检验科
腹腔镜检查	检查收入	1	普外胆胰外科
全身麻醉	麻醉收入	1	麻醉科
胆囊切除术	手术收入	1	手术室
腹腔镜使用费	手术收入	1	普外胆胰外科
氯化钠注射液	药品收入	49	药学部
氟比洛芬酯注射液	药品收入	24	药学部
住院诊查费	诊察收入	8	普外胆胰外科
静脉输液	治疗收入	8	普外胆胰外科
一次性使用无菌注射器带针	卫生材料收入	3	普外胆胰外科
院内会诊	其他收入	1	心血管内科
……	……	……	……

表6-2　　病例 B 收费明细

项目名称	项目类别	收费数量	执行科室
病房：4 人间	床位收入	9	普外胆胰外科
Ⅰ级护理	护理收入	5	普外胆胰外科
Ⅱ级护理	护理收入	4	普外胆胰外科
ABO 血型鉴定（微柱法）	化验收入	1	输血科
Rh 血型鉴定	化验收入	1	输血科
粪便常规	化验收入	1	检验科
钙测定（比色法）	化验收入	1	检验科

续表

项目名称	项目类别	收费数量	执行科室
钾测定（离子选择电极法）	化验收入	1	检验科
氯测定（离子选择电极法）	化验收入	1	检验科
彩色多普勒超声常规检查	检查收入	1	超声影像科
全身麻醉	麻醉收入	1	麻醉科
胆囊切除术	手术收入	1	手术室
腹腔镜使用费	手术收入	1	普外胆胰外科
注射用头孢哌酮钠他唑巴坦钠	药品收入	23	药学部
氯化钠注射液	药品收入	23	药学部
住院诊查费	诊察收入	9	普外胆胰外科
静脉输液	治疗收入	6	普外胆胰外科
医用超声耦合剂	卫生材料收入	1	超声影像科
院内会诊	其他收入	1	心血管内科
……	……	……	……

表 6-3　　　　病例 C 收费明细

项目名称	项目类别	收费数量	执行科室
病房：双人间	床位收入	11	普外胆胰外科
Ⅰ级护理	护理收入	1	普外胆胰外科
Ⅱ级护理	护理收入	10	普外胆胰外科
ABO 血型鉴定（微柱法）	化验收入	1	输血科
Rh 血型鉴定	化验收入	1	输血科
粪便常规	化验收入	1	检验科
钙测定（比色法）	化验收入	1	检验科
钾测定（离子选择电极法）	化验收入	1	检验科
氯测定（离子选择电极法）	化验收入	1	检验科
腹腔镜检查	检查收入	1	普外胆胰外科
全身麻醉	麻醉收入	1	麻醉科
胆囊切除术	手术收入	1	手术室
腹腔镜使用费	手术收入	1	普外胆胰外科
注射用头孢哌酮钠他唑巴坦钠	药品收入	8	药学部
氯化钠注射液	药品收入	44	药学部
住院诊查费	诊察收入	11	普外胆胰外科
静脉输液	治疗收入	6	普外胆胰外科
一次性使用无菌注射器带针	卫生材料收入	2	普外胆胰外科
院内会诊	其他收入	1	心血管内科
……	……	……	……

根据不同执行科室对应的医疗服务项目成本，可以归集出每个病例的成本（见表6-4至表6-6）。

表6-4　　病例A成本明细　　单位：元

项目名称	收费数量	单位成本	成本合计
病房：3人间	8	55.84	446.74
床位成本合计			**446.74**
Ⅰ级护理	1	33.90	33.90
Ⅱ级护理	7	20.34	162.72
……	……	……	……
护理成本合计			**198.72**
粪便常规	1	3.73	3.73
钙测定（比色法）	1	3.69	3.69
肌酐测定（酶促动力学法）	1	5.55	5.55
钾测定（离子选择电极法）	1	3.63	3.63
……	……	……	……
化验成本合计			**218.27**
腹腔镜检查	1	1186.48	1186.48
……	……	……	……
检查成本合计			**1889.82**
全身麻醉	1	419.67	419.67
……	……	……	……
麻醉成本合计			**978.89**
胆囊切除术	1	1837.62	1837.62
腹腔镜使用费	1	1305.13	1305.13
……	……	……	……
手术成本合计			**7096.21**
氯化钠注射液	49	4.00	196.00
氟比洛芬酯注射液	24	62.15	1491.60
……	……	……	……
药品成本合计			**11079.66**
住院诊查费	8	42.64	341.12
诊察成本合计			**341.12**
静脉输液	8	20.34	162.72
……	……	……	……
治疗成本合计			**1885.69**
一次性使用无菌注射器带针	3	0.46	1.38
……	……	……	……
卫生材料成本合计			**8122.20**
院内会诊	1	27.48	27.48
……	……	……	……
其他成本合计			**149.93**
病例A成本合计			**32407.25**

表 6－5　　病例 B 成本明细　　单位：元

项目名称	收费数量	单位成本	成本合计
病房：4 人间	9	27.88	250.89
床位成本合计			**250.89**
Ⅰ级护理	5	33.90	169.50
Ⅱ级护理	4	20.34	81.36
……	……	……	……
护理成本合计			**288.95**
ABO 血型鉴定（微柱法）	1	25.99	25.99
Rh 血型鉴定	1	23.29	23.29
粪便常规	1	3.73	3.73
钙测定（比色法）	1	3.69	3.69
钾测定（离子选择电极法）	1	3.63	3.63
氯测定（离子选择电极法）	1	3.63	3.63
……	……	……	……
化验成本合计			**800.04**
彩色多普勒超声常规检查	1	27.70	27.70
……	……	……	……
检查成本合计			**1674.69**
全身麻醉	1	419.67	419.67
……	……	……	……
麻醉成本合计			**956.33**
胆囊切除术	1	1837.62	1837.62
腹腔镜使用费	1	1305.13	1305.13
……	……	……	……
手术成本合计			**9146.25**
注射用头孢哌酮钠他唑巴坦钠	23	124.34	2859.82
氯化钠注射液	23	4.00	92.00
……	……	……	……
药品成本合计			**8930.75**
住院诊查费	9	42.64	383.76
诊察成本合计			**383.76**
静脉输液	6	20.34	122.04
……	……	……	……
治疗成本合计			**2257.59**
医用超声耦合剂	1	9.61	9.61
……	……	……	……
卫生材料成本合计			**7862.23**
院内会诊	1	27.48	27.48
……	……	……	……
其他成本合计			**137.49**
病例 B 成本合计			**32688.97**

表6-6　　病例C成本明细　　单位：元

项目名称	收费数量	单位成本	成本合计
病房：双人间	11	83.81	921.90
床位成本合计			**921.90**
Ⅰ级护理	1	33.90	33.90
Ⅱ级护理	10	20.34	203.40
……	……	……	……
护理成本合计			**259.74**
ABO血型鉴定（微柱法）	1	25.99	25.99
Rh血型鉴定	1	23.29	23.29
粪便常规	1	3.73	3.73
钙测定（比色法）	1	3.69	3.69
钾测定（离子选择电极法）	1	3.63	3.63
氯测定（离子选择电极法）	1	3.63	3.63
……	……	……	……
化验成本合计			**899.10**
腹腔镜检查	1	1186.48	1186.48
……	……	……	……
检查成本合计			**2677.10**
全身麻醉	1	419.67	419.67
……	……	……	……
麻醉成本合计			**963.68**
胆囊切除术	1	1837.62	1837.62
腹腔镜使用费	1	1305.13	1305.13
……	……	……	……
手术成本合计			**3506.36**
注射用头孢哌酮钠他唑巴坦钠	8	124.34	994.72
氯化钠注射液	44	4.00	176.00
……	……	……	……
药品成本合计			**9935.22**
住院诊查费	11	42.64	469.04
诊察成本合计			**469.04**
静脉输液	6	20.34	122.04
……	……	……	……
治疗成本合计			**1436.53**
一次性使用无菌注射器带针	2	0.48	0.96
……	……	……	……
卫生材料成本合计			**3826.59**
院内会诊	1	27.48	27.48
……	……	……	……
其他成本合计			**193.58**
病例C成本合计			**25088.84**

每一名病例成本归集完成后，A 医院通过查阅《国家医疗保障疾病诊断相关分组（CHS－DRG）细分组（1.0 版）》，发现主要诊断为慢性胆囊炎，且主要手术为腹腔镜下胆囊切除术的病例均应归入胆囊切除手术，伴一般或不伴合并症或并发症（HC35）这一 DRG 组中。通过算数平均法，得出该 DRG 组成本（见表 6－7）。

表 6－7　DRG 成本核算表（以 HC35 为例）　单位：元

	病例 A	病例 B	病例 C	DRG 总成本	DRG 平均成本
床位成本	446.74	250.89	921.90	1619.53	539.84
护理成本	198.72	288.95	259.74	747.41	249.14
化验成本	218.27	800.04	899.10	1917.41	639.14
检查成本	1889.82	1674.69	2677.10	6241.61	2080.54
麻醉成本	978.89	956.33	963.68	2898.90	966.30
手术成本	7096.21	9146.25	3506.36	19748.82	6582.94
药品成本	11079.66	8930.75	9935.22	29945.63	9981.88
诊察成本	341.12	383.76	469.04	1193.92	397.97
治疗成本	1885.69	2257.59	1436.53	5579.81	1859.94
卫生材料成本	8122.20	7862.23	3826.59	19811.02	6603.67
其他成本	149.93	137.49	193.58	481.00	160.33
合计	32407.25	32688.97	25088.84	90185.06	30061.69

至此，基于自下而上法的 DRG 成本核算已全部完成，在自下而上法下，成本核算流程清晰，且能清楚区分 DRG 成本中归属于不同收入类别的成本，有利于 DRG 精细化盈亏分析，指导临床改善医疗服务行为与效率。

第二节　自上而下法的 DRG/DIP 成本核算

一、自上而下法概念

自上而下法是一种以核算单元成本为基础，假定医疗服务在患者之间平等地分配资源，以总支出为起点计算 DRG 组成本的计算方法。自上而下法使用相对价值单位（RVU）、住院天数以及一些其他的分配参数来分配成本核算单元中的间接成本至每名患者，并与各自对应的药品成本、卫生材料成本即直接成本相加计算出每名患者的成本，再将成本归集至所属的 DRG 组，采用平均数等方法计算出各 DRG 组标准单位成本。

二、自上而下法核算步骤

自上而下法按照以下步骤开展核算：

（1）统计每名患者单独收费的药品和卫生材料费用，形成每名患者的药耗成本。以每种药品进价明细和卫生材料进价明细和患者实际使用量数据为基础，以单位进价和实际使用量的乘积作为单独收费的药品和卫生材料的实际成本。

（2）将科室二级分摊后的成本（即分摊管理费和医辅科室成本后）剔除所有计入患者的单独收费药品和卫生材料费后，采用住院天数、诊疗时间、科室工作量等作为分配参数分摊到本科室服务的每名患者。

（3）将步骤 1 和步骤 2 成本累加形成每名患者的成本。

（4）将每名患者归入相应的 DRG 组，然后将组内每名患者的成本累加形成该 DRG 组总成本，采用平均数等方法计算该 DRG 组单位成本。

DRG 组总成本 = $\sum$ DRG 组每名患者成本

某 DRG 组单位成本 = DRG 组总成本 ÷ DRG 组出院患者总数

三、自上而下法特征

自上而下法不需要获得患者个体数据，该模式按照病种标准服务量等方法自上而下进行分摊，最终获得组内病种成本及患者个体的平均成本。目前，未要求收集患者个体数据的国家会选用该方法，例如英国和法国。

基于自上而下法的特征，该方法具有以下优点：

（1）计算简单，实施成本低廉。自上而下法的计算是以核算单元成本为基础进行简单的加总和平均运算，对人力物力的耗费较少。

（2）对会计系统的要求较低。自上而下法只需要部门级的数据，计算所需要的数据都是来自日常账户的现成数据，对会计系统的依赖较低。

同时该方法也具有以下缺点：

（1）准确性较低。自上而下法假定在患者间公平地分配资源，并没有基于个人医疗服务消耗的资源，然而实际情况中资源是无法做到且没有必要公平分配的，因此该方法的准确性较低。

（2）有效信息更难获得。自上而下法没有对成本进行进一步的分析，成本信息也不详细，透明度、一致性和可比性受到限制，无法为成本效益决策提供有价值的更精确的信息。

因此自上而下的 DRG 成本核算方法适用于计算耗材构成资源的最大组成部分的病种和对总成本影响较小的病种成本、适用于计算长期平均成本并进行经济评估和支持预算决策。但由于其准确性较低且没有计算每个患者或亚群体的实际成本，只能用于回顾性评估，不能用于亚群体的成本评估或是进行精确地前瞻性分析。

第三节 成本收入比法的 DRG/DIP 成本核算

一、成本收入比法概念

成本收入比法是由美国医保支付咨询委员会建议美国医疗照护与医疗救助服务中心用来计算 DRG 不同组别相对权重的一种方法，该方法假设各成本中心成本收入比值固定，通过医院每年上交的成本报告获得各成本中心的成本收入比，将患者费用直接通过成本收入比转化为成本。

因此，运营成本收入比法计算病种组成本，实质上是本着“受益即承担”的原则，以服务单元的收入和创造该项服务单元所需的成本为基础计算出相应的成本收入比值，从而实现利用该比值将患者层面的收入转换为成本的目的。

二、成本收入比法核算流程

（一）核算过程

成本收入比法的核算过程主要可以划分为三个步骤，即计算各服务单元的成本收入比、计算患者成本和计算 DRG 组成本（见图 6－2）。

1. 计算各服务单元的成本收入比值

某服务单元成本收入比＝该服务单元成本÷该服务单元收入

2. 计算患者成本

某患者成本＝$\sum$ 该患者某服务单元收入×该服务单元成本收入比

3. 将每名患者归入相应的 DRG 组，然后将组内每名患者的成本累加形成该 DRG 组总成本，采用平均数等方法计算该 DRG 组单位成本

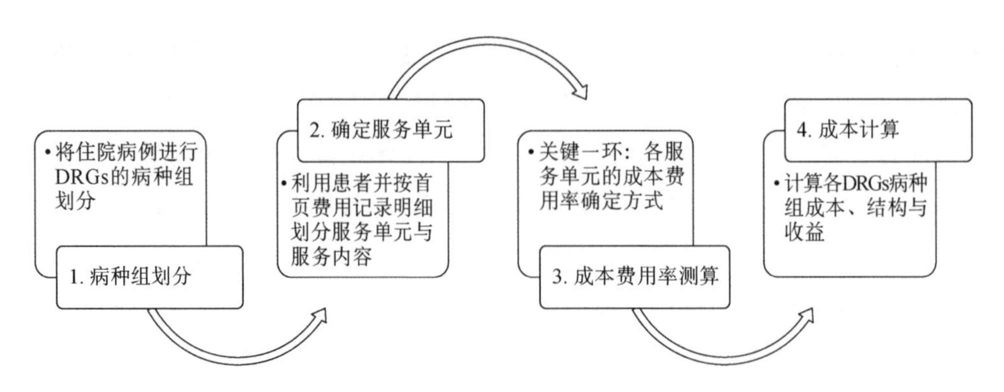

图 6－2 成本收入比法核算步骤

DRG 组总成本 = $\sum$ 该 DRG 组每名患者成本

某 DRG 组单位成本 = 该 DRG 组总成本 ÷ 该 DRG 组出院患者总数

（二）服务单元成本收入比的计算

以本章第二节对服务单元的具体分类和成本形态的划分为基础，分别确定相应的成本收入比计算方法如表 6－8 所示。

表 6－8 成本归集方式与成本费用比计算方法

成本性态	涉及的服务内容	成本归集方式	成本费用比计算方法
直接成本	第（1）项至第（3）项	动因分配	按“劳务性收入越高，则医护成本越高”的原则，计算各科室每单位收入所耗费的医护成本，并按每病种组单元劳务性收入金额占比为标准计入各病种组单元
	第（4）至（6）项	动因分配	按病床与其附属设备折旧进行成本费用比计算
	第（7）至（11）项	成本追溯	直接以医技科室的科室成本进行成本费用比计算
	第（12）至（13）项	动因分配	收费标准按气化氧计量，采购成本按液氧计量，两者按关键指标进行转换后测算氧气费成本；各类血液制品则按对应占比及使用量确定实际成本并计算成本费用比
	第（14）项	成本追溯	按手麻科室为维度归集成本并据此计算成本费用比
	第（15）至（18）项 第（24）项	成本追溯	按实际领用耗材种类，以零加成计算成本收入比。手术特殊设备费以术中设备使用为主，按手术室使用的专用设备折旧作为成本收入比计算依据
	第（19）项	成本追溯	按营养室食堂报表确定成本费用比
	第（20）至（23）项	成本追溯	饮片类按 25% 加成计算成本率，其他药品（包括煎药费）按零加成计算成本费用比

续表

成本性态	涉及的服务内容	成本归集方式	成本费用比计算方法
间接成本	第（25）至（31）项 第（34）至（35）项	公用分摊	首先按直接领用对象、资产使用对象等归集至相应科室；随后选择按科室内各病种组单元业务量/耗材占比/药占比等作为参数，摊入对应科室的病种组单元
	第（32）至（33）项 第（36）至（38）项	公用分摊	首先按服务内容统计实际发生金额，对于能够明确费用发生科室的，计入相应科室；对于暂无法明确费用发生科室的，则按面积/人头/出院人数/等为参数摊入各科室；随后按各科室病种组单元业务量作为参数，摊入对应科室的病种组单元

以氧气供给单元为例，由于收费按照气化氧标准计量，而实际成本则按照液氧计量，因此可通过实地调研或观察，通过寻找两者之间的因果关系，来进行成本费用比的计算见表6－9。

表6－9　　氧气供给单元成本费用率计算过程

关键指标	具体描述
液氧密度	液氧密度为900kg/m^3、1m^3 液氧＝100m^3 气化氧
液氧成本	1.25元/kg
收费水平	2元/小时
计算方法：	
1m^3 液氧＝100m^3 气化氧气＝100000L气化氧＝900kg×1.25元/kg＝1125（元） 气化氧成本/L＝0.01125元；管道氧气流量＝120（L/小时） 每小时气化氧气成本＝管道氧气流量×气化氧成本/L＝1.35（元） 每小时气化氧气利润＝2－1.35＝0.65（元） 利润贡献率＝0.65/2＝32.5%；成本费用率＝1－32.5%＝67.5%	

（三）患者成本的计算

在确定相应的服务单元成本收入比后，即可对照患者的病案首页费用明细，分别计算出一段期间内每一名患者的成本。

以某样本医院为例，经过计算该样本医院20××年各服务单元的成本收入比如表6－10所示。

表6－10　　样本医院20××年各服务单元成本收入比

	成本收入比值（%）		成本收入比值（%）
CT成本率	43.33	氧气费成本率	67.50

续表

	成本收入比值（%）		成本收入比值（%）
拍片费成本率	43.33	特需成本率	9.75
透视费成本率	43.33	西药费成本率	100.00
化验费成本率	64.71	血费成本率	91.81
检查费成本率	52.08	一般医用材料费成本率	96.30
介入材料费成本率	96.30	医保其他成本率	100.00
麻醉费成本率	106.82	植入材料费成本率	96.30
手术器械材料成本率	96.30	草药费成本率	80.00
……	……	……	……

某期间内，该医院共有X名出院患者，其病案首页导出的费用明细见表6－11。

表6－11　　费用明细　　单位：元

序号	科室	患者姓名	CT费	拍片费	化验费	检查费	住院费	西药费	……
1	心内	张某	1384	58	461	285	1152	1080	……
2	儿外	王某	2500	69	1281	358	1052	2011	……
3	骨科	李某	1345	188	2250	1580	2122	3052	……
4	消化	宋某	588	0	3222	2522	1580	2001	
5	康复	刘某	1200	960	2511	580	1280	1300	
6	肾内	杨某	2200	188	561	1222	2010	4252	
7	呼吸	钱某	0	70	1555	3250	888	4010	
……	……	……	……	……	……	……	……	……	
X	儿内	赵某	1580	255	2320	1080	3222	3080	

则可将每一位患者的收入明细，乘以该项目对应的成本收入比值，即可计算出该医院某一期间内所有患者的成本。

（四）DRG病种组成本的计算

按照上述步骤取得每一位患者的成本后，即可采用相应的DRG分组器对所有患者进行分组。分组情况将视所采用的分组器而定，但一般分组的结果不超过1000个，并需尽可能确保一定水平的有效入组率。

分组完成后，即可得到每一个病种组的成本（见表6－12）。

同时，还可利用患者病案首页信息中的其他信息，在完成分组和成本计算的基础上，直观反映出除了病种组的成本收益情况以外的其他多维度信息（见图6－3）。

表 6－12　　病种组成本　　单位：万元

序号	DRG	例数 ①	收入 ②	成本 ③	收益 ④	均次成本额	均次收益额	收益率（%）
1	G02B	25	285	266	19	=③/①	=④/①	=④/②
含：	张某	—	1.35	1.20	0.15	—	—	11.11
	李某	—	1.44	1.31	0.13	—	—	9.02
	……							
2	F16Z	46	350	322	28	=③/①	=④/①	=④/②
含：	赵某	—	0.88	0.78	0.10	—	—	11.36
	杨某	—	1.02	0.90	0.12	—	—	11.76
……								
365	A40Z	16	328	322	6	=③/①	=④/①	=④/②

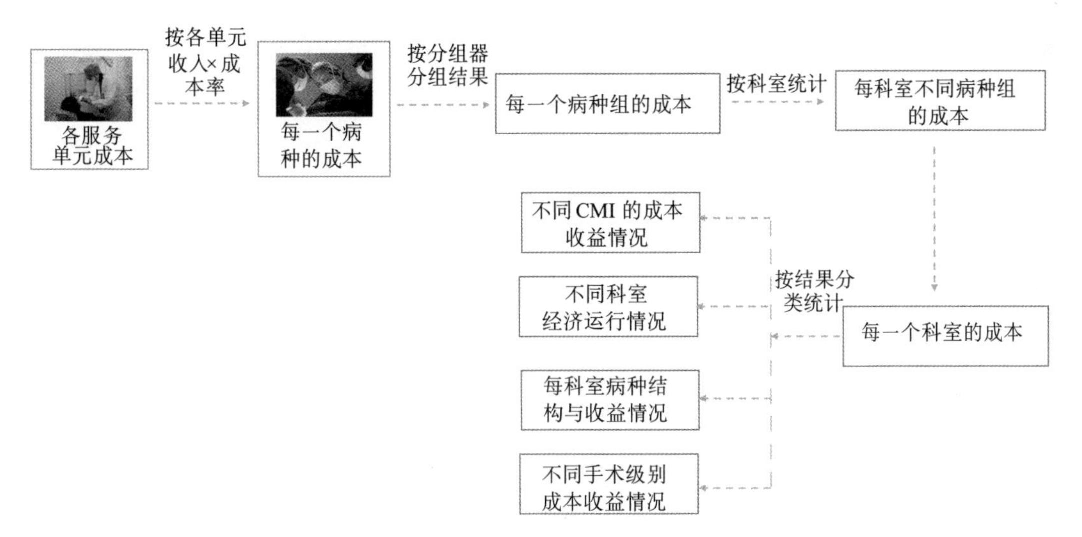

图 6－3　病种组成本展示维度

三、成本收入比法特征

成本收入比法，中和了自下而上法和自上而下的优缺点，兼顾了成本核算效率与成本核算精确度，降低了管理成本。适用于已有一定成本核算基础，但无法准确核算医疗服务项目成本的医院。

作为《公立医院成本核算规范》中明确的三种方法之一，成本收入比法与其他两种方法的比较发现：

与自下而上法相比，成本收入比法不需要将数千项医疗服务项目成本进行逐一核算，降低了成本核算的工作量，提高了核算效率。

与自上而下法相比，成本收入比法的按照资源消耗相近的原则，对服务单元进行了划分，成本费用率的测算更为准确，成本核算精确度更高。

因此成本收入比法的主要特点和优势包括：

可操作性较强。在临床路径尚不规范，同时病种覆盖面不断扩大的情况下，成本收入比法较强的可操作性可以有效支持付费标准的制定。

是基于历史数据的分析法。成本收入比法通过对大量病案数据的分析，可以提供一定区间内较为合理的病种成本数据。

可拓展性较好。成本收入比法可更好满足医院内部管理实际需求，具备较好的拓展性。在核算各 DRGs 病种组成本时，即可对每个病种组进行不同维度的细分，因此后续后可按照不同管理需求进行包括病种成本数量、结构和收益情况，不同科室、不同难度病种成本补偿情况等的分析，用以更好地满足医院提升精细化管理的需求。

第七章 DRG/DIP 成本分析方法

成本分析是通过采用多种分析方法，对成本数据进行思考和加工，结合医院经济运行等相关信息，重点分析成本构成、成本变动的影响因素，从而制订成本管控措施，提出改进建议。成本分析是成本管理的重要内容。

从医院层面，成本分析可以为优化医院资源配置提供有力数据支撑，医院根据成本分析结果，优化科室服务及资源使用效率，提质增效；寻找科室成本控制薄弱点，结合科室运营特点，有针对性地强化科室成本管控；将成本分析数据融入绩效评价之中，完善绩效评价指标，对医院运营成果做出更科学合理的评价，提升医院整体绩效。从国家层面，成本数据的分析比较，有助于政策的制定和完善，优化公共卫生资源配置，提高资源利用效率；有助于医院进一步降低成本，降低病人次均费用，保障医院公益性。因此，医院应当加强成本数据和分析结果的应用，促进业务管理与经济管理相融合，提升运营管理水平，推进医院高质量发展。

第一节 DRG/DIP 成本分析的方法

按照分析目的和要求不同，医院开展成本分析的主要方法可分为全面分析、局部分析、专题分析等；按照指标比较方法不同，医院开展成本分析的主要方法可分为比较分析法、结构分析法、趋势分析法、因素分析法等。

一、按照分析目的和要求划分

（一）全面分析

全面分析是对医院总体的收入、费用、盈余进行全面系统的分析，一般用于分析医院的整体运行情况。

［**例7－1**］某医院2020年的医疗收入、费用和盈余情况如表7－1所示。运用全面分析法，可以看出，该医院医疗业务成本及单位管理费用高于医疗收入，导致医疗盈余及医疗盈余率为负，医院需要加强成本控制。人员经费、卫生材料费、药品费在医院成本中占比较大，若该院想要扭亏为盈，应合理控制人员经费，着重控制药品费和卫生材料费。

表7－1　　某医院收入费用情况

项目	金额（万元）
医疗收入	100000.00
其中：门诊收入	20000.00
住院收入	80000.00
其中：药品收入	35000.00
卫生材料收入	20000.00
其他医疗收入	45000.00
医疗业务成本及单位管理费用	110000.00
其中：人员经费	35000.00
卫生材料费	25000.00
药品费	40000.00
固定资产折旧费	4500.00
无形资产摊销费	10.00
提取医疗风险基金	300.00
其他费用	5190.00
医疗盈余	－10000.00
医疗盈余率	－10%

（二）局部分析

局部分析法是相对于全面分析法而言，主要针对某一个具体的问题进行分析。例如，某科室近一个月的出院者平均医药费用高于上年同期，财务人员通过分析该科室这个月的实际占用床日数、出院者占用总床日、出院人数、住院收入后，发现是由于出院者占用总床日较高导致。因此，财务人员应及时联系科室，了解出院者占用总床日较高的具体原因，从而降低该科室出院者平均医药费。

（三）专题分析

专题分析是对一定时期内医院运营管理中某一个方面的问题而展开的专门分

析，比如对于某项经济举措或某个运营薄弱环节的分析。专题分析报告具有容易引起领导和业务部门重视、容易被医院经营管理者接受、收效快的特点。

成本专题分析的范围很广，比如对某个医疗项目收支的预测分析、对某类科室用药行为的分析、对医院某类经费投入的分析、单台大型设备成本效益分析等。各项专题分析中收集了大量的数据，分析了医院成本控制情况及财务管理措施实施后的经济成果，为领导进行专项决策提供可靠的参考依据。

在撰写专题分析报告时，首先，需明确专题分析报告的使用对象。专题分析报告需根据使用者的信息需求、阅读习惯、时间要求来撰写，因人而异。例如，给分管财务领导的分析报告可以从财务专业角度出发；而给其他部门领导，尤其是对财务专业相对陌生的领导的报告则要力求通俗易懂；给临床科室负责人的分析报告，要体现其科室的特性，提出对于科室运营有帮助的建议。其次，了解报告使用者的信息需求。撰写专题分析时，要有清晰的框架，一般来说包括以下内容：专题的大致情况介绍、数据来源的解释、具体分析过程、对分析结果进行评价、提出相应建议。不过在实际编写中不一定非要囊括这五部分，结构可以灵活多样。最后，在撰写的过程中，注意专题分析报告和业务的紧密结合，充分了解财务数据背后的业务开展情况，分析时抓住重点，全面揭示业务过程中存在的问题。

二、按照分析指标划分

（一）比较分析法

比较分析法是通过对比两个或两个以上，具有可比性的指标，发现其差异，找出差异原因，从而得出分析结论的一种方法。比较分析法广泛运用在各种行业。医院可以在以下五个方面运用比较分析法进行成本分析：

（1）将实际指标与预算指标进行比较，监测预算执行情况，尽早发现执行不理想的指标，找出原因，保证预算的实施。将比较结果运用到下一年的预算编制中，提高预算编制的准确性。

（2）将本期指标与上期、上年同期、历史同期、历史上最优进行比较，发现指标的差异情况，分析差异原因，寻找发展趋势，掌握当期的管理水平。

（3）将本单位指标与本地区的先进水平进行比较，分析本单位的优劣势，寻找差距和不足，提高管理水平。

（4）将本单位内部科室之间的数据进行比较，了解科室的管理情况，对于表现较好的科室，予以鼓励，并进行经验分享与推广，对表现较差的科室，寻找差异原因，解决存在的问题。

（5）将本单位某科室的数据与外单位同类型科室进行对比，取长补短。

使用比较分析法时，需要注意以下几点问题：首先，指标必须是具有可比性的，没有共同的比较基础，就没有比较的意义，若存在差异因素，可以根据统一口径进行调整，制造比较基础。其次，进行比较分析必须结合实际，即使是相同类型的科室，同一数据也有可能因为客观原因造成巨大差异，脱离实际的比较分析，也是没有意义的。

（二）趋势分析法

趋势分析法是通过分析相同指标在连续几个时期的增减变动，从而据以预测未来发展趋势的一种分析方法。趋势分析法的目的主要是发现数据的变动规律，寻找变动背后的原因，据此进行工作改进。

趋势分析法分为绝对数的趋势分析和相对数的趋势分析。

1. 绝对数的趋势分析

将连续的、多期的成本数据进行有规律的排列，比较它们的变动趋势，发现普遍规律，监测异常情况。

以图 7－1 为例，可以看到，除了 2 月和 3 月，其余月份的医疗收入和医疗成本均在 4000 万 ~5000 万元，说明这是该医院医疗收支的一个普遍趋势。同时可以看出，除了 1 月、2 月、3 月、12 月医疗盈余为负数，其余月份医疗收支保持基本平衡，略有盈余的水平。经过深入分析后发现，2 月是受春节假期的影响，工作量下降，因此医疗收入较低。3 月是由于发放前一年度年终绩效奖金，导致医疗成本全年最高，当月亏损金额较大。7 月是由于开始放暑假，来就诊的学生人数大量增加，与青少年相关的疾病诊疗量上升，拉动全院医疗收入上涨。就全年而言，1/3 的月份该医院是亏损的，说明成本管控需引起重视。

2. 相对数的趋势分析

相对数的趋势分析是对于相对值展开分析的方法。根据计算指标时采用的基数数值不同，可以分为定基分析法和环比分析法。

（1）定基分析法。定基分析法是指，在连续几期的成本数据中，以某一期的数据作为固定指标值，设定该期数据为基期数据，将其他的各期数值与该基期数据进行对比，从而进行趋势分析的方法。将要分析的时期称为报告期，定基比率的计算公式为：

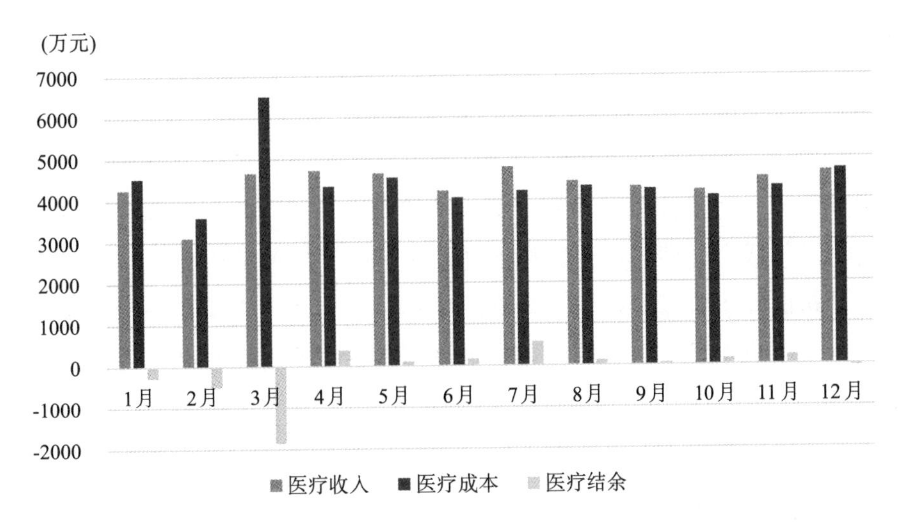

图 7-1 某医院 2020 年 1—12 月医疗收入、医疗成本分月数据

定基比率 = 报告期数据 ÷ 基期数据 × 100%

定基增长率 = 报告期数据 ÷ 基期数据 × 100% - 1

（2）环比分析法。环比分析法是指，在连续几期的成本数据中，将要比较的某一期的数据与上期数据进行对比分析，计算变动情况，寻找发展规律和数据连续变动趋势的方法。将要分析的时期称为报告期，环比比率的计算公式为：

环比比率 = 报告期数据 ÷ 上期数据 × 100%

环比增长率 = 报告期数据 ÷ 上期数据 × 100% - 1

3. 趋势分析法的优势与局限性

趋势分析法的优势在于，通过计算比率，可以比较原本由于体量大小不同而不可比的医院。且趋势分析法一般会将多期数据按照统一规则进行排列，展示变动趋势，使报表使用者一目了然。但是，由于趋势分析法固有的局限性，在运用趋势分析法时，应该注意以下两个问题：

（1）应当选择具有可比性的基期数据。例如，2020 年医院由于受新冠肺炎疫情的影响，医疗收入大幅下降，属于异常情况，这一年的数据就不具有可比性。其次，针对分析目的的不同，可以选择有代表性的基期数据。例如，2015 年 1 月，某医院的分院区开张，若报表使用者想了解分院区开张后的全院的数据变动趋势，那么应该选择 2015 年及以后年度的数据为基期数据进行趋势分析。此外，选择基期数据时，还应考虑到国家政策的影响。

（2）趋势分析法选择的期数不应太短。趋势分析法的重点在于对趋势的分析，若选择的期数少于三期，无法形成趋势，便属于比较分析法了。趋势分析法中，选择的期数较多，有助于更好地观测趋势的变动情况，提高分析结果的准确性。

（三）结构分析法

结构分析法是对成本中各组成部分在成本总量中占比的情况分析。将成本分解为不同组成部分，计算各组成部分占总成本的比率，从而分析医院成本的内部结构特征，监测其构成合理性。结构分析法适用于规模不同的分析对象。

结构分析法除了可以分析科室内部的成本结构，还可以就某一种成本，分析全院各科室在该项成本发生数中的占比，观测哪些科室的占比较高，可以进行针对性管控调整。

（四）收支平衡分析法

一般情况下，医疗收支的变动有内在关联和规律可循。若某个项目的医疗收入下降，而医疗支出却增长，显然是不合理的，说明成本管理的环节存在问题。收支平衡分析法就是根据这一原理，分析收入和支出的配比情况，若发现不配比的，便进行深入分析，寻找不配比的原因，优化管理流程。需要注意的是，进行收支平衡分析时，收入和支出需要保持同一口径，例如，将科室全口径成本与科室的开单收入进行配比分析，将科室的直接成本与科室执行收入进行配比分析。

还是以图7－1为例。图7－1反映了某医院2020年1—12月总医疗收入、医疗成本和医疗盈余的变动情况。可以看到，3月的医疗收入较2月增长了大约50%，然而医疗成本增长了约80%，存在明显异常，经分析后发现，是由于3月发放了前一年度年终绩效奖金导致。此外，7月的医疗收入较6月增长了约15%，然而医疗成本仅增长约2%，说明该月医疗成本控制情况非常良好。但也有可能存在收入多记、成本未记或漏记的情况，因此还需进一步深入分析。

（五）本量利分析法

本量利分析法是指通过分析医院固定成本、变动成本、业务量和单位收入，来确定保本点，反映业务量与成本之间变动关系的成本分析方法。本量利分析法经常用于分析临床科室的保本点和保本业务量。

科室的成本由固定成本和变动成本构成。固定成本是不受工作量变动影响的成本，一般包括科室房屋设备折旧、人员的工资（人员不变的情况下）等。变动成本是会随着工作量变动而变动的成本，如药品费、卫生材料费等。

由于医疗盈余＝医疗收入－变动成本－固定成本，因此当医疗盈余＝0，即医疗收入－变动成本＝固定成本时，达到保本点，也就是通常所说的盈亏平衡点。

由于医疗收入－变动成本＝业务量×（单位收入－单位变动成本），因此，保

本点业务量 = 固定成本 ÷ （单位收入 - 单位变动成本）。

第二节 DRG/DIP 成本分析指标的含义及类别

一、成本分析指标的含义

成本分析指标是指基于会计核算系统、资产管理系统、医院资源管理系统、医院信息管理系统等信息系统中产生的成本管理相关数据，进一步计算、加工用于分析评价成本管理结果的相对指标。

二、成本分析指标的类别

（一）医疗费用类指标

1. 药品收入占医疗收入的比例 = 药品收入/医疗收入

2. 卫生材料收入占医疗收入的比例 = 卫生材料收入/医疗收入

3. 医疗服务收入占医疗收入的比例 = （医疗收入 - 药品收入 - 卫生材料收入 - 检查收入 - 化验收入）/医疗收入

4. 每门诊人次收费水平 = 门诊收入/门急诊人次

其中：

药品费 = 门诊药品收入/门急诊人次

卫生材料费 = 门诊卫生材料收入/门急诊人次

5. 出院者平均医药费用 = 住院收入/实际占用床日数 × （出院者占用总床日/出院人数）

其中：

药品费 = 住院药品收入/实际占用床日数 × （出院者占用总床日/出院人数）

卫生材料费 = 住院卫生材料收入/实际占用床日数 × （出院者占用总床日/出院人数）

（二）效率类指标

1. 每百元医疗收入（不含药品收入）卫生材料消耗 = 卫生材料费/（医疗收

入－药品收入）×100

2. 病床使用率＝实际占用总床日数/实际开放总床日数

3. 平均住院日＝出院病人占用总床日数/出院病人数

（三）结余类指标

收支结余率＝全口径收支结余/全口径收入

（四）DRG相关指标

1. 入组率是代表病案首页质量的关键指标。

入组率＝入组病历数/（病例总数－排除病例数）

2. DRG权重（RW）综合反映各DRG组的疾病严重程度和资源消耗情况的指标。

$$某DRG的权重=\frac{该DRG的平均费用或成本}{本地区所有病例的平均费用或成本}$$

3. 总权数，反映医院服务总量，医院服务能力的评价标准之一。总权重值越大，代表该医院住院医疗服务的“总产出量”越高。

$$总权数=\sum(某DRG费用权重\times 该医院DRG病例数)$$

4. CMI（病例组合指数）是某个医院的例均权重，跟医院收治的病例类型有关，值高被认为医院收治病例的评价难度较大。

$$CMI=\frac{\sum(某DRG费用权重\times 该医院该DRG病例数)}{该医院全体病例数}$$

5. 低风险组死亡率是反映医疗安全和质量指标。

$$低风险组死亡率=\frac{低风险组死亡病例数}{低风险组病例数}\times 100\%$$

6. 时间消耗指数、费用消耗指数。利用费用消耗指数和时间消耗指数评价医院的绩效，如果计算值在1左右表示接近平均水平；小于1，表示医疗费用较低或住院时间较短；大于1，表示医疗费用较高或住院时间较长。

$$时间消耗指数=\frac{\sum(医院DRGs各组住院日比\times DRGs各组病例数)}{医院总病例数}$$

$$费用消耗指数=\frac{\sum(医院各DRGs各组费用比\times DRGs各组病例数)}{医院总病例数}$$

第三篇　场景篇

本篇（第八章至第十四章），面向医院管理者及财务人员，主要回答了DRG/DIP成本核算结果的应用问题。从内部管理视角来看，DRG/DIP作为医疗管理工具，在规范医疗行为、运营管理等方面存在广阔的业财融合应用空间。从外部管理视角来看，项目成本核算及DRG/DIP核算结果应用在建立以成本和收入结构变化为基础的价格动态调整机制，探索建立通过制定医保支付标准，引导医保基金合理使用方面，拥有美好的前景。

第八章 DRG/DIP 成本管理与临床路径管理的融合应用场景

第一节 DRG/DIP 成本管理在临床路径标准化中的应用场景

一、临床路径标准化的内涵

（一）开展临床路径的必要性

20 世纪 90 年代以来，随着循证医学的发展，新的医学理念要求医疗机构按照诊疗规范来开展医疗活动。医疗卫生人员应当遵循医学科学规律，遵守有关临床诊疗技术规范和各项操作规范以及医学伦理规范，使用适宜的技术和药物，合理诊疗，因病施治，不得对患者实施过度医疗。现阶段，运用于医疗实践工作的临床规范主要包括临床指南、临床路径、专家共识等（见表 8 - 1）。

表 8 - 1 临床指南、临床路径、专家共识的主要区别

项目	临床指南	临床路径	专家共识
发起方	政府、基金会、行业学会协会、医药公司	政府机构	行业学会协会、医药公司
制定者	一般为行业学会和协会的分会、学组或者政府机构	一般为政府机构；可增加本地化的细则	可为行业学会和协会的分会、学组，也可以是某个领域有影响力的专家组
制定周期	1～2 年	3～5 年	一般少于 1 年

续表

项目	临床指南	临床路径	专家共识
制定目的	缩小最佳证据与临床实践之间差距的临床决策工具，在提高医务人员的医疗水平、规范医疗行为、提高服务质量、科学配置医药资源和保证患者的权益等方面起到了重要作用	根据循证医学的原则将某疾病或手术的关键性治疗、检查和护理活动标准化，按照预计住院天数设计成表格，使治疗、检查和护理活动的顺序以及时间安排尽可能地达到最优化，借以减少资源浪费，缩短住院天数，使病人获得最佳服务品质	一种医疗指导文件，特别是在突发紧急公共卫生事件中，新出现的药品、器械等尚无确定研究证据但有需要尽快指导临床实践，尚未能形成指南的内容
制定过程	较为科学严谨	科学严谨，论证充分，发布规范	会议讨论完成
制定内容	一般针对某种疾病的诊断过程和治疗，包括病因和发病机制、临床表现、诊断与鉴别诊断以及治疗等内容的描述	某种疾病的标准住院流程，包括诊断依据、治疗方案、标准住院日、进入路径标准、术前准备天数、选择用药、手术日天数、术后住院恢复天数、出院标准、变异及原因分析以及医师、护士、患者1推荐表单	可针对疾病的全过程或某个治疗阶段，也可以针对某个临床药物或临床问题
证据收集	纳入的证据数量多，质量较高，一般对证据质量进行分级	政府主导，证据数量多，质量高	证据质量不高
数量	相对较少	国家临床路径1212个	整体偏多
质量	相对较高	较高	良莠不齐

从表8－1可见，临床指南定原则、做决策，临床路径定细则、选方案，专家共识则反映的是临床研究的新动态。

2016年，为进一步深化医药卫生体制改革，规范诊疗行为，保障医疗质量与安全，国家卫生健康委委托中华医学会组织专家制（修）订了一批临床路径，同时对之前印发的有关临床路径进行了整理，形成1010个临床路径供医疗机构参考使用，并提出了临床路径管理与DRG支付改革相结合的观点。2017年，国家卫生健康委继续委托中华医学会组织专家制（修）订了202个临床路径。国家出台的通用版临床路径，是一条最基础的路径，医院在整理制订适合自己的临床路径时，可以在通用版的临床路径基础上，结合当地的病例特点和医院的诊疗优势，对临床路径进行优化，探索建立更符合医院实际情况的临床路径。

（二）临床路径的定义

临床路径（Clinical Pathways，CP）是医师、护士及其他专业人员针对某些病种或手术，以循证医学依据为基础，以提高医疗质量、控制医疗风险和提高医疗资源利用效率为目的，制定的有严格工作顺序和准确时间要求的程序化、标准化的诊疗计划，以达到规范医疗服务行为、减少资源浪费、使患者获得适宜的医疗护理服务的目的。

（三）临床路径标准化的融合应用

临床路径的核心是先将某种疾病或者手术所涉及的关键的检查、治疗、用药、用耗、护理等活动进行标准化，然后确保患者在正确的时间、地点得到一个正确的诊疗服务。临床路径具有规范医疗行为、保证医疗质量安全、提高医疗服务效率、控制医疗费用、降低医疗成本的作用。同时，临床路径还是合理测算单病种付费、按DRG/DIP付费等支付标准的科学依据，也是推动支付方式改革的基础性工作之一。

以国家临床路径标准（2011版）中“慢性胆囊炎”的临床路径为例，可以看出，临床路径是将某疾病或手术的关键性治疗、检查、检验、护理活动以及合理使用药品、医用耗材的范围进行了标准化，按照预计住院天数设计成表格，使治疗、检查和护理活动的顺序以及时间安排尽可能地达到最优化，从而减少资源浪费，缩短住院天数，使病人获得品质较高的医疗服务（见表8－2）。

表8－2　国家临床路径标准（2011版）举例

慢性胆囊炎临床路径（2011年版）
一、慢性胆囊炎临床路径标准住院流程
一、慢性胆囊炎临床路径标准住院流程 （一）适用对象 第一诊断为慢性胆囊炎或合并胆囊结石（ICD－10：K80.1/K81.1） 行腹腔镜胆囊切除术（ICD－9－CM－3：51.23）。 （二）诊断依据 根据《临床诊疗指南——普通外科分册》（人民卫生出版社，2006年第1版）、全国高等学校教材《外科学》（人民卫生出版社，2008年第7版）、《黄家驷外科学》（人民卫生出版社第7版）。 1. 症状：右上腹持续性隐痛或胀痛，可放射到右肩胛区，高脂餐后加剧；反复发作的胃灼热，嗳气，返酸，腹胀，恶心等消化不良症状。 2. 体征：部分患者有胆囊点的压痛或叩击痛。

续表

3. 实验室检查：白细胞计数可不升高，少数患者转氨酶升高。

4. 影像学检查：B超检查可明确诊断，合并胆囊结石且发生过黄疸、胰腺炎的患者应行MRCP或CT等检查了解胆总管情况。

（三）选择治疗方案的依据

根据《临床诊疗指南——普通外科分册》（人民卫生出版社，2006年第1版）、全国高等学校教材《外科学》（人民卫生出版社，2008年第7版）、《黄家驷外科学》（人民卫生出版社第7版）。

拟行腹腔镜胆囊切除术。

（四）标准住院日为6—7天

（五）进入路径标准

1. 第一诊断必须符合ICD-10：K80.1/K81.1慢性胆囊炎或合并胆囊结石疾病编码。

2. 当患者合并其他疾病，但住院期间不需要特殊处理也不影响第一诊断的临床路径流程实施时，可以进入路径。

（六）术前准备2天（指工作日）

1. 必需的检查项目：（1）血常规、尿常规、大便常规+潜血；（2）肝功能、肾功能、电解质、凝血功能、感染性疾病筛查、血型；（3）腹部超声；（4）心电图、胸部X线平片。

2. 根据患者病情选择的检查项目：消化肿瘤标志物（CEA、CA199）、MRCP或上腹部CT、血气分析、肺功能、超声心动图检查。

（七）抗菌药物选择与使用时机

1. 抗菌药物：按照《抗菌药物临床应用指导原则》（卫医发〔2004〕285号）执行。可考虑使用第二代头孢菌素，有反复感染史者可选头孢曲松或头孢哌酮或头孢哌酮/舒巴坦；明确感染患者，可根据药敏试验结果调整抗菌药物。

2. 在给予抗菌药物治疗之前应尽可能留取相关标本送培养，获病原菌后进行药敏试验，作为调整用药的依据。有手术指征者应进行外科处理，并于手术过程中采集病变部位标本做细菌培养及药敏试验。

（八）手术日为入院第3天

1. 麻醉方式：气管插管全身麻醉或硬膜外麻醉。

2. 手术方式：腹腔镜胆囊切除术。

3. 术中用药：麻醉常规用药。

4. 输血：根据术前血红蛋白状况及术中出血情况而定。

5. 病理学检查：切除标本解剖后作病理学检查，必要时行术中冰冻病理学检查。

（九）术后住院恢复3—4天

1. 必须复查的检查项目：血常规、肝肾功能、电解质。

2. 术后用药：抗菌药物使用按照《抗菌药物临床应用指导原则》（卫医发〔2004〕285号）执行。如有继发感染征象，尽早开始抗菌药物的经验治疗。经验治疗需选用能覆盖肠道革兰阴性杆菌、肠球菌属等需氧菌和脆弱拟杆菌等厌氧菌的药物。

3. 严密观察有无胆瘘、出血等并发症，并作相应处理。

4. 术后饮食指导。

续表

（十）出院标准 1. 一般状况好，体温正常，无明显腹痛。 2. 恢复肛门排气排便，可进半流食，可以自由活动，无明显腹部体征。 3. 实验室检查基本正常。 4. 切口愈合良好：引流管拔除，伤口无感染，无皮下积液（或门诊可处理的少量积液），可门诊拆线。 （十一）变异及原因分析 1. 术前合并其他基础疾病影响手术的患者，需要进行相关的诊断和治疗。 2. 术中发现胆管癌、肝癌，则进入相应路径。 4. 术后出现并发症（胆瘘、出血等）的患者，住院时间延长，费用增加。 5. 合并不可逆转的凝血酶原时间异常。
二、慢性胆囊炎行腹腔镜胆囊切除的临床路径表单（略）

由此可见，临床路径对临床治疗的关键性诊疗护理、必要的检查化验、抗菌药物应用范围、手术日、平均住院日等方面明确了范围，但对于标化范围内药品和医用耗材的品种规格、必要医疗服务项目的选择是需要更加细化的指导意见的。因此，只有建立临床路径标准化的细化方案，最终形成标准化医嘱后，才能对临床行为更具指导意义。精细化的项目、病种、DRG 成本核算，能够为临床路径的细化提供可靠的资源消耗标化数据。

二、基于 DRG 成本消耗的临床路径标准化建设场景

众所周知，临床医疗行为中主要是通过“医生嘱托”，即医生开立的“医嘱”得以落实的。“医嘱”是医师在医疗活动中，根据病情做出医疗决策并下达的工作指令，由相关医师、护士、药师、技师以及患者本人等不同角色人员共同完成。在这个过程中，医疗决策是通过临床诊断，根据临床指南中的病因及发病机制做出的，工作指令是根据医师的诊疗习惯或规范的临床路径下达的。相关角色人员通过执行“医嘱”，并通过处置计价的方式，对需要消耗资源的医疗行为进行记录。在计价过程中，药品、医用耗材可以通过处方或者手术通知单记录使用情况，手术、治疗以及检查检验等医嘱则通过选择相应的医疗服务收费项目进行记录。

从资源消耗的角度来看，医疗决策（临床诊断）决定了病人应当纳入某个 DRG 组，工作指令应当是根据临床路径反映规范化的诊疗过程，处置计价则记录了诊疗过程中消耗的资源，也就是医疗成本记录，DRG 成本核算是对该疾病组中相关临床路径资源消耗过程的归集和记录。DRG 成本核算的基础是病人费用中的

医疗服务项目、药品和可收费卫生材料，DRG 成本核算结果可以反映临床路径中资源消耗的过程和价值。因此，我们可以通过解构分析每个 DRG 组的成本构成，建立基于资源消耗的临床路径标准细化方案体系。

（一）临床路径中医嘱开立的标准化建设

国家临床路径标准对于必要的检查、必要手术及治疗、必要护理等过程虽然有规范，但不够细化，临床操作过程还是存在一定的差异。因此，为了更好地落实临床路径的管理规范，医院在执行中非常有必要制订细化方案的。在医嘱标准化建设中，医院首先可以通过大数据技术，深入分析出每个 DRG 组所包含的医疗服务收费项目计价情况；其次，按照临床路径标准的要求，对医疗服务项目开展的必要性进行修正；最后，再将医疗服务项目映射的“医嘱”进行固化，植入信息系统，从而形成临床路径中标准化医嘱的细化方案。

具体操作步骤如下：第一步，建立“医嘱”与“医疗服务收费项目”的映射关系。第二步，回顾分析 DRG 病组内高频医疗服务收费项目数据集群。第二步，按照临床路径标准，综合分析医疗收费行为的合规性，遴选高频合规的医疗收费项目集群，并按照临床路径中的诊疗过程，确定标准化医嘱的细化方案。

（二）临床路径中药物治疗的标准化建设

国家临床路径标准未能对药品使用的规范进行细化，临床用药存在随意性，容易形成药品费用管控的盲区。因此，在临床路径中，对药物治疗的路径进行标准化，也是非常有必要的。在药物治疗标准化建设中，医院临床药师需要回顾性分析每个 DRG 组药品使用情况的数据，以此作为循证依据，结合国家临床药物指南、国家基本药物制度、4 +7 带量采购以及仿制药一致性评价等药品政策，与临床医师配合，指导 DRG 病组药物治疗标准化路径的设计、实施、评价和持续改进，在药物选择、剂量和疗程上制定限制性规范，从而形成临床路径中标准化药物治疗的细化方案。

具体操作步骤如下：第一步，建立医院药品目录与临床路径标准中“药物应用”范围、医保药品分类目录的映射关系。第二步，回顾分析 DRG 病组治疗药物使用情况的数据。第三步，按照临床药物指南及国家基本药物制度等相关政策要求，结合 DRG 支付标准，建立包含药物选择、剂量和疗程等标准化的药物治疗细化方案。

（三）临床路径中医用耗材使用的标准化建设

国家临床路径标准对手术或治疗方式进行了规范化描述，但对手术过程中医用耗材的选择、用量等方面尚未进行规范性要求。因此，为了增强医患间信息透明度，促进医用耗材合理使用，防止滥用，对手术或者治疗中可能需要的医用耗材的准入、适用、用量等路径进行一定程度的标准化，是非常必要的。在医用耗材使用标准化建设中，医院医学工程师可以回顾分析 DRG 组中可收费卫生材料的费用清单，结合国家医疗器械分类目录、医保医用耗材分类目录以及高值耗材管理相关文件，与手术及治疗操作医师配合，共同完成 DRG 组医用耗材使用标准化路径的设计、实施、评价与优化改进，通过对医用耗材的适用范围、规格选择、用量控制等方面制定限制性规范，从而形成临床路径中标准化医用耗材使用的细化方案。

具体操作步骤如下：第一步，建立医院医用耗材准入目录、医保医用耗材分类目录与临床路径中标准化医用耗材使用细化方案的映射关系。第二步，回顾分析 DRG 病组医用耗材使用情况的数据。第三步，按照诊疗规范及医保政策要求，结合 DRG 支付标准，建立包含医用耗材的适用范围、规格选择、用量控制等标准化的医用耗材使用细化方案。

（四）基于 DRG 成本管理的临床路径标准化应用场景

在按项目付费的模式下，科室无论采用何种方法对患者进行诊疗，其成本均能通过医疗服务价格得以弥补。因此，科室不会重视临床路径的建设和规范。在 DRG 付费模式下，救治一个患者获得的收入是一定的，科室成本能否得到弥补，关键就在于 DRG 成本能否按预先确定的付费标准进行有效控制。

医院准确核算出 DRG 成本及对应的明细成本项目后，应当以诊疗效果为中心、以成本控制为抓手，仔细梳理每一个病例的收费明细及成本明细，做好同一组病例间的横向比较，找出费用及成本差异，分析差异产生的原因，有针对性地优化临床路径。

以某医院胆囊切除手术，伴一般或不伴合并症或并发症（HC35）临床路径为例。通过分析该病组的 DRG 成本时，发现胆囊切除手术，该病组内不同病例成本差异较大（见表 8-3）。为强化科室运营，医院决定以 DRG 成本为切入点，进行临床路径优化管理。

表 8-3　　病例成本明细表（以 HC35 为例）　　单位：元

	病例 A	病例 B	病例 C	……
药品成本	11079.66	8930.75	9935.22	……
卫生材料成本	8122.20	7862.23	3826.59	……
化验成本	218.27	800.04	899.10	……
检查成本	1889.82	1674.69	2677.10	……

续表

	病例 A	病例 B	病例 C	……
手术麻醉成本	8075. 10	10102. 58	4470. 04	……
治疗护理等成本	3022. 20	3318. 68	3280. 79	……
合计	32407. 25	32688. 97	25088. 84	……

临床路径优化步骤如下：

第一步，医院通过对既往入组病人费用情况进行了回顾性分析，并按照项目大类对医疗服务项目汇总梳理。

第二步，从病例成本明细表中，我们可以看出，同一 DRG 组中不同病例总成本差异较大，各成本项目之间也存在较大差异。医务、临床、药学、医工、财务等部门通过协同分析，制订符合临床实践的临床路径标准化细化方案。

第三步，将达成共识的临床路径细化方案纳入医院医疗质量质控系统，用于日常医疗行为和医疗质量的监测。

优化后结果如下一节表 8 -4 所示，路径细化方案受篇幅限制略去。

第二节　临床路径标准化在 DRG/DIP 目标成本控制中的应用场景

一、DRG 目标成本的含义

根据成本管理的需要，医院目标成本一般包括单个医疗服务收费项目的标准成本、单个临床路径的标准成本、单病种的标准成本、某个 DRG 组单病人的标准成本、每门诊人次标准成本、每床日标准成本、出院者标准成本等。如根据管理需要，还可以测算某个手术标准成本、某种治疗方式的标准成本等。上述标准成本中，可以是计划成本、定额成本，可根据管理的需要进行相应的成本测算，为科学决策、成本控制和控制病人费用提供决策支持。

医院 DRG 目标成本是一种计划标准成本，是对疾病诊断、手术、操作等遵循“临床特征相似，资源消耗相近”的基础上，对照临床路径中的重点医嘱，记录标准住院日内医疗过程中资源消耗量（药品、卫生材料等）、重点医嘱对应医疗服务收费项目的标准成本，进而汇总计算得到的 DRG 组单个病人的计划成本。

DRG 目标成本测算的意义在于，一是规范医疗行为，有效控制病人费用。二是合理配置医疗资源，提高运行效率。三是服务于医保 DRG 支付改革，真实反映在临床路径指导下某个 DRG 组的单个病人资源消耗的标准，为医保支付标准权重的设定提供数据支撑。

二、基于临床路径的 DRG 目标成本管理的应用场景

（一）DRG 目标成本管理的措施

医院建立的基于临床路径的标准化治疗方案可以规范医疗行为，合理规划资源消耗的范围，但仍有可能出现病人实际费用高于 DRG 支付标准的情况。因此，医院在进行 DRG 目标成本管理时，还需要通过成本管控、流程优化等手段进行有效的目标成本管理。对于不同的成本项目，医院应当采用不同的管理方法。

在药品成本控制方面，医师应当尽量选用已纳入国家集中采购目录内的药品，通过集中采购的方式降低必须使用的药品成本。另外，医师还应减少非临床诊疗必要的药品使用，仅保留与诊疗行为最相关的药品。

在卫生材料成本控制方面，医院对于必须使用的卫生材料，选择质量更优、价格更低的卫生材料；医师应当减少非临床诊疗必要的卫生材料使用，提高不可收费卫生材料使用效率、减少浪费。

在化验成本控制方面，医院应当通过试剂集中采购等方式，尽可能降低临床试剂的采购成本；医师应以病例筛查和为手术做必要准备为依据，精准选择必要的化验项目，通过减少非必要的化验项目，降低化验成本。

在检查成本控制方面，医院应当通过对检查预约流程的优化，提高服务效率，缩短检查预约等候的时间。医师应以病例筛查和为手术做必要准备为依据，通过减少非必要的检查项目，降低检查成本。

在手术麻醉成本控制方面，医院应通过合理安排手术时间规划，加快手术进程，提升手术效率，减少麻醉时间，进而降低麻醉成本。

在治疗护理等成本控制，医院应通过开展新技术新业务，减少术后康复时间，加快病床周转速度。

（二）DRG 目标成本管理的应用场景

1. “胆囊切除手术，伴一般或不伴合并症或并发症（HC35）”DRG 组目标成本方案实例

如以前文中“胆囊切除手术，伴一般或不伴合并症或并发症（HC35）”这一病

组为例，医院可通过临床路径标准化细化方案的推进，实施一系列的优化手段，建立起了一套诊疗效果更优，DRG 成本更低的目标成本控制方案，实现精准有效控制成本的目标（见表 8 –4）。

表 8 –4　　优化后临床路径成本明细表（以 HC35 为例）　　单位：元

	优化前	优化后
药品成本	9981.88	6685.19
卫生材料成本	6603.67	6168.58
化验成本	639.14	559.18
检查成本	2080.54	1421.02
手术麻醉成本	7549.24	6395.02
治疗护理等成本	3207.22	3715.77
合计	30061.69	24944.77

2. “脊柱融合手 + M51.2 腰椎间盘突出症（IB29）” DRG 组目标成本方案实例

假设该 DRG 组的病例均已完成临床路径标准化工作，所有病例治疗过程均严格按照临床路径规范操作，但该病组例均病人费用仍然高于该病组的 DRG 支付标准。为制定目标成本，医院可借助大数据的统计分析的方法对 201 × 年该病组的所有病人费用进行回顾性分析。数据如下：

（1）比较与临床路径细化方案间的差异。通过对费用清单的分析，医院可以比较病人实际费用与临床路径细化方案中费用目标值的差异（见表 8 –5）。

表 8 –5　　IB29. 脊柱融合手 + M51.2 腰椎间盘突出症患者费用项目大类清单

项目	实际费用情况		基于临床路径遴的费用目标值	
	平均费用（元）	中位数费用（元）	费用目标值（元）	总费用占比（%）
病人均次费用	94361.65	90135.29	82990.17	100.00
其中：药品费	12270.39	12288.27	11660.11	14.05
卫生材料费	58736.85	55692.52	49854.31	60.07
检查费	5154.47	4742.00	4749.23	5.72
化验费	2114.15	2012.00	2016.27	2.43
手术费	12639.96	12335.40	11299.17	13.62
治疗费	2039.55	1862.50	2012.20	2.42
护理费	243.80	228.00	243.04	0.29
其他类	1162.48	974.60	1155.84	1.39

注：基于临床路径的费用目标值是临床路径规范重要医嘱对应医疗服务项目的费用目标值，未考虑因病人个体差异而造成的费用变动情况。

（2）对标支付标准制订 DRG 目标成本方案。在临床路径的前提下，医院需要对标支付标准和费用目标值项目大类费用占比情况，细分项目大类的支付额度；再根据实际平均成本项目大类占总成本的比重，依据“降低药品耗材成本、合规检查化验收入，提高医疗服务收入”的原则，测算项目大类的目标成本。测算中，以支付标准为基数，药品、卫生材料成本依据总费用占比和成本占比相比选取占比较低者作为目标成本比例，检查、化验、手术、治疗、护理以及其他项目大类依据总费用占比和成本占比相比选取占比较高者作为目标成本比例，制定目标成本方案（见表 8－6）。

表 8－6　IB29. 脊柱融合手＋M51.2 腰椎间盘突出症患者费用项目支付额度及目标成本

项目大类	总费用占比（%）	支付标准及额度（元）	实际平均成本（元）	成本占比（%）	目标成本（元）
病人均次费用	100.00	96295.87	102777.63	—	97508.67
其中：药品费	14.05	13529.57	13322.89	12.96	12482.67
卫生材料费	60.07	57844.93	57325.48	55.78	53710.20
检查费	5.72	5508.12	9087.01	8.84	8513.93
化验费	2.43	2339.99	1203.06	1.17	2339.99
手术费	13.62	13115.50	14660.11	14.26	13735.56
治疗费	2.42	2330.36	4538.29	4.42	4252.08
护理费	0.29	279.26	645.37	0.63	604.67
其他类	1.40	1348.14	1995.42	1.94	1869.58

注：实际平均成本是依据入组病例每个项目大类实际平均成本叠加计算得出的。

根据测算结果，可以看出，药品、卫生材料需要通过政府集中采购和诊疗规范的要求进行目标管理；其他项目大类的成本需要通过进一步的分析，为医疗服务价格调整、医保支付标准调整和诊疗规范的进一步推进来实现目标管理。

最后，将目标成本测算的结果嵌入 HIS 系统中，便于医生在做出医疗决策时，能够考虑医疗治疗、支付标准和病人经济负担等因素，做出更加综合、全面的判断。

（三）基于临床路径的 DRG 成本管理的应用难点与重点

在 DRG 目标成本制定过程中，医院需要关注如下两个关键问题：

1. 医嘱执行情况对收费和成本记录的影响。“标准医嘱库”与“医疗服务收费项目”一致性的问题。“医嘱”是医生下达医疗指令的习惯用语，每家医院都建立有供医生选择使用“标准医嘱库”。根据收费执行情况，医嘱可分为收费医嘱和非收费医嘱，其中，收费医嘱如抢救医嘱、换药医嘱和灌肠医嘱等；非收费医嘱有转科医嘱、饮食医嘱、部分护理医嘱如翻身拍背等。一般情况下，收费类“标准医嘱库”与“医疗服务收费项目”均存在一定的映射关系，但由于“医嘱”的执行过程和医疗服务收费规范有时会存在不同步的问题，可能会出现有收费类“医嘱”、但不“收费”的现象。在这种情况下，可根据诊疗规范判断执行医嘱的必要性，如果医嘱必须执行，那么目标成本测算应当以必要成本予以记录；如医嘱不是必要执行，则可忽略不计。高频出现此类现象的DRG组，值得重点关注。

2. 项目成本核算精度对DRG目标成本的影响。项目成本核算的结果直接影响DRG组的实际成本核算结果，进而影响目标成本测算的结果，直接影响对医疗行为的导向和管控。因此，不断提高项目成本核算的精度，也是DRG目标成本测算的重要基础，是医院精细化管理的重要基础。

第九章　DRG/DIP 成本管理在医院运营中的应用场景

第一节　DRG/DIP 成本管理在预算管理中的应用场景

公立医院作为医疗服务的主要供给方，其收入来源包括财政补助收入和基于医疗服务活动的事业收入。就目前全国经济形势来看，在新一轮的经济调整周期，随着减税降费规模的进一步扩大，财政增收困难，支出压力加大，财政对公立医院的补偿规模急剧增加的可能性不大。在此背景下，公立医院必须关注事业收入的质量和结构。而支付方式的改变直接影响医院收入结构、方式、现金流等情况，甚至影响医院的经济运行方式。

据此，公立医院要进一步强化预算管理力度，逐步建立与 DRG 支付相匹配的预算管理制度，推动整个医院的预算管理从科室向 DRG 病组进行转变。推行医疗保险按 DRG 付费，建立“结余留用、超支不补”激励约束机制，从数量付费向质量付费转变，能够有效激发医院加强预算管理内生动力，促使公立医院从“重预算、轻执行、弱评价”向“预算编制有目标，预算执行有监控，预算完成有评价，评级结果有应用”转变，推动构建全方位、全过程、全覆盖的预算管理模式。

以预算为导向引导全员主动管控成本，实行收支预算归口管理，每项指标均有医院的目标、主管的归口部门，指标归口管理部门为达到医院目标而采取具体的措施。如下达工作量、工作质量、收入结构、药耗成本、均次费用预算等，并纳入预算执行情况进行日常监管，实时掌握各项指标的异动情况，形成事前有目标、事中有监督、事后有考核的全过程预算管理机制，强化预算对医院成本管理的约束力。

预算管理是成本管理的重要手段，在科室层面，医院应以 DRG 管理为核心构建预算管理体系。医院对科室按照 DRG 分组所确定的医保支付标准、DRG 病种成本、CMI 值、病种数量、平均住院日等设置预算指标，并按照相关数据设置目标，改变过去单纯按照“收入、成本”设置预算指标的局限。这样就会引导科室按照预算所确定的目标开展医疗工作，同时还会实现成本控制的目标。

结合临床路径管理，在科室的基础上细化 DRG 病组，实行 DRG 病组管理，以 DRG 病组作为预算的具体编制单位、执行单位、预算分析和预算考核单位。编制预算时，要以以往数据为基础编制临床计划，并编制与临床计划相匹配的财务预算。编制收入预算时要考虑不同支付方式收入的占比结构，根据不同支付方式下的收入预测编制。以 DRG 的预算为基准实行精细化管理，优化资源分配，结合临床 DRG 病组预算分配药品、耗材等资源，并以 DRG 病组为单位进行预算执行的监督跟踪、控制、分析、考核，从成本、质量、疗效、住院日进行多维度考核评价。

第二节　DRG/DIP 成本管理在成本控制中的应用场景

DRG 支付方式下，医院传统的医疗收入不再是真正的收入，只是账面收入，其只有得到补偿，才能成为真正收入。对此医院不能仅一味追求增收，要将重点由收入转为收益，也就是转到成本管控上来。药品耗材检查收入越高，DRG 病种成本就越高，对此应该调整收入结构，重视技术性劳务收入的比重，严格控制药品收入、卫生材料收入、检查收入、化验收入。

同时，随着 DRG 付费的推进，单独收费材料和药品已从收费项目变为成本项目，医院要通过“优选、优采、优供、优管、优评”，实现单独收费材料和药品管理的临床化、专业化和数据化，降低医院运营成本。具体来说，就是优选医用物资及供应企业，确保质优价低；按照政策要求，实现采购物资流程的标准化、合规化；业财协同，对院内物资全程进行精益、高效管理；鼓励临床科室合理控制材料和药品的用量；对院内供应链环节进行科学评估，并横向对标，精准升级，等等。另外，还要加强对医疗服务项目成本的管控，例如在某个诊疗过程中，要合理安排医护配比、人员操作工时，提高设备利用效率，从而降低医疗服务项目成本，进而控制整个诊疗过程的医疗成本。

一、强化全流程监管

随着国家全面取消药品、耗材加成、全面推行以按病种、按 DRG 及按 DIP 付费为主的多元复合医保支付方式等综合改革举措的实施，公立医院面临越来越大的成本管控压力，以往作为“盈利点”的医用耗材变成“成本项”，甚至会成为 DRG/DIP 付费制度下的“亏损项”。为此，医院应遵照《医疗机构医用耗材管理办法（试行）》的有关规定，建立医用耗材全流程的监管体系，包含遴选、采购、验收、储存、申领、发放、临床使用、监测与评价等环节，深化细化成本管控措施，借助信息化手段和科学分析方法实现医用耗材的精细化管理。

二、强化“关键少数”监管

微观层面，结合平均住院日、次均住院费用，强化对“关键少数”的监管显得尤为重要。一是关键科室，重点关注医用耗材使用金额排名靠前的科室，对于特定的耗材应严格适应证管理，限制使用科室。二是关键医用耗材，一方面应借助循证医学和卫生经济学的方法完善和加强医用耗材的准入管理和价格谈判机制，做到促降价、严准入；另一方面结合国家卫生健康委制定的《第一批国家高值医用耗材重点治理清单》，梳理本院医用耗材领用或使用情况，并重点关注领用或使用金额较大或增长较快的医用耗材，具体到耗材的规格型号。三是关键医生，做到促合理、防滥用，对于 DRG 次均费用超出本院或本地区均值的医生，开展对相应医生耗材使用合理性的评估工作，进行病例的追溯再评价，并根据评价结果进行约谈。

宏观层面，政府部门一方面应进一步理顺高值医用耗材价格形成机制，切实降低虚高价格，完善分类集中采购办法，探索开展集中或者联合带量采购，减少医疗机构采购成本；另一方面加大财政投入，合理调整医疗服务价格，深化支付方式改革，完善薪酬制度，合理体现医务人员的技术劳务价值，促进医疗行业持续健康发展。此外，不能因为一味地追求控制医疗成本而限制医疗技术的进步和学科的发展，对于一些会提高成本的医疗新技术，应综合研判，鼓励和支持适宜的新技术应用于适宜的患者。

随着医改的不断深入和 DRG 付费制度的扩大推广实施，如何在保证医疗质量和患者安全的前提下，科学合理地控制医疗费用，成为医院管理者必须面对的课题，面对其中居高不下的医用耗材成本，促降价、严准入、防滥用、控成本将是医疗机构医用耗材管理的一条可持续发展之道。

第三节　DRG/DIP 成本管理在资产配置中的应用场景

一、DRG 成本核算对公立医院资产配置的意义

公立医院资产配置是指公立医院根据履行职能的需要，按照国家有关法律、法规和规章制度规定的程序，通过购置或者调剂等方式配备资产的行为。资产配置是公立医院资产形成的起点，也是公立医院提质增效、高质量发展的重要抓手，公立医院应当严把资产配置“入口关”，在公立医院高质量发展和国务院“过紧日子”的要求下，突出供给侧结构性改革意识，优化资源配置，既要学会做加法，也要学会做减法，致力于优化资产结构，提高资产效率，不断提高公立医院运营效率。

公立医院购买设备资金来源主要是财政性资金，在前期粗放式增长的背景下，公立医院更倾向于购入大型医疗设备，重复配置、超需求超标准配置等问题长期存在，购置成本、维护保养成本等使医院医疗服务成本持续攀升，造成资源浪费、资产利用效率低、患者负担较重等一系列后果。

以往按服务项目付费的支付方式虽然确定了诊疗过程中所有医疗服务项目的收费标准，却未能对诊疗过程中应该使用哪些项目、所使用的项目数量以及使用方法加以规范，进而引发医疗成本及医疗费用增长过快、患者和医疗保险部门的经济负担加重等现象。DRG 付费可以激励医院节约成本，医疗机构为了能获得盈余必须减少不必要的医疗支出，例如减少大型设备检查和加快床位的周转率，提高资产利用率，并且加强医院营运能力和管理效率。以 DRG 成本核算为基础，通过收入成本分析、临床路径建设等方式，加强资产配置管理，可以促进公立医院资产高效运转，减少闲置浪费，不断优化医院资产结构。

二、DRG 成本核算用于公立医院资产配置的方法

传统意义上的资产效益分析和资产配置，侧重于对单台设备成本效益进行分析，在进行资产配置论证时，更多的分析单台设备的投资回报率、投资回收期等。这种方式将设备作为一个独立的个体，忽视了设备是诊疗行为必不可少的环节，也是医院投入产出的重要组成部分，未从全局出发进行分析。DRG 成本核算维度进行资产配置，则将设备融入科室、医院来进行考量，更多地从医疗行为、医院整体

等视角评估设备配置的必要性。资产配置的视角由“点（设备）”到“线（临床路径）”，再到“面（医院整体）”，由微观到宏观，可以有效防止单台设备盈余、但医院整体效益下降的情况出现，避免重复配置、低效配置、超标准配置等，提高医院运营效率，使医院资产结构更加优化。

DRG 成本核算在公立医院资产配置的应用，主要有两种方法，一种方法是采用临床路径管理的方式，通过建设标准化的临床路径流程，结合医保 DRG 付费要求，对公立医院资产配置进行指导；另一种方法是通过对 DRG 项目收入与成本，或者不同科室间项目成本进行对比，寻求最佳资产配置方案。

（一）临床路径管理用于指导医院资产配置场景

DRG 付费与医院临床路径建设都是为了激励医院加强医疗管理，减少资源浪费，提高医疗质量和服务效率，但 DRG 付费重在控制病种成本，需要通过不断优化临床路径、测算单病组标准成本，而临床路径的核心是按时按需完成诊疗行为，以减少诊疗过程中的无效医疗行为，主要目的是保障医疗安全。公立医院合理制订临床路径流程，一方面，可以促进平均住院日进一步缩短，继而提高医疗效率；另一方面，可以省去因过度治疗和疗效不确切的治疗所产生的成本及费用，使医疗费用趋于合理化并达到控制成本的目的。

通过临床路径的建设，使成本管理从宏观层面向微观层面延伸，从而实现全面、客观、真实、准确地反映疾病在治疗流程、护理流程中的全部消耗，将疾病所发生的成本信息与临床业务流管理信息相衔接。建设临床路径，可以识别出诊疗过程中的瓶颈环节，并判断其是否是增值作业。对于增值作业，通过资产配置、资源调配等方式提高运行效率；对于非增值作业，通过流程优化、作业替代等方式促进医疗业务流程的优化，降低不必要的资源消耗，提高公立医院的成本管理效率。

这种方式的基本思路为：第一步，找出 DRG 组诊疗过程中的瓶颈环节；第二步，通过建立临床路径的方式，识别瓶颈环节是否为诊疗过程中的必要环节；第三步，若瓶颈环节是必要环节，则通过新增设备、院内调配等方式优化资源配置，提高效率；若为非必要环节，则取消该诊疗环节。

[例 9-1] A 医院某 DRG 病组全年入组病例数 1220 例，当地平均支付标准为 82569.03 元，该医院平均成本为 85576.91 元，高于支付标准 3007.88 元。A 医院对全院该病组成本进行分析，发现诊疗项目 a（单价 1350 元/次，成本 1021.35 元/次）在 1220 例病例中发生了 1059 次。医院组织专家组共同制定了该 DRG 病组的临床路径，诊疗项目 a 未作为必须治疗项目。此时相关科室因为诊疗项目 a 对应的

设备工作量过于饱和为由申请购置该设备，医院经过综合评估后认为，通过临床路径优化后，诊疗项目 a 在全院的工作量将降低 26%，现有设备完全可以满足临床需要，故未批准该设备的购置申请。

该案例通过 DRG 临床路径管理，减少诊疗过程中的无效医疗行为，有效地控制了 DRG 成本，同时也避免了设备的重复配置，降低了资源消耗。

[例 9－2] A 医院某 DRG 病组时间消耗指数为 1.92，费用消耗指数为 1.21，权重为 1.03，权重和时间消耗不匹配。经过对该病组的诊疗过程进行分析，发现某检查项目 a 预约等候时间为 1—2 天，导致病人住院天数增加，增加了病人的就医负担，同时降低了病人的满意度。经过专家组评估，项目 a 为该 DRG 组必要的检查项目，无法通过其他检查项目来替代。

首先，医院对涉及项目 a 的 DRG 组以及对应的设备进行了分析，发现涉及该项目的 DRG 病组普遍存在预约等候现象，全院可进行项目 a 的设备共 9 台，其中 3 台工作量不饱和。其次，医院对这类设备涉及的 5 个收费项目，以及对应的 DRG 病组进行了全面分析，制定相应的临床路径。再次，医院根据制定的临床路径重新测算这 5 个收费项目的预计工作量。最后，医院根据预计工作量对这 9 台设备分工进行了优化，将固定进行项目 a 的设备由 2 台增加到 3 台，同时增加 2 台设备用于机动安排；并通过调整工作人员的排班，将该类设备工作时间由每天 7 小时延长至每天 12 小时。

该案例中，医院采用临床路径管理的方法，在不增加新设备的情况下，通过优化资源配置，满足了医院临床科室诊疗的需要，降低了病人住院天数，提高了病床周转率，减轻了病人就医负担。

（二）DRG 项目成本用于优化资产配置场景

医保 DRG 付费标准是医保管理部门根据当地医保患者医疗卫生费用数据测算得出，在一定程度上体现了当地平均医疗费用水平。它是医保管理部门与医院进行费用结算的依据，同时也为医院进行 DRG 成本管理提供了目标值。

DRG 项目成本用于优化资产配置的思路为：第一步，列明拟配置设备可以开展的诊疗项目；第二步，将涉及的诊疗项目匹配至相关的 DRG 组；第三步，将 DRG 付费标准作为 DRG 成本的上限，根据 DRG 付费标准，在除去必要的药品耗材消耗后，得出单个诊疗项目的目标成本；第四步，将诊疗项目的实际成本和目标成本进行对比，找出差异原因，有针对性地提出优化资产配置的方案，提高资产利用效率。在新增资产配置方面，同样也可以根据目标成本，确定拟配置资产的价格区间，保证资产的有效利用，避免资产超标准超需求配置。

[**例9－3**] 医院拟购置一套高端放射治疗设备，包括设备A和设备B，可用于收费项目a。首先，对项目a所在的DRG病组的支付标准以及临床路径进行测算，测算出a项目成本应当不高于2357.40元。然后，医院对a项目成本的组成进行了进一步分析（分析过程见表9－1），测算出设备A单次成本和设备B单次成本分别为370.62元和230.81元。根据预估工作量，a项目年均开展次数约为7000次，设备预计使用寿命8年，计算得出设备A和设备B采购单价分别应当不高于2075.47万元和1292.54万元。

表9－1　a项目成本组成表　　单位：元

成本类别	金额
人工成本	839.16
物资成本	260.13
设备A折旧成本	370.62
设备B折旧成本	230.81
设备维修成本	120.28
房屋成本	70.36
分摊成本	466.04
合计	2357.40

DRG项目成本也可以用于科室间资产调配，对于科室间重复开展的DRG项目，通过不同科室DRG项目成本对比分析，可以找出该项目成本较低的科室，并将其作为该项目的常规执行科室。这种方法适用于平台类设备的配置，可将收费项目交给最优科室开展，降低医院成本，避免医院资产重复配置，提高医院整体效率。

[**例9－4**] 化验项目a全年收费次数59.36万次，收入成本率为132.45%，全院有11个科室可以开展该项目。医院通过对不同科室的DRG项目成本测算，测算结果如表9－2所示。11个科室中，有9个科室该项目的收入成本率高于100%，处于亏损状态，其中科室9的收费次数高达24.48万次，占全院工作量的41.25%，但收入成本率高达240.91%。与此同时，科室11的收入成本率低至27.02%，但全年工作量仅为全院的46.77%。

根据以上分析，医院召集上述11个科室召开协调会，分批分步骤将收费项目a交给科室11开展，其余10个科室的相关设备调拨至科室11，其余科室均不再开展该项目。同时科室11增派人手，采用科室驻点、一科一机、缩短报告出具时间等方式满足其余10个科室的医疗需要。通过上述措施，一年后医院该化验项目收入成本率下降至85.45%，有效节约了医院资源，提高了医院资产运行效率，优化了医院资源配置。

表9－2　　化验项目a的开展科室及收入成本情况表

科室名称	收费次数（次）	收入成本率
科室1	565	155.94%
科室2	5809	139.67%
科室3	5984	152.44%
科室4	6186	154.28%
科室5	8589	232.34%
科室6	9001	161.72%
科室7	10774	259.69%
科室8	16265	139.95%
科室9	244839	240.91%
科室10	7945	96.67%
科室11	277598	27.02%
全院合计	593555	132.45%

第四节　DRG/DIP成本管理在绩效管理中的应用场景

一、在医院绩效管理中的应用

当前，公立医院的运营压力日益增加。从外部来看，随着国家“十四五”规划、三级公立医院绩效考核、“经济管理年”、医保支付改革等一系列政策、措施的出台，公立医院面临着新形势和新要求。医院收入增速放缓，刚性成本持续增长。从内部来看，为了维持医教研活动的可持续发展、职工待遇的提升，医院需要不断进行开支。因此，为了推动医院高质量发展，实现降本增效，提升核心竞争力，提高整体绩效，医院需充分考虑“DRG/DIP支付改革”对医院产生的深远影响，建立医保支付改革下的医院组织绩效管理体系，全方位、多层次、多部门协同，助力医院可持续发展。

（一）当前公立医院绩效管理体系的局限性

过去公立医院绩效分配方式多采用的是“收入减成本”，用获得的盈余的一部分参与绩效分配，这种绩效激励模式的主要依据是多收多得，容易导致医生多做项目以增加收入，而超出 DRG 支付标准的部分医院需自己承担，同时医院还要支付科室的绩效。显然这种绩效分配模式在 DRG/DIP 支付改革下已经不再适用。

此外，过去公立医院常用的绩效考核指标多以出院人数、平均住院日、次均费用、死亡率等为主，但由于收治病种结构差异，使用上述指标进行医疗质量和绩效考核评价，不能充分体现医疗技术、难度和风险。而 DRG/DIP 下的绩效管理更重视医疗效率、安全、质量和结构优化，在一定程度上剔除病种结构的影响，有助于医院开展更为精准的绩效考核。

（二）DRG/DIP 绩效管理体系的建立与应用

公立医院应重构绩效考核指标体系，将 DRG/DIP 指标体系与院内绩效考核指标体系相融合，增加 DRG/DIP 相关指标的考核权重，建立涵盖医疗服务、医疗效率和医疗安全三个维度，包括 DRG 组数、总权重（RW）、病例组合指数（CMI）、时间消耗指数、费用消耗指数、低风险死亡率指标在内的 DRG/DIP 绩效管理体系。

DRG 组数代表疾病覆盖范围，体现了诊疗服务的范围和医疗服务能力，DRG 组数的增加反映了医院新项目、新技术的开展，应采用绩效激励措施，鼓励全院职工拓宽业务层面，提高医疗技术水平。总权重（RW）是医保支付的重要依据，总权重值越大，代表医院医疗服务的“总产出量”越高，在绩效考核中，应遵循“多劳多得”的原则，将总权重数与绩效奖励挂钩。病例组合指数（CMI）作为评价医疗服务技术难度的重要指标，体现了《国务院关于印发“十三五”深化医药卫生体制改革规划的通知》等文件要求：三级公立医院收治疑难复杂和危急重症患者，逐步下转常见病、多发病和疾病稳定期、恢复期患者。该指标应纳入绩效考核的重点。时间消耗指数是指治疗同一类疾病所消耗的时间，该指标越低，代表床位周转率越高，次均费用也会相应有所下降。但是，考虑到 CMI 值的影响，医院不应一味追求时间消耗指数的降低，在进行绩效考核时，应结合科室的 CMI 值综合考虑。费用消耗指数是指治疗同一类疾病所消耗的费用，该指标同样会受到 CMI 值的影响，因此制订绩效考核方案时，也应综合考虑，避免为了追求费用消耗指数的降低而影响 CMI 值。

在建立绩效考核指标体系之后，医院各职能部门应相互协作，共同促进 DRG/DIP 绩效管理的推进。绩效管理部门以医院战略为导向，牵头制订绩效考核分配方案；医务部门对临床医生的医疗行为进行引导与规范，开展 DRG/DIP 相关培训；医保部门将各科室 DRG/DIP 病例的费用结算差异、收入结构按医疗组、病种分类汇总反馈，提醒科室存在的问题；病案科负责病案首页的质控。

医院还应建立科主任考核制度，采用目标管理方法，制订医院和专科发展目标，将DRG/DIP绩效考核指标纳入科主任年度目标任务书，在后续的绩效考核中进行数据对标管理，运用培训、质量点评、考核和奖惩等措施不断对执行DRG/DIP付费政策纠偏，促进临床科室进行病种结构、临床路径的改进和费用控制。

涵盖DRG/DIP的医院绩效考核体系，可以有效调动全体员工积极性，激励科主任与医院战略保持一致，规范医疗行为，优化临床路径，在降低医疗费用的同时，推动医院高质量发展，达到“提质、降本、增效”的管理目标，提高医院整体组织绩效。

二、在科室绩效管理中的应用场景

过去科室绩效管理以工作量为导向，提倡多劳多得，临床科室只要多开展项目绩效就好。DRG/DIP支付方式下，超过支付标准的医保均不付费，医院很可能“增收不增效”，在运营压力面前，医院不得不改变科室绩效管理模式，以适应DRG/DIP支付改革。

DRG/DIP强调了临床诊断相似性和资源消耗相似性，使科室诊疗效率有了一个可以比较的杠杆。将DRG/DIP三个维度的评价指标与DRG/DIP成本相结合，可以产生一套新的科室绩效评价方案，综合考核科室医疗服务质量与成本控制水平。科室绩效DRG/DIP综合考核报表表样如表9－3所示。

表9－3　科室绩效DRG/DIP综合考核报表

科室	医疗服务能力			能力综合指数①	医疗服务效率		效率综合指数②	医疗安全	安全综合指数③	成本管理	成本综合指数④	综合指数（＝①＋②＋③＋④）	排名
	DRG/DIP组数	总权重	RW指数		时间消耗指数	费用消耗指数		低风险死亡率		DRG/DIP平均成本			

其中，根据医院实际情况，以全院平均值作为基准值，对各项指标进行标准化处理，使不同科室之间数据可比、可考核。最后，根据“同一维度相乘，不同维度

相加”的原则计算总的综合指数。综合指数值越高，表明该科室的绩效评价结果越好；反之，表明该科室的绩效评价结果越差。

三、在员工绩效管理中的应用场景

DRG/DIP 支付改革对医院和科室绩效评价均产生了一定程度的影响，同样的，传统的员工绩效考核方式也不适用于 DRG/DIP 支付方式。因此，医院应该将 DRG/DIP 支付方式与绩效薪酬考评体系有机整合，积极优化考评方式，降低医院的成本压力，从而打开全新的绩效薪酬考评体系发展局面。

在 DRG/DIP 支付方式改革的背景下构建全新的员工绩效考核体系，首先应当理顺 DRG/DIP 对员工医疗行为的需求，明确 DRG/DIP 员工绩效考核体系的构建目标，然后根据医院运营管理的具体情况，将 DRG/DIP 指标融入绩效考核体系，使其更加完善、实用性更强。也可以考虑引入平衡计分卡，结合医疗质量管理的要求，对关键的指标考核体系进行建设。在计分卡中，引入 DRG/DIP 风险系数、支付标准、成本和收入结构等指标，为每个指标进行赋分，综合打分考量员工个人绩效水平。

由于 DRG/DIP 将患者进行了分类，且保证了每一组患者的病症类型、严重程度、手术操作、治疗方式、治疗的难易程度均相等，因此可以更好评价不同员工的诊疗水平和成本管理水平，便于员工绩效考核体系的统筹管理，也能为患者带来更加便捷高效的就诊体验与服务。因此，在实施这部分策略时，医院应该将医疗费用主体、DRG/DIP 支付标准、DRG/DIP 成本控制情况以及绩效考核体系有机整合，优化传统绩效薪酬考评模式中存在的不合理之处，不但可以保障绩效薪酬考评工作的顺利开展，而且能让全新的管理体系更加符合 DRG/DIP 支付方式的发展方向，还能提高全体医务人员的工作积极性，从而为患者提供高质量的医疗服务，使医院的员工绩效管理水平产生质的飞越。

第十章　项目成本核算在医疗服务价格改革中的应用场景

第一节　医疗服务定价对成本核算结果的需求

医疗服务项目成本测算是制定和调整价格的一项基础工作，对顺利实行医疗服务项目技术规范，理顺比价关系，具有重要意义。医疗服务项目价格的制定和医疗成本密切相关，医疗保障行政部门在制定项目价格时，会以医院的平均成本作为定价的重要依据。成本核算旨在真实反映医疗活动消耗，提供相关成本信息，为医院制定科学管理决策提供依据，实现优化资源配置，同时为政府制定医疗服务价格政策提供参考。新增医疗服务价格项目申报、立项试行新增项目自主定价和既有项目价格动态调整，都离不开医疗服务项目成本测算，成本是制定、调整价格的基础和依据。运用统一的成本核算理论与方法开展成本核算，各医院成本才可比，从而计算出社会平均成本。真实反映医疗服务过程中的各种消耗，是制定可负担的基本医疗服务价格的需要。在测算出各医院医疗服务项目成本后，可测算区域内扣除财政补助的某级别医院某医疗服务项目社会平均成本。新医改方案实施以来，多项成本核算文件就价格制定对成本的需求进行了明确（见表10－1）。

表10－1　医疗服务项目定价对成本核算结果需求的政策梳理

政策文件	主要规定
《中共中央 国务院关于深化医药卫生体制改革的意见》（中发〔2009〕6号）	基本医疗服务价格按扣除财政补助的服务成本制定，体现医疗服务合理成本和技术劳务价值

续表

政策文件	主要规定
《政府制定价格成本监审办法》（国家发展和改革委员会令第8号）	成本监审是指定价机关通过审核经营者成本，核定政府制定价格成本（核定提供服务合理费用）的行为。依成本定价的公益性服务列入成本监审目录。经营者应建立健全成本核算制度，完整准确记录并单独核算定价服务成本和收入。经营者自收到书面通知之日起20个工作日内提供相关服务成本监审所需资料，并对所提供成本资料的真实性、合法性、完整性负责。成本资料包括：按定价机关要求和规定表式核算填报的成本报表，主要成本项目核算方法、成本费用分摊方法及其相关依据；经会计师事务所审计或政府有关部门审核的年度财务报告；服务量及相关统计报表等。核定定价成本，以经审计或审核的年度财务报告及原始凭证、账册为基础。经营者拒绝提供成本监审所需资料，或提供虚假资料、不完整提供资料的，定价机关可中止成本监审、从低核定成本
《国务院办公厅关于城市公立医院综合改革试点的指导意见》（国办发〔2015〕38号）	公立医院由政府投资购置的大型设备，按扣除折旧后的成本制定检查价格
《事业单位成本核算基本指引》（财会〔2019〕25号）	单位准确核算公共服务成本，以便为政府定价机构、有关单位制定相关价格或收费标准提供依据和参考。为满足公共服务定价需求开展的成本核算，应在对相关成本进行完整核算的基础上，按规定调减有财政资金补偿的费用
《公立医院成本核算规范》（国卫财务发〔2021〕4号）	医院进行成本核算应满足医疗服务定价需求。医院应在统一核算原则和方法的基础上准确核算医疗服务成本，为政府有关部门制定医疗服务相关价格或收费标准提供依据和参考

第二节 成本核算结果在新增医疗服务价格项目定价中的应用场景

一、新增医疗服务价格项目立项申报对成本测算的要求

新增医疗服务价格项目是指尚未列入《全国医疗服务价格项目规范》（以下简称《项目规范》），经临床验证和专家论证确有价值，拟在本医院开展的医疗服务

项目。随着医疗技术的快速发展，越来越多的新技术、新业务被应用到临床，及时申报新增有利于规范收费行为，让先进的医疗技术更好地造福广大人民群众，体现医务人员的劳动价值。新增医疗服务价格项目坚持鼓励创新和使用适宜技术相结合原则，须符合社会需求，有利于基本医疗服务开展，体现医疗技术的先进性和经济合理性。

下列项目不得作为新增医疗服务价格项目：（1）疗效不确切、诊疗目的不明确、诊疗效果不明显或落后的、已被淘汰以及正在逐步淘汰的项目；（2）国家基本公共卫生服务项目、科研实验以及学术界仍有争议处于科研试验阶段项目；（3）《项目规范》及本省已有项目，虽名称不同，但内容相同，或已有项目使用不同试剂、耗材、设备等，但诊疗目的一致，或以某种疾病名称、仪器设备名称、检验方法、试剂、软件命名的项目；（4）不符合卫生经济学要求、性价比不合理的项目，以及其他违反法律、法规、规章和政策有关规定的项目。

二、新增医疗服务价格项目成本测算表的设计与填报

新增医疗服务价格项目成本测算（见表10－2）分为卫生材料费（含试剂）、低值易耗品、水电气消耗、劳务成本、设备折旧费、设备维修费、间接费用、财政补助（对项目及医务人员费用）八项，成本合计为第一项至第七项之和减去第八项。新增医疗服务价格项目的建议价格应在科学、合理的成本测算的基础上，结合患者负担水平和医保基金承受能力等因素制定。

表10－2　　新增医疗服务价格项目成本测算（示例）

<table>
<tr><td rowspan="4">一</td><td>卫生材料费（含试剂）</td><td>型号</td><td>产地</td><td colspan="2">计价单位</td><td>单价（元）</td><td>每人次用量</td><td>每人次摊销金额（元）</td></tr>
<tr><td>栏次</td><td>(1)</td><td>(2)</td><td colspan="2">(3)</td><td>(4)</td><td>(5)</td><td>(6)＝(4)×(5)</td></tr>
<tr><td></td><td></td><td></td><td colspan="2"></td><td></td><td></td><td></td></tr>
<tr><td>小计</td><td></td><td></td><td colspan="2"></td><td></td><td></td><td></td></tr>
<tr><td rowspan="4">二</td><td>低值易耗品</td><td>型号</td><td>产地</td><td>单位</td><td>单价（元）</td><td>使用寿命（次）</td><td>每人次用量</td><td>每人次摊销金额（元）</td></tr>
<tr><td>栏次</td><td>(1)</td><td>(2)</td><td>(3)</td><td>(4)</td><td>(5)</td><td>(6)</td><td>(7)＝(4)÷(5)×(6)</td></tr>
<tr><td></td><td></td><td></td><td></td><td></td><td></td><td></td><td></td></tr>
<tr><td>小计</td><td></td><td></td><td></td><td></td><td></td><td></td><td></td></tr>
</table>

续表

三	水电气消耗				单位	单价（元）	每人次用量	每人次摊销金额（元）
	电				度			
	水				吨			
	气							
	小计							
四	劳务费用				操作小时	每小时工资（元）	操作人数	每人次摊销金额（元）
	栏次	（1）	（2）	（3）	（4）	（5）	（6）	（7）=（4）×（5）×（6）
	医师							
	护士							
	技师							
	小计							
五	设备折旧费	型号	产地	单位	单价（元）	使用寿命（小时）	人均占用时间（小时）	每人次摊销金额（元）
	栏次	（1）	（2）	（3）	（4）	（5）	（6）	（7）=（4）÷（5）×（6）
	小计							
六	设备维修费							
七	间接费用							
八	财政补助							
九	成本合计	第一项至第七项费用之和减去第八项						
外省市价格							建议价格：	

医院下列支出不得计入医疗服务项目定价成本：（1）非持续、非正常活动发生的费用；（2）与医疗服务活动无关的费用；（3）固定资产盘亏、毁损、闲置和出售的净损失；（4）滞纳金、违约金、罚款；（5）捐赠；（6）公益广告、公益宣传费用；（7）向上级管理部门上交的利润性质的管理费用、代上级管理部门缴纳的各项费用等；（8）虽与医疗服务活动有关，但有专项资金来源予以补偿的费用；（9）其他不合理支出。

三、立项试行新增项目成本审核与价格自主确定

新增医疗服务价格项目的申报通过了省卫健委、省医保局的审核、立项以后，

项目进入立项试行期（一般为两年），各医院可以对立项试行的新增医疗服务价格项目制定试行价格。

试行价格是基于成本测算的基础制定的，项目成本主要包括直接成本、间接成本，核算医疗服务项目单位直接成本，应按照立项实行文件中医疗服务价格项目的内涵、除外内容、计价说明、计价单位等相关内容进行成本测算。

（一）直接成本

医疗服务价格项目单位直接成本包括该项目直接耗用的试剂费用、器械及耗材费、水电气费、维保费、人员费用、固定资产折旧费等费用。

（1）试剂、器械及耗材，需提供购买发票或合同，保证真实性。

（2）人员费用。将医务人员划分为医师、技师、护师三类。

医务人员费用＝每分钟劳务费用×医务人员耗时（分钟）

（3）固定资产折旧。根据固定资产性质，按照《医院财务制度》规定的年限，一般采用平均年限法计提折旧，计提固定资产折旧不考虑残值。全部或部分由政府补助或社会无偿投入形成的固定资产，其折旧原则上不计入定价成本，但后续支出可以计入定价成本。

（4）设备维保。

一般设备的设备维修费为项目设备折旧成本×（医院上一年度设备维修费/医院上一年度设备折旧成本）

（5）无形资产摊销。无形资产中土地使用权如果已计入地面建筑物价值且无法分离的，随建筑物计提折旧。专利权等其他无形资产，有明确受益期限的按受益年限分摊，未明确受益年限的按不低于10年摊销。

（二）间接成本

间接成本是指开展医疗服务活动时发生的不能直接计入的，需要按照一定原则和标准分配计入的各种耗费。

核算医疗服务项目单位间接成本。

项目单位间接成本＝项目单位直接成本×（项目所在直接成本科室上一年度的间接成本/项目所在直接成本科室上一年度的直接成本）

（三）成本核算在新增医疗服务项目自主定价中的应用举例

项目名称：折叠式人工玻璃体球囊植入术的成本测算。项目内涵：角膜缘后4mm制备长约5mm的巩膜切口，植入器植入折叠式人工玻璃体球囊，球囊内注入硅油，结扎固定球囊引流阀于巩膜壁，粘弹剂注入前房成形，缝合切口，消毒纱布包眼。不含玻璃体切割术。除外内容：眼用手术硅油、折叠式人工玻璃体球囊、粘弹剂（医用透明质酸钠）。计价单位：次。

项目成本测算时，应注意以下事项：

1. 界定成本边界。符合项目内涵、除外内容、计价单位、说明等，本项目内涵中不含“玻璃体切割术”，因此在成本测算中不能将切割术相关成本计入。除外内容中列出的耗材不得再重复纳入项目测算成本，如本项目的折叠式人工玻璃体球囊等。

2. 梳理临床路径。对项目必须涉及的耗材、设备、人员数量及操作小时数、水电气等按实际用量填写，对提供的单价参考采购发票、合同、中标通知书等，保证真实性。

3. 依据成本测算拟定的价格。将医院运行成本、患者负担水平和医保基金承受能力等因素结合起来，并保持价格的相对稳定。

本项目成本测算包括以下几个方面：

1. 卫生材料费（含试剂）。卫生材料每人次摊销金额 = 单价 × 每人次用量

卫生材料单价参考采购发票、合同、中标通知书等，每人次用量根据临床计算或预估数据（见表 10－3）。

表 10－3　　新增医疗服务价格项目卫生材料费成本测算（示例）

序号	卫生材料费（含试剂）	计价单位	单价（元）	每人次用量	每人次摊销金额（元）
1	一次性使用注射器	个	0.43	2	0.86
2	一次性使用静脉输液针	支	0.21	2	0.42
3	一次性使用灭菌橡胶外科手套	双	2.45	4	9.80
4	眼科手术专用贴膜	张	5.9	1	5.90
5	医用敷巾	张	4.6	2	9.20
6	粘贴伤口辅料	张	1.36	1	1.36
7	一次性使用医用手术衣	件	9	4	36.00
8	医用纱布块	片	0.54	10	5.40
	小计				68.94

2. 低值易耗品。每人次摊销金额 = （单价/使用寿命） × 每人次用量

耗材单价参考采购发票、合同、中标通知书等，使用寿命参考使用说明书、临床应用经验值等，每人次用量按照临床计算或预估数据（见表 10－4）。

表 10－4　　新增医疗服务价格项目低值易耗品成本测算（示例）

序号	低值易耗品（非一次性用品）	单位	单价（元）	使用寿命（次）	每人次用量	每人次摊销金额（元）
1	折叠式人工玻璃体植入器	个	5000	10	1	500.00
2	耐高温塑料盒＋硅胶垫	套	212.8	30	1	7.09
3	开睑器	把	142.88	30	1	4.76
4	眼用显微持针钳	把	288.04	30	2	19.20
5	眼科镊	把	29.6	30	2	1.97
6	眼科镊	把	3900	30	1	130.00
7	眼用剪（手柄）	把	1920	30	1	64.00
8	玻切手术镜片包	套	3200	30	1	106.67
9	75%酒精	瓶	40	50	1	0.80
10	0.5%活力碘	瓶	3.18	5	1	0.64
11	速干手消毒液	瓶	6.21	5	1	1.24
	小计					836.38

3. 水电气消耗。每人次摊销金额＝单价×每人次用量

单价参考属地标准，每人次用量按该项目所用设备的功率、时长等估算得出（见表 10－5）。

表 10－5　　新增医疗服务价格项目水电气消耗成本测算（示例）

序号	水电气消耗	单位	单价（元）	每人次用量	每人次摊销金额（元）
1	电	度	0.85	1	0.85
2	水	吨	3.49	0.5	1.75
3	气				
	小计				2.60

4. 人员劳务成本。劳务成本＝操作人数×操作小时数×每小时工资标准

每小时工资的计算标准＝上一年度每类人员薪酬成本/每类人员数量/每年工作日总数/每日工作小时数

根据临床数据估计，该项目操作的时长一般在 2～3 小时，考虑到患者的负担水平及医保基金承受能力，结合临床意见，将测算成本中的手术总时长在合理范围内压缩至 1.5 小时（见表 10－6）。

表 10－6　　新增医疗服务价格项目劳务成本测算（示例）

序号	劳务成本	操作小时	每小时工资（元）	操作人数	每人次摊销金额（元）
1	主任医师	0.5	590	1	295.14
2	副主任医师	1	385	1	384.58
3	主治医师	1.5	228	1	342.07
4	护士	1.5	145	1	217.67
	小计				1239.45

5. 设备折旧费。每人次摊销金额＝（单价/使用寿命）×人均占用时间

设备单价参考资产账、合同、发票或者中标通知书等，使用寿命＝年工作日数×每日工作小时数×设备折旧年限，人均占用时间参考临床数据（见表 10－7）。

表 10－7　　新增医疗服务价格项目设备折旧费测算（示例）

序号	设备折旧费	单位	单价（元）	使用寿命（小时）	人均占用时间（小时）	每人次摊销金额（元）
1	手术床	床	9500	11904	1.5	1.20
2	显微镜	台	840000	11904	1.5	105.85
3	玻切手术系统	台	1150000	11904	1	96.61
	小计					203.65

6. 设备维修费。设备维修费＝项目设备折旧总金额×（上一年度设备维修费/上一年度设备折旧费）。该项目的设备维修费由此计算为 45.07 元。

7. 间接费用。间接费用＝前六部分成本总和×（上一年度科室间接成本/科室总成本）

该项目的间接费用由此计算为 361.86 元。

8. 财政补助。若有，测算项目成本应减去这部分费用。最后得出本项目的成本测算结果，本项目的成本为 2761.43 元。

四、制剂成本测算和自主定价

自制制剂，是医院根据临床需要经属地相关部门批准而配制（医院配制制剂，应当经所在地省、自治区、直辖市人民政府药品监督管理部门批准，取得制剂许可证）、自用（医院配制的制剂不得在市场上销售）的固定处方制剂。根据属地相关文件精神，医院制剂最高零售价格按保本微利原则制定或调整。

最高零售价格＝制造成本×（1＋成本利润率）

（一）制造成本

医院配制制剂，应当按经核准的工艺进行，所需原料、辅料和包装材料等应符合药用要求。

1. 材料费：指制剂投料中的原料、辅料等项的合计费用。

原材料损耗率：中药最高不超过20%；化学药品和生物制品等最高不超过5%，原材料的实际用量在规定损耗率的范围内据实计算。

2. 包装费：指制剂内外使用的各种包装费用。

3. 综合费用：指医疗机构在计算制剂成本时应计入的燃料动力费、水电费、工资及附加、固定资产折旧费、药物检验费、新制剂研制费及其他费用等。

综合费用占制造成本的比例应严格控制在合理水平以内。

（二）成本利润率

最高零售价格 = 制造成本 ×（1 + 成本利润率），根据属地相关文件精神，成本利润率为5%。

（三）成本核算在某中药制剂自主定价中的应用举例

1. 原辅料、包装材料按合理实际用量和购进价格，核算到制剂品种成本，本制剂的原辅料总计7.36元，包装材料为3.4元；

2. 人工费，按各组实际生产人员占制剂部门总人数比例，将制剂部门总工资及福利费用分摊至各生产小组，再按各组该年度制剂成品入库数量核实耗用总工时，将直接人工费用分摊到每工时，然后再以各制剂品种生产耗用工时来分摊到各品种成本。在此基础上计算的本制剂的人工费用 = 单位耗用工时 × 每工时费用，人工费用为15.1元；

3. 燃料动力费，制造费用、其他支出，按各组实际生产人员人数占生产部门总人数的比例来分摊制剂部门该总费用，再按各组该年度制剂成本入库数量核实生产耗用总工时，将费用分摊到每工时，然后将费用以各制剂品种生产耗用工时分摊到各制剂品种成本。燃气动力费为2.25元，折旧费为10.11元，场地租赁费1.49元，维修费0.18元，其他支出5.96元。

4. 制造成本合计45.85元，建议零售价 = 制造成本 ×（1 +5%） =48.15（元）

五、试行期项目执行情况和实际运行成本监测

立项试行的新增和修订医疗服务价格项目，在试行期内由各医院按规定自主制定试行价格，并将自主制定的试行价格报上级主管部门备查。

医院必须严格执行明码标价规定，在门诊部、住院部的显著位置通过电子触摸屏、显示屏等设备，公示新增和修订医疗服务项目名称、编码、内涵、计价单位、除外内容、说明和价格等内容，并在提供医疗服务过程中履行告知义务，保障患者知情权和选择权。

1. 在试行期内医院对新增医疗服务价格项目进行监测，严格督促相关医疗执行科室落实价格政策，研究、发现问题并及时纠正、上报。

2. 对试行期内实际运行成本与试行价格成本差异较大的，要深入临床研究，问题属实的医院可在转正申请时提出，一般在试行期届满6个月之前，将试行期内的项目执行情况和实际运行成本报上级主管部门。

六、转正项目的成本调查与监审资料提供

医疗服务定价成本监审指的是医疗保障行政部门的成本调查监审机构在审核医院为开展医疗服务及其辅助活动所发生的社会平均合理费用的基础上，核定医疗服务定价成本的行为。

根据属地相关文件规定，医疗服务定价成本监审应遵循下列原则：(1) 合法性原则。计入定价成本的费用，应当符合有关法律、法规和国家统一的会计制度规定。(2) 相关性原则。计入定价成本的费用，应当与医疗服务过程直接相关或间接相关。(3) 合理性原则。计入定价成本的费用应当反映医疗服务的正常需要，并按照合理的方法和标准核算；影响定价成本水平的主要技术、经济指标应当符合行业标准或公允水平。(4) 权责发生制原则。凡属当期的成本费用，不论款项是否支付，均应计入当期定价成本；凡不属于当期的成本费用，即使款项已经支付，也不能计入当期定价成本。

医疗服务定价成本监审，应当以经会计师事务所或审计部门审计（审核）的年度财务会计报告和经财政部门审核批复的医院年度财务决算报告，以及手续齐全的原始凭证、账册等真实、准确的资料为基础，对医疗服务成本合理归集、分配、审核，核定定价成本。

七、转正项目成本核定与正式价格制定

根据《中共中央 国务院关于深化医疗保障制度改革的意见》（中发〔2020〕5号）、《国家医保局 国家卫生健康委 财政部 市场监管总局印发关于做好当前医疗服务价格动态调整工作的意见的通知》（医保发〔2019〕79号）等文件规定和要求，省卫健委和省医保局对各医院提交的关于新增医疗服务价格项目成本监审的相关资

料进行初审、公示、成本调查、发文等政府制定价格程序，最终确定医疗服务项目的正式价格。

医院采用机构官网、电子触摸屏、电子显示屏、公示栏、公示牌、价目表等方式，在服务场所如门诊部、住院部的显著位置公示医疗服务项目的项目名称、编码、内涵、计价单位、除外内容、说明和价格等内容，并在提供医疗服务过程中履行告知义务，保障患者的查询权和知情权；价格发生变动时，要及时调整公示内容。要在服务场所显著位置公布本单位价格咨询、投诉电话，保障患者知情权和选择权。

第十一章　DRG/DIP 成本核算在医保支付改革中的应用场景

第一节　DRG 成本在 DRG 支付标准制定中的应用

DRG 支付标准等于 DRG 相对权重乘以基础费率，确定相对权重是 DRG 付费改革的关键环节。相对权重的准确性很大程度上决定了 DRG 支付系统的有效性和公平性：如果相对权重值偏高，难以刺激医院通过改善治疗方法而提高效率；反之，如果相对权重值偏低，医院可能会牺牲医疗质量来降低医疗成本。因此，高质量、准确的成本核算体系是测算出精准的相对权重的基础。

一、欧美国家 DRG 相对权重对成本数据的应用

在相对权重计算方法方面：丹麦和荷兰等国家采用自下而上成本分摊方法计算 DRG 相对权重。首先将间接成本中心分摊到直接成本中心，再根据患者治疗期间的实际服务量自下而上进行分摊，求出患者每类型医疗服务的实际成本，最后将患者各类型医疗服务成本进行汇总获得患者成本，进而求得 DRG 相对权重。英国和法国多采用自上而下成本分摊法计算 DRG 相对权重，即根据标准服务量自上而下进行分摊，最终获得平均每个患者每类型医疗服务的成本，最后汇总获得患者成本进而计算 DRG 相对权重。2005 年，美国医保支付咨询委员会建议采用费用成本转化法来计算 DRG 相对权重，即假设医院各个成本中心的成本与费用的比值固定，通过医院每年上交的成本报告获得各成本中心的成本—费用比，利用这个比值将患者各类型医疗费用转变为成本，进而衍生出了基于成本的 DRG 相对权重。

DRG 相对权重的计算需要对 DRG 成本补偿的范围进行界定，成本补偿范围的

差异必然会导致DRG相对权重的差异。由于欧美各国医疗卫生体系以及医院成本结构的差异，对医院成本补偿的范围也不尽相同。美国对医师服务成本和医院服务成本实行分开独立支付，而欧洲国家则将二者打包支付，便于医院合理配置和使用医师资源。对教学、培训和科研费用的补偿，除了美国因各州情况不同而不同外，其他国家均不包含在DRG补偿范围内。此外，一些国家还将昂贵的药品、材料成本以及资本成本也排除在DRG成本补偿范围之外，如法国、德国、瑞典、美国等将昂贵药品、材料成本排除在DRG成本范围之外，奥地利、芬兰、荷兰等将资本成本排除在DRG成本范围之外。

从世界各国推进DRG的情况来看，特别是实行按DRG付费改革的欧美国家，在确定相对权重时多从成本核算角度出发，基于患者住院期间所消耗的医疗服务成本数据。即对DRG分组支付标准的确定均是以所有医院住院患者平均治疗成本为依据，在此基础上考虑市场因素或政策因素对不同服务成本的影响而进行权重调整。基于此计算的DRG权重是成本权重，也能够较为准确地反映疾病复杂度难度和资源消耗的差异。

二、我国DRG相对权重对成本数据的应用

20世纪90年代以来，我国也陆续开始了DRG的研究与应用。经过20余年的发展，陆续形成了四个主流权威版本，分别为北京医疗保险协会的BJ－DRG、国家卫生健康委医政医管局和北京市卫生健康委信息中心联合制定的CN－DRG、国家卫生健康委基层卫生司的CR－DRG以及国家卫生健康委卫生发展研究中心的C－DRG。这些DRG版本的使用目的和适用范围各有所侧重，其中，BJ－DRG侧重于费用支付和医保管理，CN－DRG侧重于医疗服务的绩效评价和质量监管，CR－DRG反映基层疾病谱的特点且适用于新农合和城乡居民的支付管理，C－DRG覆盖全疾病谱且相对较为完善。四个主流版本DRG在相对权重的确定方法上也不尽相同，C－DRG依托《全国医疗服务成本与价格监测与研究网络》覆盖的1400余家医疗机构的病案首页数据、费用和成本数据，以成本数据为基础，计算出每一个DRG组的相对权重；以住院时间为衡量标准，依据平均住院日计算出每个DRG组的住院日上限和下限，并计算出平均相对权重、上限相对权重和下限相对权重。而BJ－DRG、CN－DRG和CR－DRG主要还是采用医疗费用数据来计算基础权重。

在上述四个主流DRG版本基础之上，2019年10月，国家医保局制定并发布了《国家医疗保险DRG分组与付费技术规范》和《国家医疗保障DRG（CHS－DRG）分组方案》（医保办发〔2019〕36号），标志着CHS－DRG成为全国医保部门实行

DRG 付费的唯一标准。CHS－DRG 基础权重的计算公式如下：某 DRG 权重＝该 DRG 中病例的例均费用÷所有病例的例均费用。鉴于目前我国医疗成本数据尚不完整，CHS－DRG 主要采用医疗费用历史数据法来计算基础权重，根据前 3 年历史费用数据按 7∶2∶1 的比例加权计算 DRG 病组的例均费用。同时，为了解决历史医疗费用不能真实反映医疗服务的成本结构问题，CHS－DRG 提出采用作业成本法对历史费用均值进行调整，即按照医疗服务的过程，将住院费用按“医疗”“护理”“医技”“药耗（药品耗材）”“管理”分为 5 类，对照国际住院费用不同部分的成本结构，参考临床路径或专家意见确定每个 DRG 各部分比例，进行内部结构调整，提高 DRG 权重中反映医务人员劳动价值部分比例，并相对降低物耗部分比例，然后再使用调整后的费用均值计算 DRG 权重值，因而能比历史数据法更好地反映出医疗服务的真实成本结构，以实现医保的政策目标。

由于 DRG 病组成本核算是一项复杂而艰巨的工作，它需以医疗服务项目成本核算数据支撑，而医疗服务项目成本数据分摊需依赖于科室项目作业信息，包括人员、设备、物资、时间等资源消耗在每项医疗服务作业中的配置，数据量庞大，成本数据核算质量难以保证。国内全面开展 DRG 病组成本核算的医疗机构为数不多，成本核算样本数据量小，核算方法不统一，缺乏社会公允性，难以满足医保付费制度改革的需要；成本核算数据精确度较差，科室名称混乱、人员信息更新不及时、间接成本分摊缺乏科学标准等问题的存在，导致目前的成本数据实用性较差。因此，虽然我国在 DRG 的研究与应用中也有过利用成本数据为基础计算 DRG 相对权重的尝试（C－DRG 版本），但当前作为官方版本的 CHS－DRG 还是选择了基于费用信息计算 DRG 权重，而非成本权重。

为解决成本核算方法不统一的问题，2021 年 2 月，国家卫生健康委会同国家中医药管理局联合发布了《关于印发公立医院成本核算规范的通知》，进一步规范了公立医院成本核算工作，其中对 DRG 成本核算的定义与方法进行了专门规定，为今后医疗机构开展 DRG 成本核算的推广与规范打下坚实基础。为服务当前医院的医疗服务定价、支付方式改革等需要，财政部也于 2021 年 6 月出台了《事业单位成本核算具体指引——公立医院（征求意见稿）》，在传统的科室、诊次和床日成本核算基础上，专门增加了医疗服务项目成本核算、病种成本核算、DRG 成本核算等内容，明确相关概念，提供多种应用较为广泛的核算方法，为医院满足改革需要提供保障。相信在相关部门的规范和指引下，国内医疗机构开展 DRG 病种成本核算的范围及成本信息质量也会不断提高，医保支付改革以成本信息为基础确定 DRG 权重也一定指日可待。

第二节　DRG 成本在 DRG 支付标准调整中的应用

一、DRG 权重及支付标准是一个不断调整且存在博弈的过程

2017 年，国务院办公厅印发《关于进一步深化基本医疗保险支付方式改革的指导意见》（国办发〔2017〕55 号），明确指出："建立健全医保经办机构与医疗机构间公开平等的谈判协商机制、'结余留用、合理超支分担'的激励和风险分担机制，提高医疗机构自我管理的积极性。"基于"谈判协商机制"，医保制定 DRG 支付标准的流程大致可以划分三个阶段：第一阶段，医保部门通过分组系统工具，计算出全部 DRG 组的权重和费率后，先行组织各学科领域的医学专家对疾病诊治的费用进行讨论，形成医保方初始的支付标准意见；第二阶段，医保方将初始分组方案及支付标准面向各级医疗机构征求意见，院方结合医院历史费用及病种成本情况，对认为不合理的 DRG 组权重及支付标准提出修改意见，并向医保部门进行反馈；第三阶段，医保部门综合各家医疗机构的意见，充分考虑当地医保基金预算水平、医疗技术水平、医疗成本、政策导向、倾斜扶持等因素，最终决定 DRG 组的权重及支付标准。DRG 权重和支付标准确定并实施后，不是一成不变，必然会随着支付进程中实际运行效果、医保政策导向进行动态调整。

正是因为医保支付标准的制定存在"谈判协商"和"动态调整"，因此在各 DRG 组权重和支付标准的制定与调整时就会存在医保方与医疗机构间的博弈。可以发现，双方对于疾病诊疗成本的信息不均衡和双方立场不一致导致了对权重与支付标准认定的差异，因此博弈和谈判定价的基础正是每个 DRG 组在医院实际消耗的成本。

二、医保部门在支付标准调整时对 DRG 成本的应用

由于支付改革前医疗费用结构存在不合理，不能准确反映医疗服务成本结构，用医疗费用而不是医疗成本计算 DRG 相对权重，直接影响了权重对医疗服务价值的表达。因此，医保部门为解决医疗费用支出与成本之间的矛盾，同时体现医保政策的导向性，即通过提供提高疑难重症 DRG 组的权重值，降低轻症 DRG 组的权重值，引导三级医院提高服务能力，积极收治疑难重症，主动将常见病、多发病转诊

至下级医院或社区医院诊治，会在保持总权重不变的前提下对不同 DRG 组的权重进行调整。在调整方法上，主要是依据资源消耗结构调整，保持总权重不变，以资源为焦点重新进行成本的归属，统一出院病人费用明细项目，将费用归集到医疗、护理、医技、药品与耗材管理 5 类，根据合理的成本构成调整住院医疗费用，使用调整后的住院医疗费用计算各 DRG 组的权重。

虽然从短期来看，医保部门可通过历史费用水平、基于资源消耗结构调整后的住院医疗费用等作为支付标准的基础，同时每年根据实际医疗费用进行重新测算和调整，有利于有效的抑制过度医疗，防范医保基金“穿底”的风险。但由于医保支付标准与医院实际成本间的差异，医院以小于支付标准的成本进行诊疗才能获得收益，以高于支付标准的成本进行诊疗就会面临亏损，所以就会形成医院选择缩减医疗的动机，即更先进的医疗技术、较高成本与更高质量的治疗方案不会再被医院使用。患者可能得不到最先进的治疗技术、得不到最优良的医疗服务，不利于患者的健康权益和医疗技术的发展，这也是医保部门不愿意看到的现象。

因此，从长期来看，医保部门应着力推动各医疗机构建立健全基于 DRG 分组的成本核算体系，在统计统筹地区内各级医疗机构各 DRG 组医疗成本的基础上，测算出每一 DRG 组的不同级别不同类型医院平均成本，并以此制定和调整不同支付模式下的基准付费标准。同时，根据医疗机构级别制定不同医疗机构支付标准的调节系数，使支付标准更能贴合医院运行实际。基于 DRG 分组的成本管控体系，可以比较科学地计量、反映医院、学科及 DRG 组的实际运行成本及盈亏情况，有助于全面客观评价公立医院运行效果效能；开展 DRG 成本与支付标准关系的研究探讨，推动区域内医疗机构 DRG 成本管理工作协同与合作，开展市域内大样本 DRG 成本与支付标准关系及其变化趋势监测，建立基于成本和学科发展的、以 DRG 为核心的支付标准动态调整机制，并根据政策实施的效果进行不断调整和完善。

三、基于 DRG 成本的医保支付标准协商谈判——医疗机构视角

为了能在与医保支付标准协商谈判中“有理有据”，医疗机构应当完善医院成本核算体系，开展医疗服务项目成本、病种成本和 DRG 成本核算，按照“谁受益、谁负担”原则，归集和分配各项成本费用，使医疗收入和为取得收入的成本费用相配比，以确定项目、病组和 DRG 盈亏。通过医院之间、病组之间的横向、纵向比较，精准分析病组成本合理定价区间、成本结构变化，作为与医保部门协商谈判的重要依据。通过 DRG 成本分析、盈亏分析，确定医疗服务正常开展所达到的保本

点业务量和保本收入总额，为医保及其他政府相关部门了解医疗服务资源消耗实际状况，构建科学合理的医保支付标准及动态调整机制，合理补偿医疗成本、提高资源利用效率提供参考。基于 DRG 成本核算及分析，对运行成本远高于 DRG 付费标准的病种，应当联合同类型医疗机构、卫生行政管理部门、医学会（医师协会）、医联体等力量，与医保付费政策制定方进行沟通、谈判，对 DRG 组测算权重难以体现医疗难度与医疗风险、难以弥补真实医疗运行成本的部分 DRG 组权重申请进行调整增加。

综上所述，为了提高 DRG 支付标准的合理性，促进医保基金的合理支付，减少医保方和医疗机构间不必要的讨价还价博弈，降低医疗机构“缩减医疗”的风险，应做到以下几点：一是以 DRG 成本信息为基础，健全 DRG 支付标准确定和调整机制，使支付权重真正体现医疗价值；二是医保部门和医疗机构双方都应提高信息的透明度，医保部门应尽可能公开医保预算总额的分配方式、支付标准确定方式及回款等信息，医疗机构应向医保部门提供真实、可靠的成本信息；三是进一步促进医疗市场的同质性，以公开的临床路径来促进医疗市场供给主体行为的规范性，不断提高竞争性以促进挤压虚高的成本；四是建立健全定期协商与动态管理机制，畅通医保部门与医疗机构间的沟通协商渠道，及时对不合理的 DRG 病组分组和支付标准进行动态调整。

第三节　DRG 成本在 DRG 支付标准调整中的应用场景

基于医保支付标准的协商谈判和动态调整机制，医疗机构应用 DRG 成本数据向医保经办机构申请调整支付标准可大致划分为以下步骤：一是根据医院病例的 DRG 入组情况，核算出每一病组的成本；二是将 DRG 病组成本与医保局公布的支付标准进行对比，重点关注入组的病例数量多且成本与支付标准差异大的病组；三是对重点病组，剖析其主要成本构成，组织院内讨论与调研，与临床科室共同分析成本有无可压缩空间；四是对于确实因临床诊疗需要，与支付标准差异大且成本压缩空间有限的病组，组织临床专家结合临床诊疗实际提出专业建议；五是将核算的 DRG 成本与临床专家的专业意见相结合，形成医院关于 DRG 支付标准的调整建议，并通过书面报告、座谈会汇报等形式向医保局提出调整支付标准的申请。

［例 11－1］ WH 市是 30 个 DRG 付费国家试点城市之一，该市医保部门在历史

费用测算的基础之上公布了 DRG 初期分组方案与支付标准，并向医疗机构征集意见。××医院在收到初期分组方案与支付标准后，迅速在全院范围内公布并征求临床科室意见。同时，将 DRG 成本与支付标准进行对标，对于成本与支付标准差异大且入组病例数多的病组，与相关科室进行重点沟通，并组织相关科室主任、专家参加与医保部门的论证沟通会。最后结合 DRG 成本核算结果与搜集到的临床专家意见，医院向 WH 市医保部门提交了关于 DRG 支付标准的修改建议。根据 WH 市医保局之后正式公布的《WH 市基本医疗保险按疾病诊断相关分组（DRG）细分组方案（1.0 版）》，医院申请调整支付标准的部分病组，WH 市医保部门对其权重进行了调整。如“IT21 慢性炎症性肌肉骨骼结缔组织疾患，伴有严重并发症与合并症”病组：通过将该 DRG 病组的成本与医保部门初期的支付标准进行对比，发现成本超支严重，经与收治该病组病例较多的风湿免疫科与中医科沟通，临床专家反映：系统性红斑狼疮伴有严重并发症（狼疮肾炎、狼疮脑、血液系统损害）患者，治疗手段有限，除了激素外，往往会选用丙种球蛋白冲击治疗或者使用免疫吸附治疗，这两种治疗手段花费较多，如支付标准严重偏低，不利于重症患者的救治。基于该 DRG 组实际成本与专家意见，医院向医保部门提交了支付标准调整建议。在正式发布的分组方案与支付标准中，医保局将该 DRG 病组的权重由 0.98 调高至 1.4，支付标准与病组成本之间的差距缩小。调整前后情况如表 11－1 所示。

表 11－1　××医院 IT21 DRG 组 2019 年成本与支付标准对比情况表

DRG 病组	入组病例数	平均成本（元）	调整前权重	调整前支付标准（元）	调整前盈亏（元）	调整后权重	调整后支付标准（元）	调整后盈亏（元）
慢性炎症性肌肉骨骼结缔组织疾患，伴严重并发症或合并症	414	19955.25	0.98	11995	－7960.25	1.4	17500	－2455.25

通过表 11－1 可以看出，该 DRG 组在支付标准调整后亏损金额有所减少，有望通过进一步的成本控制，实现盈亏基本平衡。

第十二章　数据治理在医院成本核算中的应用场景

第一节　医院成本数据治理的意义与内容

一、医院成本数据治理的意义

伴随着信息技术的不断推进，数字技术已全面融入医院管理的方方面面。医院HIS、HRP、供应链、OA等多种系统的应用，导致医院数据的种类和数量急剧增加。医院信息系统之间互联、互通、互操作的需求越来越显现，对跨部门、跨职能领域的协作提出了更高的要求。海量的数据、复杂的数据环境、潜在的数据质量缺陷阻碍了医院数据的深度利用。为了使庞大的医院数据发挥更大的价值，医院必须着眼于数据治理和综合利用，通过数据驱动业务创新，提高管理水平。

日常工作中，我们经常会遇到这样的场景：医院人事处提供了全院人数和财务处信息系统中的人数无法匹配上；科室申报设备采购时录入的设备名称与最终办理入库的设备名称不同；上级主管部门要求上报的报表中口径不同；各级医院计算同一指标的公式不同。这样的数据应用困境随处而见。

随着DRG/DIP支付改革的深入，卫生健康委、医保、医院、商保等多部门出台多项政策，频繁提到数据利用、数据标准、首页数据或与之相关的指标体系，对加大协作联动，统一数据标准，实现部门之间数据共享共用起到积极推动作用。精细化成本核算的基础是准确、精准的成本基础数据。对于医院来说，成本核算数据治理是真实准确反映成本核算的基础。

二、医院成本数据治理的内容

IBM认为，数据治理是根据企业的数据管控政策，利用组织人员、流程和技术的相互协作，使企业能将“数据作为资产”来管理和应用。

医院成本的基础数据治理是一套完整的体系，医院通过成本数据标准的制度、成本数据组织和成本数据管控流程的建立健全，对成本数据进行全面、统一、高效的管理。它是围绕成本数据展开的系列工作，以实现精准化成本管理为目标，是成本数据管理技术、过程、标准和政策的集合。

医院成本数据治理包括五个关键要素：明确成本数据治理的目标，组建数据治理组织机构，建立成本数据管控制度，运用先进的信息技术与工具，制定数据标准。

一般来说，一种数据类型通常包含众多属性，以满足各业务的要求。在医院成本核算的过程中，需要使用的基础数据类型及其内容，如表12－1所示。

表12－1　　成本核算常用的基础数据及其内容

类型	数据内容
财务数据	会计科目的基本信息，如会计科目编码、会计科目名称等
组织机构数据	组织机构的基本信息，如核算单元编码、核算单元名称、资产编码、资产单元名称
医疗服务项目数据	医疗服务项目基本信息，如医疗服务项目编码、名称、计价单位、价格等
人员数据	人员基本信息，如人员编码、姓名、核算单元、考勤单元、职称、身份证号等
设备数据	设备基本信息，如类别编码、类别名称、设备编码、设备名称、规格、使用年限等
材料数据	材料基本信息，如类别编码、类别名称、材料编码、名称、规格型号、计量单位等
房屋数据	房屋基本信息，如房屋名称、面积等

成本基础数据治理过程中，需要具有对医院成本数据理解并富有经验的工作人员，经过“判断成本数据来源—数据属性识别—数据对照—数据采集—数据效验”五个步骤确保成本数据质量。例如，全院的材料成本数据在医院不同的信息化系统均有涉及，哪个信息化系统的材料数据可以和医疗服务项目收入的数据匹配，医疗服务项目中又包括了哪些不可收费的卫生材料，这些问题都会影响医院项目成本核算的准确性。因此做好数据治理是成本核算的第一步。

第二节　基于 DRG 付费体系的医院收费分类对照

一、DRG 付费体系下医疗服务项目分类对照的政策依据

全国医疗服务价格项目规范、属地医疗服务价格手册、会计制度、医疗收费票据、病案首页和医保基金结算清单等有关费用分类归集信息较为分散、无统一对照规则。开展医疗服务项目分类对照工作，建立医疗服务价格项目、医疗收费票据费用分类、医疗收入会计科目、医保基金结算清单、病案首页费用分类之间的映射关系，为病案首页费用统计、医保结算、医疗收费票据开具、财务分析等提供口径统一的费用分类标准，是加快推进医保 DRG 付费的基础工作之一。

《国家医疗保障局办公室关于印发按疾病诊断相关分组（DRG）付费医疗保障经办管理规程（试行）的通知》（医保发〔2021〕23 号）指出：数据采集是制定 DRG 付费分组方案、预算支付标准、结算、审核、稽核等工作的基础。按照 DRG 付费要求，要做好国家医疗保障信息业务编码标准的贯标应用工作，统一使用医保疾病诊断和手术操作、医疗服务项目、药品、医用耗材等信息业务编码标准。2020 年 1 月全国医疗保障工作会议强调，要深入推进 DRG 试点，完善医保支付制度。《国家医疗保障局关于印发医疗保障标准化工作指导意见的通知》（医保发〔2019〕39 号）要求："形成与医疗保障改革发展相适应的标准化体系，到 2020 年，逐步实现疾病诊断和手术操作等 15 项信息业务编码标准的落地使用。'十四五'期间，形成全国医疗保障标准清单。前期结合《全国医疗服务价格项目规范》，重点开展医保疾病诊断和手术操作、医疗服务项目、药品、医用耗材信息业务编码标准的测试使用。"

《关于印发疾病诊断相关分组（DRG）付费国家试点技术规范和分组方案的通知》（医保办发〔2019〕36 号）要求："各试点城市要按照《国家医疗保障局关于印发医疗保障标准化工作指导意见的通知》（医保发〔2019〕39 号）和《国家医疗保障局关于印发医疗保障定点医疗机构等信息业务编码规则和方法的通知》（医保发〔2019〕55 号）要求，统一使用医保疾病诊断和手术操作、医疗服务项目、药品、医用耗材、医保结算清单等 5 项信息业务编码标准。试点城市医保经办机构应建立信息业务编码标准维护团队，开展医保信息系统数据库动态维护、编码映射

和有关接口改造等工作，推进信息业务编码标准落地应用，在全国使用‘通用语言’。通过医保结算清单采集医疗机构有关数据。各试点城市要加快推进与DRG付费国家试点有关的信息系统改造工作，完善方案设计、招标、采购、部署等重点环节的实施和监督，提高数据管理能力。”

医院医疗服务项目分类对照的依据包括：《全国医疗服务价格项目规范》（2012年版）、属地医疗服务价格手册、《关于印发疾病诊断相关分组（DRG）付费国家试点技术规范和分组方案的通知》（医保办发〔2019〕36号）、《关于印发医院执行〈政府会计制度——行政事业单位会计科目和报表〉的补充规定和衔接规定的通知》（财会〔2018〕24号）、《医疗收费票据使用管理办法》（财综〔2012〕73号）、《关于全面推行医疗收费电子票据管理改革的通知》（财综〔2019〕29号）、《卫生部关于修订住院病案首页的通知》（卫医政发〔2011〕84号）、《国家医疗保障局关于印发医疗保障定点医疗机构等信息业务编码规则和方法的通知》（医保发〔2019〕55号）（见表12－2）。

表12－2　　医院进行医疗服务项目分类对照的政策依据

政策文件	医疗服务项目分类对照
《全国医疗服务价格项目规范》（2012年版）或属地医疗服务价格手册	医疗服务价格项目分为综合、诊断、治疗、康复、辅助操作和中医六大类，具体包括综合医疗服务、病理学诊断、实验室诊断、影像学诊断、临床诊断、临床手术治疗、临床非手术治疗、临床物理治疗、康复医疗、辅助操作和中医等，规定了编码、项目名称、项目内涵、除外、计价单位、价格、说明
《关于印发医院执行〈政府会计制度——行政事业单位会计科目和报表〉的补充规定和衔接规定的通知》（财会〔2018〕24号）	医院应在“事业收入/医疗收入”设置以下明细科目： （1）“门急诊收入”科目，下设“挂号收入、诊察收入、检查收入、化验收入、治疗收入、手术收入、卫生材料收入、药品收入、其他门急诊收入”明细科目。 （2）“住院收入”科目，下设“床位收入、诊察收入、检查收入、化验收入、治疗收入、手术收入、护理收入、卫生材料收入、药品收入、其他住院收入”明细科目
《医疗收费票据使用管理办法》（财综〔2012〕73号）	医院为患者提供门急诊等医疗服务取得医疗收入，应使用门诊收费票据：诊察费、检查费、化验费、治疗费、手术费、卫生材料费、药品费、药事服务费、其他门诊收费；为住院患者提供医疗服务所取得医疗收入，应使用住院收费票据：床位费、诊察费、检查费、化验费、治疗费、手术费、护理费、卫生材料费、药品费、药事服务费、其他住院收费

续表

政策文件	医疗服务项目分类对照
《关于全面推行医疗收费电子票据管理改革的通知》（财综〔2019〕29号）	医疗门诊收费票据填列收费项目包括诊察费、检查费、化验费、治疗费、手术费、卫生材料费、西药费、中药饮片、中成药费、挂号费，以及《政府会计制度》和《医院执行〈政府会计制度——行政事业单位会计科目和报表〉的补充规定》（财会〔2018〕24号）所列其他门急诊收费项目；医疗住院收费票据填列收费项目包括床位费、诊察费、检查费、化验费、治疗费、手术费、护理费、卫生材料费、西药费、中药饮片、中成药费、一般诊疗费，以及《政府会计制度》和《医院执行〈政府会计制度——行政事业单位会计科目和报表〉的补充规定》所列其他住院收费项目
《卫生部关于修订住院病案首页的通知》（卫医政发〔2011〕84号）	住院病案首页填写住院费用总费用，分类明细包括：1. 综合医疗服务类：（1）一般医疗服务费；（2）一般治疗操作费；（3）护理费；（4）其他费用。2. 诊断类：（5）病理诊断费；（6）实验室诊断费；（7）影像学诊断费；（8）临床诊断项目费。3. 治疗类：（9）非手术治疗项目费（临床物理治疗费）；（10）手术治疗费（麻醉费：手术费）。4. 康复类：（11）康复费。5. 中医类：（12）中医治疗费。6. 西药类：（13）西药费（抗菌药物费用）。7. 中药类：（14）中成药费；（15）中草药费。8. 血液和血液制品类：（16）血费；（17）白蛋白类制品费；（18）球蛋白类制品费；（19）凝血因子类制品费；（20）细胞因子类制品费。9. 耗材类：（21）检查用一次性医用材料费；（22）治疗用一次性医用材料费；（23）手术用一次性医用材料费。10. 其他类：（24）其他费
《国家医疗保障局关于印发医疗保障定点医疗机构等信息业务编码规则和方法的通知》（医保发〔2019〕55号）	提供医疗服务项目分类与代码、医保医用耗材分类与代码、医保结算清单等15项信息业务编码标准，其中，医疗服务项目分类在《全国医疗服务价格项目规范》（试行2001年版）等规定基础上，参考《全国医疗服务价格项目规范》（2012年版），集中梳理各地制定的医疗服务项目，形成统一标准化分类，包括综合医疗服务类、医技诊疗类、临床诊疗类、中医诊疗类。服务医保结算和费用分析、信息一单集成、助力DRG改革的医保结算清单是医院向医保部门申请医保费用结算时所需提交的数据清单，医保结算清单列示的91项医疗收费信息，包括床位费、诊察费、检查费、化验费、治疗费、手术费、护理费、卫生材料费、西药费、中药饮片费、中成药费、挂号费、其他费，以及医保支付方式（按项目、单病种、按病种分值、DRG、按床日、按人头、其他）等

二、DRG付费体系下医疗服务项目分类对照的目标

当前，我国医疗保障制度改革发展已经从“管基金”进入“建机制”的医保治理新时代，实施DRG付费模式已是不可逆的政策趋势。《国务院办公厅关于推动

公立医院高质量发展的意见》（国办发〔2021〕18号）要求：“推行以按病种付费为主的多元复合式医保支付方式，开展按疾病诊断相关分组付费国家试点。”国家推进DRG付费方式改革具有重要现实意义：首先，按DRG付费是实现医疗服务标准化和管理可度量的重要工具，可以为我国实现医疗服务与医院管理“同质化”提供重要抓手。其次，按DRG付费意味着我国进入质量付费时代，拉开了医保科学定价、战略性购买服务的大幕，能够提升医保精细化管理水平。最后，打造以DRG付费为主的综合付费体系，能够切实发挥医保基金的经济指挥棒作用，引导医疗机构行为转变，促进医疗资源合理配置。这不仅是医保系统内的政策改革，也是“三医联动”下的重要体制机制突破。数据标准化、跨部门的数据共享是推进这种付费体系改革成功实施、有效运行的重要保障。

医疗服务项目分类对照是DRG付费体系下核心数据链上的重要一环，会直接影响上传数据质量。医院医疗服务项目分类对照的目标是制作统一费用类别的分类信息对照表，建立以医疗服务项目为基础的病案首页费用类别、医保结算清单、收费票据和会计收入科目之间的对应关系，为DRG付费体系下医疗服务项目和病种成本核算提供对医疗费用分类按统一归集口径的基础数据。

三、DRG付费体系下完善医疗服务项目分类对照的经验做法

按DRG付费方式下，申报医保的结算数据是以病案首页为基础的，而医院的收入核算与管理基础是以医疗服务价格项目为基础的，为保证医疗费用分类统计的准确性，医院要建立病案首页费用分类和收费价格等费用类别的清晰对照关系。从国家层面来说，目前仍缺乏统一的医疗服务项目分类对照标准。

目前，仅有少数省份对DRG付费体系下医疗服务项目进行了不同程度的探索，例如，《江西关于规范我省病案首页费用填报工作的通知》（赣卫医字〔2016〕44号）制定了该省医疗费用分类标准，附件提供病案首页费用部分说明、病案首页费用分类与医疗服务项目分类对照标准对照表；《广东省卫生计生委办公室关于印发病案首页费用分类与医疗服务医疗服务项目分类对照表的通知》（粤卫办函〔2017〕213号）提供了病案首页费用分类与医疗服务医疗服务项目分类对照表；《北京市卫生健康委员会关于明确部分医疗服务价格项目病案首页分类的通知》（京卫财〔2018〕96号）提供了部分医疗服务价格项目病案首页分类表，列示了医疗服务价格项目对应的病案首页医疗服务项目分类对照（项目医疗服务项目分类对照代码、对应医用材料医疗服务项目分类对照）；《江苏省卫生健康委、省财政厅关于印发医院执行〈政府会计制度——行政事业单位会计科目和报表〉的补充规定的

通知》（苏卫财务〔2019〕2号）以附件形式提供了医疗服务价格项目、医疗服务项目医疗服务项目分类对照与医疗收入会计科目对照表；福建省医保局2019年7月公布的医疗机构医疗服务价格项目及省属公立医院医疗服务价格，统一了属地医院价表的项目编码、财务项目、财务编码、病案项目、病案编码、项目名称、项目内涵、除外内容、计价单位、价格、说明、医保属性。

为统一医院信息分类标准，提高信息质量，加强医院管理，国家卫生健康委财务司于2021年2月18日印发了《关于征求医疗服务价格项目相关分类归集口径意见的函》，参照收费票据管理、政府会计制度、病案首页费用分类提供了附表，将2001版和2012版《全国医疗服务价格项目规范》中医疗服务项目与医疗收费票据费用分类、会计科目和病案首页费用分类进行了对应，形成了"医疗服务价格项目相关分类归集口径（征求意见稿）"，其内容包括《全国医疗服务价格项目规范（2012年版）》9360项、《全国医疗服务价格项目规范》2001年版及2007年版4170项项目编码、项目名称、医疗收费票据费用分类、会计科目名称和编码、病案首页费用分类等（见表12－3）。

表12－3　　医疗服务价格项目相关分类归集口径（征求意见稿）

<table>
<tr><th colspan="2">《全国医疗服务价格项目规范》（2012年版）—9360项</th><th colspan="2">《全国医疗服务价格项目规范》（2001年版及2007年版）—4170项</th><th rowspan="2">医疗收费票据费用分类</th><th colspan="4">会计科目</th><th rowspan="2">病案首页费用分类</th></tr>
<tr><th>项目编码</th><th>项目名称</th><th>项目编码</th><th>项目名称</th><th>科目名称－门诊</th><th>科目编码－门诊</th><th>科目名称－住院</th><th>科目编码－住院</th></tr>
<tr><td>AAAA0001</td><td>普通门诊诊察费</td><td>110200001</td><td>普通门诊诊查费</td><td>诊察费</td><td>诊察收入</td><td>4201010202</td><td>诊察收入</td><td>4201010202</td><td>1. 综合医疗服务类
（1）一般医疗服务费</td></tr>
<tr><td>ABAD0001</td><td>静脉注射</td><td>120400002</td><td>静脉注射</td><td>治疗费</td><td>治疗收入</td><td>4201010205</td><td>治疗收入</td><td>4201010205</td><td>1. 综合医疗服务类
（1）一般治疗操作费</td></tr>
<tr><td>ABCA0001</td><td>静脉输液</td><td>120400006</td><td>静脉输液</td><td>治疗费</td><td>治疗收入</td><td>4201010205</td><td>治疗收入</td><td>4201010205</td><td>1. 综合医疗服务类
（1）一般治疗操作费</td></tr>
<tr><td>ABHA0001</td><td>导尿</td><td>121600001</td><td>导尿</td><td>治疗费</td><td>治疗收入</td><td>4201010205</td><td>治疗收入</td><td>4201010205</td><td>1. 综合医疗服务类
（1）一般治疗操作费</td></tr>
<tr><td>ABJA0001</td><td>氧气吸入</td><td>120300001</td><td>氧气吸入</td><td>治疗费</td><td>治疗收入</td><td>4201010205</td><td>治疗收入</td><td>4201010205</td><td>1. 综合医疗服务类
（1）一般治疗操作费</td></tr>
</table>

第三节 医院成本数据治理场景

一、人员数据治理

（一）人员基础数据现状

2019年度全国三级公立医院绩效考核国家监测分析有关情况的通报显示，2016—2019年三级公立医院人员经费从34.65%升至37.84%（中位数）。2021年6月，国务院办公厅印发《关于推动公立医院高质量发展的意见》指出，落实“允许医疗卫生机构突破现行事业单位工资调控水平，允许医疗服务收入扣除成本并按规定提取各项基金后主要用于人员奖励”要求，合理确定、动态调整公立医院薪酬水平，合理确定人员支出占公立医院业务支出的比例。随着公立医院改革的进一步推进，人员经费支出的占比将进一步提高。对人员成本的准确核算不仅能为公立医院薪酬制度改革、医疗服务价格改革、医保支付改革等在内的一系列医药卫生体制改革提供决策依据，又能为公立医院实现成本管控、提升精细化管理水平和运营效率、推进高质量发展奠定良好基础。

公立医院的人员相比企业或其他行政事业单位，呈现基数大、类别多、管理杂的特点。根据2017—2019年的卫生健康事业发展统计公报显示，2017年医院人员总数达697.7万人，到2019年，医院人员总数778.2万人，增长了80.5万人，且呈持续增长态势。以某三甲医院为例，各类人员的归口管理分属于6个不同的职能科室，见表12-4。其中人事部门管理的职工类别又有正式在编、人事代理、培训选留、内聘合同制、普通合同制、院内博士后、大学博士后、离休、退休、院外退休、返聘、劳务派遣等。

表12-4　某三甲医院人员类别归口管理部门情况

人员类别	归口管理部门
职工	人事处
研究生	研究生科
八年制学生	第二临床学院教学办公室
住培医师/专培医师	培训部
进修生	第二临床学院进修办
三方人员	计算机中心

公立医院人员管理的复杂性导致人员经费难以准确核算的问题。人员经费是DRG 成本中非常重要的组成部分，但由于医护人员工作内容复杂、琐碎，服务对象不明确（同时为多个病人服务），工作时间不连续，很难准确测算；同时，医生的工作是脑力劳动，包含多年的经验积累，其成本与绩效不能仅以工资性支出来测算，如何衡量医护人员的真实价值是一个难点。此外，还普遍存在医生兼顾门诊和住院，职工在多院区轮转和不同科室轮岗，不同人员类别身份互相转换（博士后转正式职工、劳务派遣转合同制职工等），以及一人多角色现象（业务院长与部门领导兼任临床与行政身份）等问题。种种复杂情况给医院在进行成本核算时的人员数据质量提出了更高的要求。

（二）宏观政策要求

2015 年，《财政部 国家卫生计生委 国家中医药局关于加强公立医院财务和预算管理的指导意见》（财社〔2015〕263 号）提出，公立医院要严格落实《医院会计制度》有关规定，对于人员经费、其他费用等参照《政府收支分类科目》中的支出经济分类科目进行明细核算。要重点加强人员支出核算，单设科目核算人员工资、津补贴、奖金等发放情况。

2016 年，《国务院关于印发“十三五”深化医药卫生体制改革规划的通知》（国发〔2016〕78 号）提到，地方可以按国家有关规定，结合实际合理确定公立医院薪酬水平，逐步提高人员经费支出占业务支出的比例，并建立动态调整机制。允许医疗卫生机构突破现行事业单位工资调控水平，允许医疗服务收入扣除成本并按规定提取各项基金后主要用于人员奖励。

2019 年，《国务院办公厅关于印发深化医药卫生体制改革 2019 年重点工作任务的通知》（国办发〔2019〕28 号）提出，深入推进公立医院薪酬制度改革，落实“两个允许”要求，推动使人员经费支出占公立医院业务支出的比例达到合理水平。同年，《关于印发〈事业单位成本核算基本指引〉的通知》（财会〔2019〕25 号）指出，单位内直接开展专业业务活动的业务部门所发生的业务活动费用，如直接开展专业业务活动人员的工资福利费用、开展专业业务活动领用的库存物品成本、业务部门所使用资产的折旧（摊销）费用等，应当区分直接费用和间接费用，归集、分配计入各类业务活动等成本核算对象。单位本级行政及后勤管理部门开展管理活动发生的单位管理费用，如单位行政及后勤管理部门发生的人员经费、公用经费、资产折旧（摊销）等费用，以及由单位统一负担的费用，可以根据成本信息需求，采用合理的标准或方法分配计入相关成本核算对象。

2020年,《关于印发公立医院全面预算管理制度实施办法的通知》(国卫财务发〔2020〕30号)指出,业务主管部门审核医院预算应当遵循预算管理相关规定,重点审核医院收支总量和结构变化,人员经费、基本建设、大型设备购置等重点支出以及筹资投资、结余资金使用等情况,严格控制不合理支出。

2021年,《关于印发公立医院成本核算规范的通知》(国卫财务发〔2021〕4号)明确了医院成本项目包括人员经费、卫生材料费、药品费、固定资产折旧费、无形资产摊销费、提取医疗风险基金、其他运行费用等七大类。并明确要求人事薪酬部门在成本核算过程中应当提供各部门人员信息、待遇标准(包括职工薪酬、社会保障等)、考勤和人员变动情况。具体政策文件及要求如表12-5所示。

表12-5　医院人员成本核算要求政策依据

政策文件	人员成本核算要求
《财政部 国家卫生计生委 国家中医药局关于加强公立医院财务和预算管理的指导意见》(财社〔2015〕263号)	公立医院要严格落实《医院会计制度》有关规定,对于人员经费、其他费用等参照《政府收支分类科目》中的支出经济分类科目进行明细核算。要重点加强人员支出核算,单设科目核算人员工资、津补贴、奖金等发放情况
《国务院关于印发"十三五"深化医药卫生体制改革规划的通知》(国发〔2016〕78号)	地方可以按国家有关规定,结合实际合理确定公立医院薪酬水平,逐步提高人员经费支出占业务支出的比例,并建立动态调整机制 允许医疗卫生机构突破现行事业单位工资调控水平,允许医疗服务收入扣除成本并按规定提取各项基金后主要用于人员奖励
《国务院办公厅关于印发深化医药卫生体制改革2019年重点工作任务的通知》(国办发〔2019〕28号)	深入推进公立医院薪酬制度改革,落实"两个允许"要求,推动使人员经费支出占公立医院业务支出的比例达到合理水平
《关于印发〈事业单位成本核算基本指引〉的通知》(财会〔2019〕25号)	单位内直接开展专业业务活动的业务部门所发生的业务活动费用,如直接开展专业业务活动人员的工资福利费用、开展专业业务活动领用的库存物品成本、业务部门所使用资产的折旧(摊销)费用等,应当区分直接费用和间接费用,归集、分配计入各类业务活动等成本核算对象 单位本级行政及后勤管理部门开展管理活动发生的单位管理费用,如单位行政及后勤管理部门发生的人员经费、公用经费、资产折旧(摊销)等费用,以及由单位统一负担的费用,可以根据成本信息需求,采用合理的标准或方法分配计入相关成本核算对象
《关于印发公立医院全面预算管理制度实施办法的通知》(国卫财务发〔2020〕30号)	业务主管部门审核医院预算应当遵循预算管理相关规定,重点审核医院收支总量和结构变化,人员经费、基本建设、大型设备购置等重点支出以及筹资投资、结余资金使用等情况,严格控制不合理支出

续表

政策文件	人员成本核算要求
《关于印发公立医院成本核算规范的通知》（国卫财务发〔2021〕4号）	医院各部门在成本核算过程中应当提供的数据信息资料主要包括：（二）人事薪酬部门：各部门人员信息、待遇标准（包括职工薪酬、社会保障等）、考勤和人员变动情况 医院成本项目包括人员经费、卫生材料费、药品费、固定资产折旧费、无形资产摊销费、提取医疗风险基金、其他运行费用7大类。

（三）人员数据治理目标

依据推进医院高质量发展目标，结合成本核算实际需要，首先梳理人员数据的数据治理范围：一是数据项治理范围，包括人员编号、姓名、人员类别、岗位、职称、科室、成本核算单元等成本核算必需的信息字段；二是梳理信息系统范围，包括HRP系统、人事系统、会计核算系统等所有人员成本核算数据来源的信息系统；在此基础上，围绕人员信息的完整性、规范性、一致性等数据质量要求，通过全面排查各信息系统中的存量数据，发现各信息系统存在的相同人员信息不一致、信息录入不规范，员工信息未统一执行数据标准等具体问题。对此，开展人员数据专项治理工作，进一步加强人员数据管理，分批次解决问题。此外，基于建立配套长效机制、落实人员数据标准、加强信息系统控制等措施，严格控制新数据问题的产生，将被动管理转化为主动管理，有效保证人员数据的完整性、规范性和一致性。

（四）人员数据治理路径

医院应当通过建立职责分明的数据治理体系、梳理数据的治理范围和规则、制定配套的数据质量闭环管理机制，促进信息部门与临床科室紧密协作，实现核心业务信息质量的显著提升。人员数据治理作为医院数据治理的重要一环，从成本核算角度出发，具体的治理路径如下：

1. 明确划分人员数据的责任部门及数据系统

数据产生源头认定对应的数据归口管理部门，明确相应的责任主体。由数据归口管理部门负责自身业务领域的数据治理，管理业务数据源，确保准确记录和及时维护，落实数据质量控制机制，执行监管数据相关工作要求。同时要求运营及信息部门依据相关数据规范，细化操作流程、加强信息系统建设规范化，从而在数据源头控制数据质量问题的产生。以职工数据为例，人事部门作为职工基础信息数据的责任部门之一，应当维护好人事信息系统，做好数据治理工作。

2. 梳理人员数据的管理范围和规则

一是识别关键数据作为人员数据治理范围，明确各数据项的数据标准、业务定义及数据质量管理要求。同时，针对监管要求变化和发展战略调整，定期评估差异，不断完善人员数据的管理范畴。二是制订相对严格的数据质量标准，并重点围绕完整性、规范性、唯一性、一致性和准确性等维度，提出相应的数据质量标准及规则。以职工数据为例，人事部门应当维护好人员编号、姓名、人员类别、岗位、职称、科室等字段，并协同财务部门并做好考勤单元与成本核算单元映射关系，提高人员成本核算的准确度。

3. 强化闭环的数据质量管理机制

为真正有效地确保数据质量，除了利用数字化手段整改提升使用过程外，更需要从数据产生的源头严格控制数据质量，避免一边治理、一边“污染”的现象发生。做到事前预防，把好数据“进口关”；事中控制，质量监控“不放松”；事后处理，追根溯源“改源头”。以职工身份证信息治理为例，在事前预防阶段，人事系统应当具备信息录入的控制和校验功能，包括在录入界面加强信息项校验或信息填写提示，内置身份证号的唯一性及字符长度等规则，在数据采集时同步验证数据的准确性。在事中控制阶段，财务部门作为职工身份证信息的接收部门，应当部署数据质量监控规则并提高监控频率，在算税系统中内置校验规则，确保及时发现、及时预警、及时整改。在事后处理阶段，财务部门通过税务局个税系统进行个税申报时，发现职工身份证信息报错后，及时反馈人事部门对报错信息进行核实，定位问题产生的源头及原因，进而集合“查原因、清问题、建长效”等三个步骤，确保数据质量问题得到彻底解决。

（五）人员数据治理实践应用案例

以某公立医院人员数据治理为例：

1. 人员主数据库

建立人员主数据库，以职工人员数据库为例，由人事部门负责维护的字段包括人员工号、人员姓名、证件类型、证件号码、人员类别、入职日期、年度就业情形、所属科室、岗位职称、电话号码、考勤状态、考勤单元，由财务部门负责维护的字段包括开户行名称、开户账号、开户人姓名、公积金账户、应税类型、减税类型（见表 12－6）。

表 12－6　某公立医院人员主数据库明细项

人员工号	人员姓名	证件类型	证件号码	人员类别	入职日期	所属科室	岗位	职称	电话号码
考勤状态	考勤单元	核算单元	开户行名称	开户账号	开户人姓名	公积金账户	应税类型	年度就业情形	减税类型

2. 人事考勤单元与财务核算单元的映射关系

由于各部门间有着不同的管理需求，数据在汇集、加工和迁移过程中出现的“准确性、一致性”下降问题等原因，导致人事部门的考勤单元与财务部门的成本核算单元存在多对多的关系。为提高人员成本核算的准确度，两部门需联合制定考勤单元与核算单元的映射关系。

（1）找差异。根据HRP系统、人事部门考勤系统和财务会计核算系统等的相关信息，以在职、合同制员工为基础做信息比对，找出考勤单元与核算单元无法匹配的项目。

（2）分析产生差异的原因，提出具体的解决方法。一是考勤单元设置的问题，如放射科考勤单元设置不清晰，没有普通放射、CT、MR分开设置。主院区未单设肿瘤科门诊、肿瘤放射治疗中心等的考勤单元。洗涤中心，水电气氧管理组等医辅科室没有设置对应的考勤单元。血液病研究室、男科研究室等多个实验室等医技科室没有设置考勤单元。解决方法：人事部门根据实际情况增加考勤单元。二是核算单元匹配的问题。新院区开张后新增的考勤单元，未通知财务部门。新综合楼启用后，考勤单元已按新综合楼科室分布设置，核算单元未同步更新。解决方法：财务部门针对新增的考勤单元做核算单元的对照关系。三是考勤员记录考勤的问题。感染科门诊、皮肤科门诊、耳鼻咽喉—头颈外科门诊等多个科室考勤记录中只有护士，没有医生及技师。综合医疗科医生考勤没有按具体核算单元分类，全部计入综合医疗科。解决方法：人事和财务部门协同联系科室考勤员加强考勤管理，准确考勤定位。

（3）建立准确的映射关系，并根据实际情况，持续更新映射表（见表12－7）。

表12－7　　某公立医院考勤单元与核算单元映射表（部分）

考勤组编号	排班考勤组	核算单元编码	核算单元名称
0000000087	儿科门诊	11201100	儿科门诊（主院区）
0000000098	儿童重症医学科	11206201	儿童重症医学科病房（主院区）
000400	儿童重症医学科（护）	11206201	儿童重症医学科病房（主院区）
000409	放射科（介入）	13001303	放射科—血管介入室（主院区）
0000000267	护理部资源护士	16027500	护理部
0000000191	检验部	13501300	医学检验科（主院区）
0000000224	共青团委员会	16007500	团委
0000000032	外科学系办公室	10399401	外科教研室（主院区）
0000000034	门诊细胞室	10301301	细胞学诊断室（主院区）

续表

考勤组编号	排班考勤组	核算单元编码	核算单元名称
000438	药学部（门诊西药房）	13901300	药学部（主院区）
0000000270	入院室	15102400	支助中心（主院区）
1000000130	中医科病区	10901201	中西医结合病房（主院区）
000508	院史馆	16001500	党委办公室

二、材料数据治理

（一）材料管理现状

《2020 年三级公立医院医疗效率报告》显示，全国三级医院耗材占比为 20.65%。在进行医院成本核算时，卫生材料费数据来源是否准确显得尤为重要。

目前公立医院材料管理信息化水平有限，医院使用的材料种类众多，包括卫生材料、低值易耗品和其他材料，管理流程涵盖了科室申领、采购部门采购、库房入库、科室领用、材料使用、库存盘点及再采购 7 个环节，涉及临床科室、后勤、审计、医保、物价等多个部门，材料管理存在诸多问题与难点。

材料的管理水平，直接关系到卫生材料费数据的准确性。具体表现为存在部门之间管理职责不明、耗材编码规则不一、材料物料分类与财务分类映射规则不准确等问题，导致卫生材料费数据不准确，影响了医院成本核算的准确性。

（二）宏观政策要求

开展耗材编码规则统一以及分类对照工作，建立材料物料分类与财务分类之间的映射关系，实现物料编码与物价收费编码、医保目录编码之间的统一，是加快推进医保 DRG 付费的基础工作之一。

党中央、国务院高度重视标准化工作。党的十八大以来，先后发布了一系列的制度文件，推进标准化建设。《国务院办公厅关于印发国家标准化体系建设发展规划（2016—2020 年）的通知》（国办发〔2015〕89 号）提出要完善物品编码，完善和拓展国家物品编码体系及应用，加快物品信息资源体系建设，制定基于统一产品编码的电子商务交易产品质量信息发布系列标准。医用耗材，是指经药品监督管理部门批准的使用次数有限的消耗性医疗器械，包括一次性及可重复使用医用耗材，其作为公立医院材料管理的重要组成部分，多项政策也陆续出台关注其编码的标准化。《国家医疗保障局关于印发医疗保障标准化工作指导意见的通知》（医保发〔2019〕39 号）要求，到 2020 年，在全国统一医疗保障信息系统建设基础上，逐步实现疾病诊断、手术操作以及医保医用耗材等15项信息业务编码标准的落地使用。《湖北省医疗机构医用耗材集中带量采购工作方案》（鄂药采联办〔2020〕1号）要求统一编码体系，依据国家医保局有关要求及医用耗材分类与编码标准，逐步落实湖北省医用耗材品种的注册、采购、使用等环节规范编码的衔接应用。《关于开展国家组织高值医用耗材集中带量采购和使用的指导意见》（医保发〔2021〕31号）要求，持续推进高值医用耗材集中带量采购，加快推进医疗保障医用耗材统一编码使用，并与医疗器械唯一标识相衔接，做好医保基金预付和结算、医疗服务价格调整、定点医疗机构考核等工作。

《医院执行〈政府会计制度——行政事业单位会计科目和报表〉的补充规定和衔接规定》（财会〔2018〕24号）对库存物品的核算做了明确的规定，要求按照不同的材料类别进行明细核算。具体政策文件及要求如表12-8所示。

表12-8　医院进行医疗耗材编码统一对照政策依据

政策文件	医疗耗材编码统一对照
《国务院办公厅关于印发国家标准化体系建设发展规划（2016—2020年）的通知》（国办发〔2015〕89号）	完善物品编码，完善和拓展国家物品编码体系及应用，加快物品信息资源体系建设，制定基于统一产品编码的电子商务交易产品质量信息发布系列标准
《医院执行〈政府会计制度——行政事业单位会计科目和报表〉的补充规定和衔接规定》（财会〔2018〕24号）	医院应当在新制度规定的“1302 库存物品”科目下设置“130201 药品”“130202 卫生材料”“130203 低值易耗品”“130204 其他材料”“130205 成本差异”明细科目。在“130202 卫生材料”科目下设置“13020201 血库材料”“13020202 医用气体”“13020203 影像材料”“13020204 化验材料”“13020205 其他卫生材料”明细科目，分别核算相关物品的成本
《国家医疗保障局关于印发医疗保障标准化工作指导意见的通知》（医保发〔2019〕39号）	到2020年，在全国统一医疗保障信息系统建设基础上，逐步实现疾病诊断、手术操作等15项信息业务编码标准的落地使用。医保医用耗材编码分五个部分共20位，通过大写英文字母和阿拉伯数字按特定顺序排列表示。其中第一部分是耗材标识码，第二部分是分类码，第三部分是通用名码，第四部分是产品特征码，第五部分是生产企业码
《湖北省医疗机构医用耗材集中带量采购工作方案》（鄂药采联办〔2020〕1号）	统一编码体系，依据国家医保局有关要求及医用耗材分类与编码标准，逐步落实湖北省医用耗材品种的注册、采购、使用等环节规范编码的衔接应用
《关于开展国家组织高值医用耗材集中带量采购和使用的指导意见》（医保发〔2021〕31号）	持续推进高值医用耗材集中带量采购，加快推进医疗保障医用耗材统一编码使用，并与医疗器械唯一标识相衔接，做好医保基金预付和结算、医疗服务价格调整、定点医疗机构考核等工作

（三）材料数据治理目标

为推动公立医院高质量发展，更好地满足人民日益增长的医疗卫生服务需求，国务院办公厅印发了《关于推动公立医院高质量发展的意见》（国办发〔2021〕18号），要求提升公立医院高质量发展新效能。医用耗材作为医院收入和成本的主要来源之一，是医院进行精细化管理，提升运营效率的重要内容。

为保证成本核算过程中卫生材料费数据的准确性，需要对材料的物料分类、财务分类对照规则进行梳理，以保证卫生材料费准确归集核算，为开展成本分析提供准确的基础数据；建立以医保医用耗材的编码和规则为基础，对院内材料物料编码、物价收费编码之间的映射关系进行梳理，为医院成本核算提供归集口径一致的卫生材料费基础数据。

（四）材料数据治理路径

医院成本核算时，卫生材料费通常是直接取会计核算系统中的数据。库房收到材料，库房管理员按送货单核实无误后登记入库，在材料管理系统中录入相应的材料信息，包括材料编码、物料分类、财务分类等信息；科室领用出库时，根据领用的材料的类别及数量，在材料管理系统登记出库。财务部门根据出库报表在会计核算系统中将材料的成本计入相应的卫生材料费明细科目。由于库房的材料分类是以物料分类为基础，而财务分类是以会计制度中对卫生材料的明细核算要求为基础，为保证医疗耗材分类统计的准确性，医院要建立材料分类、财务分类和会计科目的清晰对照关系。

从国家层面来说，目前已经形成医保医用耗材编码规则并正落地实施。医院需要以医保医用耗材编码规则为基础，完成对院内医用耗材的编码规则的转换，实现医用耗材院内材料编码、物价收费编码以及对外采购材料编码的一致性。在此基础上，对院内材料的编码规则形成统一，对材料的物料分类与财务分类、会计科目之间的对照规则进行梳理，保证卫生材料费的准确归集。具体的梳理情况如表12－9所示。

表12－9　　某院材料物料分类、财务分类、会计科目对照

材料物料分类	材料财务分类	会计科目
医用低值器材、医用器械、工作服、纺织品、医用被服、低值被服	低值易耗品	低值易耗品
日用品、低值设备、电料、水暖、低值家具、IT	其他材料—其他	其他材料费
医材	卫生材料—高值耗材	卫生材料费/高值耗材
医材	卫生材料—其他卫生材料	卫生材料费/其他卫生材料

三、固定资产数据治理

（一）固定资产基础数据现状

医院固定资产类型多、数量大。固定资产管理涉及其全生命周期。从预算申请、采购、签订合同到入库、入账、使用、维修、调动、盘点，涉及多个环节，产生海量数据，其中如果任何一个环节出现纰漏，都可能对数据的规范性、完整性、准确性等方面产生负面影响。目前，公立医院存在固定资产基础数据不准确、精细化程度不高等问题。

以医院设备为例，设备入库便在 HRP 系统中建立了固定资产卡片，资产卡片信息是设备的基础数据，卡片信息主要包括设备编号、名称、型号、国标码、单价、经费来源、设备使用状况、购置日期、入库日期、生产厂家、销售商、使用科室等。设备在财务系统中入账后又补充生成了入账日期、折旧、净值等信息。在这个基础数据生成的过程中，存在需要人为判断和手动录入的环节，因而容易出现标准不统一、数据录入错误、国标分类不准确等问题。在管理流程衔接不紧密情况下，容易出现设备未及时办理入库入账手续、申购科室与实际使用科室不一致等情况。此外，还存在同类资产名称不统一、分类不规范及历史数据遗留问题等情况。

精细化成本核算的基础是基础数据的精细化管理。在精细化项目成本核算中，需摸清医疗服务项目与其对应的固定资产成本之间的关系。如磁共振平扫项目所对应的核磁共振设备折旧及其所占用的房屋面积均是项目成本核算的基础。因此，固定资产数据治理的效果影响着项目成本核算的准确性。

（二）宏观政策要求

1. 政府会计制度要求

固定资产核算要求在《政府会计准则第 3 号——固定资产》《〈政府会计准则第 3 号——固定资产〉应用指南》《关于医院执行〈政府会计制度——行政事业单位会计科目和报表〉的补充规定》及《关于医院执行〈政府会计制度——行政事业单位会计科目和报表〉的衔接规定》中都有详细描述，要求固定资产应当按照固定资产类别、项目和经费性质进行明细核算，并明确固定资产的确认、初始计量、后续计量、处置等内容。

首先，要统一并细化固定资产分类。准则规定，固定资产是指政府会计主体为满足自身开展业务活动或其他活动需要而控制的，使用年限超过 1 年（不含 1 年）、单位价值在规定标准以上，并在使用过程中基本保持原有物质形态的资产。固定资产具体分六类：房屋及构筑物；专用设备；通用设备；文物和陈列物；图书和档案；家具、用具、装具及动植物。根据 GB/T 14885 – 2010《固定资产分类与代码》，六类固定资产还须细分到具体小类。

其次，要统一固定资产确认及入账标准。准则规定固定资产的各组成部分具有不同使用年限或者以不同方式为政府会计主体实现服务潜力或提供经济利益，适用不同折旧率或折旧方法且可以分别确定各自原价的，应当分别将各组成部分确认为单项固定资产。医院的大型医疗设备多为成套设备，如果价格能区分开，那么应分别确认入库入账，建立单项资产卡片。

最后，要确定固定资产折旧年限及计提方法。折旧的计提应当考虑与固定资产相关的服务潜力或经济利益的预期实现方式。《关于医院执行〈政府会计制度——行政事业单位会计科目和报表〉的补充规定》中的“医院固定资产折旧年限表”规定了各类设备的折旧年限。设备的分类代码不同，折旧年限有所区别，因此设备折旧成本的准确性有赖于设备入库时国标分类的准确性。

2. 国有资产管理制度要求

《行政事业单位国有资产管理信息系统管理规程》（财办〔2013〕51 号）规定行政事业单位应当在摸清家底的基础上，将本单位国有资产信息纳入资产管理信息系统，建立资产基础信息数据库，并根据资产增减变动情况及时准确录入，保证数据信息的全面性、及时性、准确性。《财政部关于加强行政事业单位固定资产管理的通知》（财资〔2020〕97 号）要求各行政事业单位要严格落实政府会计准则制度等要求，按规定设置固定资产账簿，对固定资产增减变动及时进行会计处理，并定期与固定资产卡片进行核对，确保账卡相符。对已投入使用但尚未办理竣工决算的在建工程，应当按规定及时转入固定资产。加强固定资产卡片管理，做到有物必登、登记到人、一物一卡、不重不漏。固定资产卡片应当符合规定格式，载明固定资产基本信息、财务信息以及使用信息，并随资产全生命周期管理动态更新，在行政事业单位国有资产年度报告中如实反映。

3. 预算管理一体化的要求

预算管理一体化将预算管理全流程作为一个完整的系统，实现业务管理与信息系统紧密结合。资产管理是预算管理重要组成部分，将资产管理嵌入预算编制、预算执行、会计核算、决算和报告等业务环节进行一体化设计，建立财政资金形成资产的全链条管理机制，是预算管理一体化系统建设的重要内容。在此过程中，需要开展基础数据治理工作，对各类资产进行分类并赋予代码，为资产管理信息化建设提供统一的标准基础平台。

（三）固定资产数据治理目标

通过对固定资产数据进行有效治理并结合医院精细化管理，一般能达到四个目标：

（1）掌握家底，提高资产核查工作效率，使医院固定资产信息变得更加准确；

（2）充分利用现有固定资产，提高医院资产使用效益；

（3）对固定资产施行信息化管理，使管理者随时掌握固定资产的动态变化，提高管理效率，达到固定资产管理决策的科学化、实时化；

（4）公立医院对固定资产进行精细化的管理可以进一步做好科室的全成本核算、为医院的运营及综合绩效评价奠定基础。

（四）固定资产数据治理路径

1. 以房屋数据治理为例

（1）成立房屋成本管理工作小组。医院应成立房屋成本管理工作小组，由财务管理部门、信息管理部门、房产管理部门等相关科室参与。工作小组要明确房产成本管理工作具体责任，商议制订房产管理数据治理目标、工作方案、数据应用，对数据要素进行规范，统一房屋属性，统计口径，并对房屋属性每个字段制订标准。比如，规定房屋功能字段内容为诊室、药房、病房、护士站、治疗室、处置室、污洗间、准备间、洗涤消毒区、手术室、操作间、储藏间、更衣室、值班区、功能检查室、检验室、腔镜室、办公室、会议室、教研室、实验室、大厅、等候区、机房、开水间、洗漱间、客房、楼梯间、食堂、宿舍、走廊及其他。

（2）开展全院房屋资产核查。医院首先需摸清家底，对全院房屋资产进行全面彻底核查，确定房屋的使用科室、功能、实际占用面积等信息。一般由房产管理部门提供CAD图纸，对现有房屋进行丈量，如自身条件不够的也可聘请第三方机构完成。院长办公室、医务处、门诊办公室、后勤处等相关部门确定房屋使用功能。对房屋资产的全面核查有助于医院对房屋资源分配形成整体认知，有助于医院挖掘房屋资产的潜力，有助于医院完善各项管理制度。

（3）建立房屋资产管理数据库。医院在梳理、统计、汇总全部房屋数据信息后，应按照成本核算划分的最小单元整理每一单元的面积及功能。可建立“院区—楼栋—楼层—房间”四级目录，将全院所有房屋信息统一格式放入同一个数据库，建立房屋编码规则。每个房屋属性应包括以下字段：院区、楼号、房屋名称、单元、楼层、区域、房屋编码、标牌、使用科室、核算单元、科室属性、功能分类、建筑面积、使用面积、是否公摊（见表12－10）。以上字段设计可便于后期财务分析按房屋所属院区、房屋所属建筑类型、房屋功能等不同维度梳理使用。房屋资产管理系统还应包含图形数据库，新建房屋包含 CAD 电子图纸。

表 12－10　　房屋资产管理数据主要字段

院区	楼号	房屋名称	单元	楼层	区域	房屋编码	标牌
A 院区	8	外科大楼	—	18	东	A080018E001	骨科 1 病房
B 院区	1	门诊大楼	—	15	南	B010015N003	电梯间
使用科室	核算单元		科室属性	功能分类	建筑面积（平方米）	使用面积（平方米）	是否公摊
骨科	骨科病房（A 院区）		住院	病房	35.35	32.11	否
公共区域	行政后勤及其他		门诊	电梯间	8.21	7.51	是

（4）对接成本核算系统。经过数据治理后，将房屋资产管理数据对接医院成本核算系统，抽取成本核算所需数据。科室成本核算中直接成本（如临床科室自身消耗的水电等），可以直接计入各核算单元。但公共区域的电梯、水电、燃料、物业、房屋折旧及公共区域的维修等需要基于房屋面积进行分解。医院可针对不同的业务设置不同的面积取数规则并内置于成本核算系统中（见表 12－11）。

表 12－11　　成本核算系统对接数据

核算单元编码	核算单元	科室属性	院区	科室面积（平方米）
10306200	骨科病房（A 院区）	临床	A	32.11
16050500	行政后勤其他	行政后勤	B	7.51

（5）制订房屋资产管理办法，建立动态调整机制。医院需建立房屋资产管理办法，对房屋资产管理的组织架构、管理体系、房屋资产配置处置等关键业务流程及作业程序予以规范。比如在实现资产位置管理上，制订“医院建筑设计图纸管理办法”，规范新建建筑竣工验收交付使用时必须向资产管理部门提供 CAD 电子图纸；制订“医院建筑空间单元数据库管理办法”，规定当房屋的功能变更时，科室提出申请，经资产管理部门现场核对、确认变化信息后，变更房屋单元数据信息。

对房屋资产核查结果建立的数据库施行动态管理，对于有部门或科室房屋资产变更施行申报和登记制度：部门或科室房屋面积、功能和地点变更需向归口管理部门填写“科室/部门房屋使用变化调整审批记录表”，对房屋使用变化调整进行审批记录，并按月上报归口部门，医疗用房变化由医务处负责审批，职能管理部门办公用房变化由院长办公室审批，再由归口部门报送财务部门备案。

2. 以设备数据治理为例

（1）设备数据的顶层设计。不同于其他数据，设备数据贯穿了从预算、政府采购、合同、入库到使用、维修、处置的设备全生命周期，涉及了预算、采购、合同、库管等多个管理模块。因此在做数据治理的时候，要进行充分的顶层设计和统筹规划，打破信息系统之间的壁垒，建立起数据信息的共享机制，确保数据的一致性和可追溯性。在信息化建设上，加强预算管理、政府采购管理、合同管理、财务管理、绩效管理与设备管理的衔接，在涉及设备数据的业务模块采用统一的数据标准，切实解决设备管理中管理脱节等问题。

（2）规范设备名称与国标码、行业代码、折旧年限的对照。在实务中，存在同一设备有多种名称的情况，如通用名称、注册证名称、规范资产名称等，不便于统计和管理。这就要求医院对设备名称进行规范，并对设备对应的国标码、行业代码、折旧年限等进行一一对照，同时根据医院的实际情况进行增减完善，确保同一类设备具有相同的属性和折旧方式。表12－12以数字化心血管造影X线机为例列示了规范设备名称及国标码、行业代码、折旧年限等对照关系。

表12－12　医院规范设备名称及国标码、行业代码、折旧年限的对照关系

国标代码	国标名称	卫生计生行业代码	行业名称	规范资产名称	现用资产名称	计量单位	折旧年限
3221103	数字化X线诊断设备	3221103004	数字化心血管造影X线机	数字化心血管造影X线机	心血管造影X线机、X线血管造影系统、双平板血管造影系统、医用血管造影X射线机	台	6

3. 存放地点和核算单元的对照

为便于对设备进行实物管理，资产管理部门会根据使用部门的物理位置设立相应的存放地点，而DRG成本的归集和分摊是以核算单元为基础的，因此需要将存放地点和核算单元进行对照，确保设备成本的正确归集。表12－13列示了存放地点和核算单元的对照关系。

表12－13　存放地点和核算单元的对照关系

存放地点	核算单元
住院部西药房	药学部
门诊中心药房	药学部

第十三章 DRG/DIP 成本报告应用场景

第一节 成本报表的作用和种类

随着医疗卫生体制改革向纵深推进，医院经济运行压力逐渐加大，医院的发展模式要变，要从“规模扩张”转向“提质增效”；运营模式要从“粗放管理”转向“精细化管理”。医院的成本核算、分析、管理变得越来越重要。加强成本分析与管控、提高成本管理精细化水平，从事后管理向事前控制转变，有助于医院应对DRG/DIP 支付方式的挑战，达到医院可持续发展、病人负担可减轻、医保支付可承受的共赢局面。成本报表是成本数据的展示，也是开展成本分析和管理的依据。

一、成本报表的作用

成本报表是用于反映一定时期内医院进行业务活动所发生的各种资源耗费的报表。医院对其业务活动中实际发生的各种耗费，按照确定的成本核算对象和成本项目进行归集、分配，计算确定各成本核算对象的总成本、单位成本等，最后将这些信息归类、汇集形成成本报表。为了满足成本管理的需要，及时向有关使用者提供成本信息，医院应按照国家规定，定期形成成本报表和成本核算报告，并对成本核算结果和成本控制情况作出详细说明。成本报表的编制是成本管理工作的一项重要内容。

成本报表的作用体现在如下几个方面：

（一）反映医院成本费用的支出情况

成本报表从不同层面反映了医院成本核算对象所发生的资源耗费，包括人力资源耗费，房屋及建筑物、设备、材料、产品等有形资产耗费，知识产权等无形资产耗费，以及其他耗费，是对医院各部门发生的全部成本最直观的呈现。报表使用者可以通过成本报表了解医院发生的各项成本费用支出，获得医院经济运行情况和管理水平相关信息。

（二）利于医院进行高质量成本管理

通过成本报表分析，可以揭示成本指标和费用项目变动的原因，从医疗业务活动、运营管理等各个方面挖掘降低成本的潜力，为控制医院的运营成本、医疗成本提供思路和途径，减少医院不必要、不合理支出，提高医院资源使用效率。对于在成本报表编制和分析过程中，发现的成本管理中存在的问题，进行及时调整纠正，或形成相关制度文件，进一步规范成本管理工作。

（三）为医院管理者提供决策依据

财务工作者通过对成本报表进行系统分析，将结论反馈给医院决策层，为其提供决策依据。例如通过对某大型医用设备开展成本效益的分析，帮助决策者考虑是否要购置该设备。成本报表可以反映医院在不同时期的成本费用情况，结合收入报表，为管理者提供医院主要的财务信息，帮助其从不同维度了解医院的财务状况和成本控制水平，管理者根据从成本报表中获得的财务信息，作出相应决策。例如，若成本报表显示，某科室人员经费明显高于其他类似规模和业务量的科室，管理者需要了解原因，考虑是否要限制该科室再招聘新职工。

（四）便于国家对医院成本进行监测分析

成本报表按照使用者不同，分为对内报表和对外报表。对内报表指医院为满足内部管理需要而编制的成本报表；对外报表指医院按照相关政府主管部门要求报送的成本报表。对外报表包括医院科室直接成本表、医院临床服务类科室全成本表、医院临床服务类科室全成本构成分析表等。目前，针对公立医院的物价、医保、预决算、绩效、内控等各种形式的监管日益常态化，主管部门获取医院成本报表后，可以展开对医院运营情况、成本管控情况的监测和分析；建立激励约束机制、进行考核评价；有助于制定医保支付相关标准，探索更加合理的医保支付方案。因此，成本报表的编制，也是适应综合监管的要求。

（五）反映医院成本管控的成果

公立医院高质量发展的目标是实现“三个转变”，包括发展方式从规模扩张转向提质增效、运行模式从粗放管理转向精细化管理、资源配置从注重物质要素转向更加注重人才技术要素，这些都离不开成本的管控。医院成本管控的目的包括进一步优化成本结构，在保障医务人员待遇的同时坚持和强化公立医院公益性导向，降低病人医疗费用，不断增强人民群众的获得感、幸福感、安全感；减少不必要支出，着力提升资金使用效率和效果。一个全面的成本报表体系，能将医院成本管控的结果精准反馈到归口部门、临床科室、诊疗组等，引导临床科室进行有效资源配置、合理使用药品和材料，引导医院回归功能定位，激发降低成本、提高效率的内生动力，使有限的医疗资源发挥最大的社会效益。

二、成本报表的种类

成本报表除了按照使用者不同，可分为对内报表和对外报表，还可按照核算对象不同分为科室成本报表、诊次成本报表、床日成本报表、医疗服务项目成本报表、病种成本报表、DRG/DIP 成本报表。科室成本报表主要包括直接成本表、全成本表、成本分摊汇总表等；诊次成本报表主要包括院级诊次成本构成表、科室诊次成本表等；床日成本报表主要包括院级床日成本构成表、科室床日成本表等；医疗服务项目成本报表主要包括项目成本汇总表、项目成本明细表等；病种成本报表主要包括病种成本明细表、病种成本构成明细表等；DRG/DIP 成本报表主要包括 DRG/DIP 成本明细表、DRG/DIP 成本构成明细表等。

第二节　成本报表的编制

一、对外成本报表

（一）《政府会计制度》对医院成本报表的要求

《政府会计制度》要求医院应当按月度或年度编制成本报表，具体包括医院科室直接成本表、医院临床服务类科室成本表和医院临床服务类科室全成本构成分析表。成本报表主要以科室、诊次和床日为核算对象，所反映的成本均不包括财政项目拨款经费、科教经费形成的各项费用。具体的成本报表名称见表 13－1：

表 13－1　政府会计报告对医院成本报表的要求

编号	报表名称	编制期
成本医 01 表	医院各科室直接成本表	月度、年度
成本医 02 表	医院临床服务类科室全成本表	月度、年度
成本医 03 表	医院临床服务类科室全成本构成分析表	月度、年度

1. 医院各科室直接成本表

本表反映在将医院的单位管理费用（行政后勤类科室成本）和医疗技术、医疗辅助科室成本分摊至临床服务类科室成本前各科室直接成本情况。直接成本是指科室开展医疗服务活动发生的能够直接计入或采用一定方法计算后直接计入科室成本的各种费用。

各科室直接成本需要按成本项目，即人员经费、卫生材料费、药品费、固定资产折旧费、无形资产摊销费、提取医疗风险基金和其他费用分别列示。

2. 医院临床服务类科室全成本表

本表反映医院根据《医院财务制度》规定的原则和程序，将单位管理费用、医疗辅助类科室直接成本、医疗技术类科室直接成本逐步分摊转移到临床服务类科室后，各临床服务类科室的全成本情况。临床服务类科室全成本包括科室直接成本和分摊转移的间接成本。

各临床服务类科室的直接成本、间接成本和全成本应当按照人员经费、卫生材料费、药品费、固定资产折旧费、无形资产摊销费、提取医疗风险基金和其他费用等成本项目分别列示。

3. 医院临床服务类科室全成本构成分析表

本表反映各临床服务类科室的全成本中各项成本所占的比例情况，以及各临床服务类科室的床日成本、诊次成本情况。

诊次和床日成本核算是以诊次、床日为核算对象，将科室成本进一步分摊到门急诊人次、住院床日中，计算出诊次成本、床日成本。

（二）《公立医院成本核算规范》对医院成本报表的要求

为保证成本信息质量，开展成本核算的医院应当按照要求定期形成成本报表和成本核算报告，并对成本核算结果和成本控制情况作出详细说明。医院应当按照月度或年度编制报表，也可以按照季度编制。成本报表数据应当真实、准确。具体的成本报表名称如表13－2所示。

表13－2　　公立医院成本报表

序号	编号	报表名称	报表类型
1		科室成本报表	
1－1	科室01表	医院科室直接成本表（医疗成本）	对外报表
1－2	科室02表	医院科室直接成本表（医疗全成本和医院全成本）	对内报表
1－3	科室03表	医院临床服务类科室全成本表（医疗成本）	对外报表

续表

序号	编号	报表名称	报表类型
1-4	科室04表	医院临床服务类科室全成本表（医疗全成本和医院全成本）	对内报表
1-5	科室05表	医院临床服务类科室全成本构成分析表	对外报表
1-6	科室06表	医院科室成本分摊汇总表	对内报表
2		诊次成本报表	
2-1	诊次01表	医院诊次成本构成表	对内报表
2-2	诊次02表	医院科室诊次成本表	对内报表
3		床日成本报表	
3-1	床日01表	医院床日成本构成表	对内报表
3-2	床日02表	医院科室床日成本表	对内报表
4		医疗服务项目成本报表	
4-1	项目01表	医院医疗服务项目成本汇总表	对内报表
4-2	项目02表	医院医疗服务项目成本明细表	对内报表
5		病种成本报表	
5-1	病种01表	医院病种成本明细表	对内报表
5-2	病种02表	医院病种成本构成明细表	对内报表
5-3	病种03表	医院服务单元病种成本构成明细表	对内报表
6		DRG成本报表	
6-1	DRG 01表	医院DRG成本明细表	对内报表
6-2	DRG 02表	医院DRG成本构成明细表	对内报表
6-3	DRG 03表	医院服务单元DRG成本构成明细表	对内报表

二、对内成本报表

成本管理报告是管理会计报告的重要内容和组成部分，《管理会计应用指引第801号——企业管理会计报告》中指出，管理会计报告体系根据管理会计报告使用者所处的层级可分为战略层管理会计报告、经营层管理会计报告、业务层管理会计报告。公立医院的成本管控需要自上而下各层级的共同努力，通过梳理医院价值链、成本管控关键节点，成本报表的使用者也可以分为战略层、经营层以及业务层三个层级。

每个层级希望从成本报表中获取的信息各不相同。本部分医院内部管理成本报表在《政府会计制度》《公立医院成本核算规范》要求医院编制的成本报表的基础上，以医疗服务项目成本、DRG/DIP成本分析为重点，针对不同管理层级设计对应的成本报表。

战略层主要为医院的党政领导，主要关注全院整体收入和成本费用情况、资源配置情况、绩效考核导向等；经营层主要为各职能部门，如财务、医务、人事等部门，主要关注职能范围内业务活动的资源耗费情况；业务层主要为临床医技科室负责人，主要关注临床医技科室的收支结构、费用控制、病种成本收益情况、项目成本收益情况，医生组的收入成本情况等。

围绕各管理层级对DRG/DIP成本管控重点设计的成本报表体系如表13－3所示：

表13－3　　　分层级DRG/DIP成本报表体系

序号	编号	报表名称
1		战略层DRG/DIP成本报表
1－1	战略层01表	××医院收入成本总体情况
1－2	战略层02表	××医院DRG/DIP收入成本总体情况
1－3	战略层03表	××医院医疗服务项目成本汇总表
1－4	战略层04表	××医院DRG/DIP盈亏组数情况
1－5	战略层05表	××医院DRG/DIP盈利前十科室
1－6	战略层06表	××医院DRG/DIP亏损前十科室
1－7	战略层07表	××医院外科手术操作组例均盈余前十的DRG组
1－8	战略层08表	××医院外科手术操作组例均亏损前十的DRG组
1－9	战略层09表	××医院非手术室操作组例均盈余前十的DRG组
1－10	战略层10表	××医院非手术室操作组例均亏损前十的DRG组
1－11	战略层11表	××医院内科诊断组例均盈余前十的DRG组
1－12	战略层12表	××医院内科诊断组例均亏损前十的DRG组
2		经营层DRG/DIP成本报表
2－1	经营层01表	DRG/DIP××在不同科室的费用比较
2－2	经营层02表	DRG/DIP××在不同科室的费用结构比较
2－3	经营层03表	DRG/DIP××在不同科室的成本结构比较
2－4	经营层04表	DRG/DIP××在不同科室的医疗服务项目成本比较
3		业务层DRG/DIP成本报表
3－1	业务层01表	××科室收入成本总体情况
3－2	业务层02表	××科室DRG/DIP收入成本总体情况
3－3	业务层03表	××科室病例数排名前十的DRG/DIP组盈亏情况
3－4	业务层04表	DRG/DIP××在某专科内不同医疗组盈余比较
3－5	业务层05表	DRG/DIP××在某专科内不同医疗组费用比较
3－6	业务层06表	DRG/DIP××在某专科内不同医疗组成本比较

注：战略层DIP组按组别的盈亏排名分析可参考战略层07表－12表内容设计。

（一）战略层 DRG/DIP 成本报表

战略层 DRG/DIP 成本报表分析要点主要是分析医院整体控制资源的投入总量，帮助战略层针对重点学科、盈利学科、辅助学科和弱势学科采取不同的发展策略提供数据支撑；分析不同医疗服务项目的人员、设备投入，优化资源配置，挖掘医疗服务项目成本的管控点，促进医院高质量发展。

1. ××医院收入成本总体情况表。从医院整体层面多维度分析一段时期内，医疗收入的构成情况、为开展医疗活动对临床科室、医疗科室、医辅科室、行政科室的投入形成的医疗业务成本和单位管理费用及其构成情况，医疗结余和医疗结余率情况。

2. ××医院 DRG/DIP 收入成本总体情况表。从医院整体层面分析 DRG/DIP 相关的工作量、盈亏组数、效率指标、收入构成情况、成本构成情况、DRG/DIP 盈余情况。

3. ××医院医疗服务项目成本汇总表。从医院整体层面分析六类医疗服务项目的医疗成本、医疗全成本、医院全成本。

4. ××医院 DRG/DIP 盈亏组数情况表。从医院整体层面按照外科手术操作组、非手术室操作组、内科诊断组分析 DRG 盈利组数和亏损组数的变化情况。DIP 按组别分析盈利组数和亏损组数的变化情况可参考 DRG 盈亏组数情况表内容设计。

5. ××医院 DRG/DIP 盈利前十科室。按 DRG/DIP 盈利金额从高到低选取前十名科室。

6. ××医院 DRG/DIP 亏损前十科室。按 DRG/DIP 亏损金额，选取亏损大的科室前十名。

7. ××医院外科手术操作组例均盈余前十的 DRG 组。对外科手术操作组例均盈余前十的 DRG 组入组病例数、平均权重、支付标准、DRG 例均成本、DRG 例均盈余、平均住院日、时间消耗指数、费用消耗指数进行比较，分析盈余前十的 DRG 组的工作量情况、难易程度、效率情况。

8. ××医院外科手术操作组例均亏损前十的 DRG 组。对外科手术操作组例均亏损前十的 DRG 组入组病例数、平均权重、支付标准、DRG 例均成本、DRG 例均盈余、平均住院日、时间消耗指数、费用消耗指数进行比较，分析亏损前十的 DRG 组的工作量情况、难易程度、效率情况。

9. ××医院非手术室操作组例均盈余前十的 DRG 组。对非手术室操作组例均盈余前十的 DRG 组入组病例数、平均权重、支付标准、DRG 例均成本、DRG 例均盈余、平均住院日、时间消耗指数、费用消耗指数进行比较，分析盈余前十的DRG组的工作量情况、难易程度、效率情况。

10. ××医院非手术室操作组例均亏损前十的DRG组。对非手术室操作组例均亏损前十的DRG组入组病例数、平均权重、支付标准、DRG例均成本、DRG例均盈余、平均住院日、时间消耗指数、费用消耗指数进行比较，分析亏损前十的DRG组的工作量情况、难易程度、效率情况。

11. ××医院内科诊断组例均盈余前十的DRG组。对内科诊断组例均盈余前十的DRG组入组病例数、平均权重、支付标准、DRG例均成本、DRG例均盈余、平均住院日、时间消耗指数、费用消耗指数进行比较，分析盈余前十的DRG组的工作量情况、难易程度、效率情况。

12. ××医院内科诊断组例均亏损前十的DRG组。对内科诊断组例均亏损前十的DRG组入组病例数、平均权重、支付标准、DRG例均成本、DRG例均盈余、平均住院日、时间消耗指数、费用消耗指数进行比较，分析亏损前十的DRG组的工作量情况、难易程度、效率情况。

因DRG和DIP组别分类方式不同，DIP按组别进行盈余、亏损排名可以参考上述7～12内容设计。

（二）经营层DRG/DIP成本报表

经营层DRG/DIP成本报表分析要点主要是通过横向比较，帮助职能科室引导不同科室发展结余良好的病组，帮助科室探索以DRG/DIP为基础的标准化治疗模式与治疗程序。

1. DRG/DIP××在不同科室的费用比较表。比较不同科室中同一DRG/DIP组的病例数、效率指标、盈余的差异，为进一步分析同一DRG/DIP组在不同科室治疗产生差异的分析基础。

2. DRG/DIP××在不同科室的费用结构比较表。比较不同科室中同一DRG/DIP组的费用结构，分析不同科室费用结构的差异性。

3. DRG/DIP××在不同科室的成本结构比较表。比较不同科室中同一DRG/DIP组的成本结构，分析不同科室成本结构的差异性。

4. DRG/DIP××在不同科室的医疗服务项目成本比较表。比较不同科室中同一DRG/DIP组的成本，在剔除药品成本、可单独收费的卫生材料成本后，医疗服务项目成本的结构情况，医疗服务项目的盈余情况。

（三）业务层DRG成本报表

业务层DRG/DIP成本报表分析要点主要是关注某一专科的盈余情况，分析专科内部人员、设备、材料、药品的使用情况，确定专科的优势病组，衡量评价不同医生组的费用成本情况，探索专科内的 DRG/DIP 为基础的标准化治疗模式与治疗程序。

1. ××科室收入成本总体情况表。按全口径收支体系、执行收支体系、财务分析指标三部分分析某一专科的收入构成情况、成本构成情况、次均费用情况，以及各指标的环比、同比、累计比情况。

2. ××科室 DRG/DIP 收入成本总体情况表。分析某一专科人、财、物投入情况，工作量情况，专科整体的 DRG/DIP 组盈利、亏损情况、效率情况，专科整体 DRG/DIP 收入结构、成本结构、盈余情况。

3. ××科室病例数排名前十的 DRG/DIP 组盈亏情况表。选取某一专科内病例数排名前十的 DRG/DIP 组，分析医保支付标准与平均住院费用的差异，医保支付标准与平均实际成本的差异。比较科室按 DRG/DIP 支付结算后，与按原有项目收费的盈余变化情况。

4. DRG/DIP××在某专科内不同医疗组盈余比较表。在某一专科内病例数排名前十的 DRG/DIP 组中，进一步分析同一 DRG/DIP 组在不同医生组间出院人数、平均住院日、DRG/DIP 支付盈余的差异性，产生盈余的医生组的治疗方案是否可以形成标准化治疗模式供其他医生组参考。

5. DRG/DIP××在某专科内不同医疗组费用比较表。在某一专科内病例数排名前十的 DRG/DIP 组中，进一步分析同一 DRG/DIP 组在不同医生组间的收入结构差异。

6. DRG/DIP××在某专科内不同医疗组成本比较表。在某一专科内病例数排名前十的 DRG/DIP 组中，进一步分析同一 DRG/DIP 组在不同医生组间的成本结构差异。

随着目前医院信息化建设的不断发展，DRG/DIP 成本的核算、成本分析更加准确高效，数据来源更加广泛。把海量的成本数据转化为易于读懂、实际有用的报表，有针对性地根据不同层级使用者的需求提供成本数据，是报表设计的难点和重点。报表的编制就是将分散的成本数据有逻辑地归集起来，迅速响应管理者对于数据的需求。在构建基于 DRG/DIP 的成本报表体系时，应从管理和业务的视角出发，建立包含管理和业务维度的，适应业务需求的成本报表体系。若成本报表和业务脱节，便失去了编制报表的意义。

此外，还应根据各个部门和临床科室的职能、业务的共通点和侧重点，使用全局性的和有侧重的定量指标来衡量不同部门和科室的成本管控成效，全面综合地反映医院成本管控成效，同时起到促进各部门协同管理的作用。做到数据有用和报告可读，从而为各层级管理者提供决策参考依据，实现医院资源配置的优化，运营成本的合理控制，最终助力医院高质量发展。

第四篇　案例篇

本篇（第十四章至第十九章），面向医院管理者及财务人员，主要介绍不同医院 DRG/DIP 成本管理体系的总体设计、应用过程、实施效果及相关经验分享。案例选取医院覆盖大型综合医院、专科医院、委属管医院、省市级医院等，具有典型性、可复制性、启发性。

第十四章　以公益为导向的同济医院 DRG 成本管理体系构建及应用案例

第一节　基本情况

一、同济医院简介

同济医院于1900年由德国医师埃里希·宝隆创建于上海。1955年根据国务院政务令由上海迁至武汉，是国家卫生健康委主管的一所集医疗、教学、科研、培干为一体的现代化综合性医院。2020年同济医院作为湖北省武汉市的国家队医院，处于新型冠状病毒疫情的风暴中心，在面对此次疫情期间始终把维护人民生命健康放在首位，主动请缨，闻令而动，与时间赛跑，与病魔较量。截至2020年4月26日（武汉市新型冠状病毒肺炎病人清零），同济医院提供的可用床位数、重症患者数、发热门诊接诊量均为武汉市之最。也正是由于同济医院在疫情中的杰出表现，国家卫生健康委决定以华中科技大学同济医学院附属同济医院为主体设置重大公共卫生事件医学中心，带动提升全国重大公共卫生事件应对能力和医疗救治水平。

同济医院现有3个院区，编制病床5613张，62个临床医技科室，1个国家医学中心，11个国家重点学科，30个国家临床重点专科，2020年年末医院有职工9586名。医院拥有中国科学院院士1名，中国工程院院士1名，“973”项目首席科学家2名，国家杰出青年基金获得者8名、卫生部有突出贡献中青年专家12名、教育部新世纪优秀人才11名，特聘45名院士为同济医院兼职教授，338名教授获得博士导师资格，享受国务院政府特殊津贴者96名。2019年医院门急诊人次达633万人次，出院病人达30万人次，手术量近10万人次。

二、同济医院成本管理历史沿革

早在1989年，同济医院开始对全院108个医疗科室试行成本核算工作。1990年，同济医院自主开发会计核算软件，改变了手工记账方式。1997年，在主管部门尚未正式作出规定要求医院开展全成本核算时，同济医院借鉴非营利组织和企业成本管理思想，将临床、医技科室按病区划分为成本中心，较有远见性地建立了全成本核算制度。同济医院全成本核算改革创新取得了卓著成就，国内各大权威媒体争相报道：《人民日报》称其“为医院管理探索出了一条新路”，新华社曾以内参的形式向国务院汇报了这一改革举措，得到中央领导、卫生部的充分肯定和高度重视，并做出了向全国推广的批示。作为一项医院管理的科研成果，《医院全成本核算和管理》荣获了湖北省科技进步二等奖。同济医院全成本核算影响巨大，成为全国学习和借鉴的经验模式。

近10年来，随着信息化技术的不断发展，同济医院成本核算已经实现了从早期手工账簿登记到财务软件核算、信息化系统核算，成本核算所发挥的作用从单纯的科室绩效分配依据到服务于科室运营分析，成本核算过程从财务“单兵作战”到全院全员全程参与的多重转变。医院通过HRP信息化系统，从业务端直接采集成本核算相关数据，核算科室成本。自2014年以来，同济医院每月向业务科室发布综合信息简报，报送科室资源配置、收入、成本费用等财务数据。2017年，同济医院为顺应医改要求，提出“公益导向的成本管理理念”，研究构建的财务管理创新体系，获得了湖北省科技进步三等奖。医院成本管理工作与医院预算管理、资产管理、成本审计、招标采购、会计审核、财务监督、内部控制、作业管理、绩效考核等工作相结合，形成了具有同济特色的成本控制环，有效控制了医院成本，奠定了坚实的经济基础，推动了医院发展质的飞跃。2019年，湖北省武汉市被纳入30个DRG付费国家试点城市之一。为积极响应DRG医保支付方式改革，同济医院开启了DRG成本核算的探索之路。在扎实的成本管理基础上，2020年医院借助大数据工具，采取自下而上法，以精细化的项目成本核算为核心完成了国家医疗保障疾病诊断相关分组（CHS－DRG）651个DRG组的核算。

第二节 总体设计

一、"公益导向"的 DRG 成本管理体系构建目标

国家医疗保障局通过 DRG 支付实现多元复合支付方式，目标有三：一是提高医保基金使用绩效，不断提升医保科学化、精细化、规范化管理服务水平，保证医保基金安全可持续；二是发挥医保付费的"经济杠杆"作用，医保基金成为公立医院收入的重要来源，来自医保的预付费可调节医疗资源配置总规模、结构，引导医疗机构管控成本，推进医疗费用和医疗质量"双控制"；三是让患者享受适宜的医疗服务，减轻疾病经济负担。

价值医疗的核心思想是医院在治病救人的同时，将患者的医疗费用、治疗效果和需求最大限度地考虑进来，追求高性价比医疗服务，在保证医疗服务质量的前提下为病人提供费用低、价值高的服务。其与精益管理以最小的资源投入创造出尽可能多的价值理念不谋而合。

基于以上外部政策环境及理论基础，同济医院以 DRG 支付方式改革目标为指导，以管理会计与精益管理理论为依据，确定了成本管理的以下两个目标：

一是成本控制，利用管理会计工具，优化资源配置，科学控制成本，提升运营效率。通过多种成本核算方法的应用，准确核算科室成本、项目成本、DRG 成本、床日成本、诊次成本，将成本信息综合系统地应用于院内预算管理、资产管理、成本审计、招标采购、会计审核、财务监督、成本核算、内部控制、作业管理、绩效考核等十项管理工作，在相互协同作业下，实现成本事前、事中、事后闭环控制。

二是成本预防，通过优化业务流程，明确质量要求，标化成本消耗，降低病人费用负担。同济医院公益导向的 DRG 成本管理体系建立是基于"价值医疗"理论在我国深入实践后的结果。DRG 是通过分组将病例"标准化"，同一组的病例具有较好的可比性与同质性。数据显示，在没有标准临床路径的建立下，同一 DRG 组的费用及成本有较大差异。在不影响医疗质量的前提下，通过临床路径实施过程控制，规范病组诊疗行为，实施合理用药耗、合理检验检查，合理控制住院医疗费用不合理增长，建立基于临床路径的 DRG 标准成本是可行的，并可以实现为病人降低就医负担的公益性目标。

二、DRG 成本管理体系设计思路

同济医院 DRG 成本管理路径基于“算清楚、定标准、控制好、降下来”四个步骤。以项目成本核算为基础，通过“自下而上法”，核算清楚每个 DRG 组的成本，针对每个 DRG 组的主要诊断，细化 DRG 组，对应《国家标准版临床路径》，分析术前、术中、术后的诊疗项目和收费项目，根据病种特点、诊疗需求和质量要求，多学科联合，判断遴选诊疗项目、药品和耗材的使用。对标支付标准，运用大数据技术，实施精准成本管控，在保证医疗质量的前提下，调整诊疗项目以及药耗使用的适宜标准。将标准化的临床路径方案嵌入 HIS 系统，实现病人费用的事前管控，实现“同病同治同价”的公益导向的成本管理目标。见图 14－1。

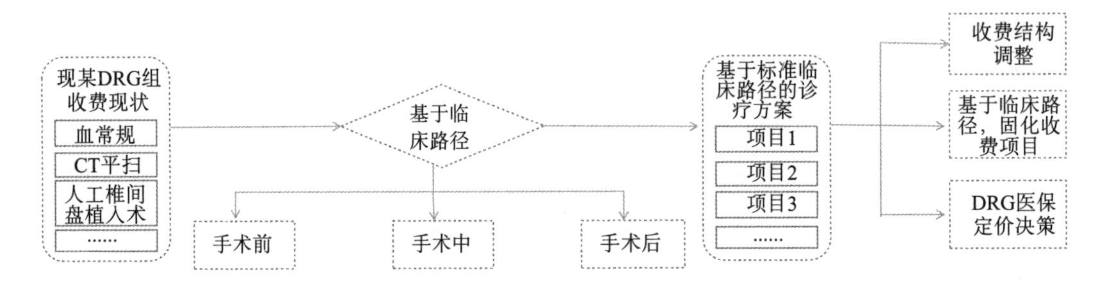

图 14－1　同济医院 DRG 成本管理体系设计思路

三、DRG 成本管理体系的创新

同济医院 DRG 成本管理体系立足于医疗行业，在建设过程中主要有以下三个方面的创新。第一，项目成本核算方式的创新。同济医院按照不同项目特点，采用不同方式核算项目成本，使项目成本能够高效、准确地核算。第二，运用大数据技术，分析 DRG 组收费项目，优化 DRG 组收入结构。第三，根据细化的 DRG 组，开展临床路径的标准化建设。临床路径指引对疾病制定了标准化、同质化的诊疗流程和治疗计划，为建设标准化的成本提供了可实施的路径。

第三节 应用过程

一、完善 DRG 成本管理组织体系

（一）明确工作目标（DRG 工作列入医院党政工作要点）

同济医院自开展全成本核算工作以来，坚持“一把手工程”，院领导非常重视成本管理工作，每年党政工作要点中均会列出成本管理的重点工作并督促完成。如在 2021 年党政工作要点中提出：“基于 DRG 支付改革，通过分析科室、医疗组资源消耗情况，制订每个 DRG 组的标准化临床路径，对标支付标准，查找差异，分析原因，降低均次药品、耗材成本消耗。”从成本核算到成本管理，同济医院行稳致远，每年一个目标，扎实推进成本管理工作。如表 14－1 所示。

表 14－1　　同济医院历年党政工作要点成本管理重点工作

年份	成本管理重点工作
2019	强化成本控制，提升运行绩效：探索开展项目成本和病种成本核算，助力科室提升运行绩效
2020	加强医院成本控制，以 DRG 为基础，继续推进项目成本及病组成本核算工作
2021	基于 DRG 支付改革，通过分析科室、医疗组资源消耗情况，制定每个 DRG 组的标准化临床路径，对标支付标准，查找差异，分析原因，降低均次药品、耗材成本消耗

（二）完善成本核算组织体系（成立 DRG 工作小组）

医院成立了以院长任组长，分管财务副院长、总会计师担任副组长的成本核算领导小组，成员包括医务、护理、病案、信息、医保、统计、财务、价格等部门负责人，主要负责医院成本管理决策和监督。财务处设有专职成本会计，并在各成本科室和其他职能部门确定兼职成本核算员。在此组织体系下，医院可准确核算院级成本及科室成本。

为积极响应 DRG 支付改革，由医务处、财务处、医保办等多部门联合组成 DRG 工作小组。其中，财务处主要开展医疗服务项目成本、病种成本、DRG 成本核算及分析，确认医疗服务流程以及对应医疗资源消耗参数，确保核算对象、核算业务和医疗服务的衔接，组织开展科室成本信息调研、项目病种资源消耗信息收集等，并协同软件公司开展数据集成、数据清理、数据分析，DRG 成本核算软件开发。如表 14－2 所示。

表 14 - 2　　同济医院 DRG 支付改革工作小组及其工作职责

科室	工作职责
医务处	DRG 分组规则，诊断规则、操作规则、临床路径、医疗行为；《国际疾病分类》（ICD - 10 临床版）编码、《国际疾病分类手术及医疗操作分类》（ICD - 9 临床版）CM 手术编码和医疗服务项目的关联关系指导
护理部	护理收费项目与操作路径，按疾病分类关联收费项目
病案科	DRG 分组、ICD - 10 编码规则、ICD9 - CM 手术编码
统计科	DRG 主要指标统计分析
医保办	医保支付政策对接
财务处	DRG 支付模式下项目和病种成本核算规则设计、基础数据治理、项目和病种资源消耗信息收集、数据调研与采集、数据建模与分析
物价科	统一费用类别的分类信息对照：以住院病案首页（HQMS）费用类别为基准，建立首页和医疗保障基金结算清单收费信息、医疗服务价格项目、医疗收费票据项目、医疗收入明细会计科目之间费用分类的对应关系
信息中心	数据集成及数据治理，规范数据规则

（三）成立财务服务团队

成本核算结果的分析与应用是成本管理的重要环节。随着卫生事业的不断发展，治理能力现代化水平的不断提升，财务人员从传统核算型转变为创新管理型已是必然趋势。DRG 时代的到来加快了财务与业务的融合。同济医院财务处为顺应 DRG 支付方式改革，提升医院整体绩效，加快财务队伍转型，选取了财务处各级领军人才、中高级职称、业务骨干组成了财务服务团队，发挥财务专业优势，以成本数据为支撑，搭建财务与临床科室间的沟通桥梁，快速响应临床管理需求，助力科室“提质降本增效”运营目标的实现。财务服务团队成员与医保运营联络网、DRG 工作小组、运营联络员等多个团队形成合力，以 DRG 支付在医院的纵深推进为抓手，围绕医院运营管理工作，为提高科室运营效率助力。

（四）完善成本管理制度

为规范医院成本的计算、归集、分配，保证成本核算规范，同济医院建立了一套完整的成本核算制度，并随着外部政策环境的变化不断更新。在成本核算制度中，明确了医院成本管理的内容、原则，成本管理组织机构的各项职责、成本核算单元的设置规则、成本核算的内容及方法、成本分析和报告、成本控制与考评等成本管理各环节的要求。通过成本核算制度的建立，固化了成本核算的规则，使成本数据可用、可信、可靠。

二、优化成本核算信息系统

精准的成本核算结果离不开好的成本核算软件。为将医院 DRG 成本管理理念完美落地，同济医院自主研发了一套 DRG 医院成本核算系统。该系统主要特点有三个方面。

（一）引入数据中台思想，贯通多个系统

DRG 成本核算是科室成本核算、项目成本核算的进一步深化。其所需的数据基础不仅来自财务核算系统，更多的是来自医院的 HIS、HRP 等信息系统（见表 14－3）。为精细化成本核算，同济医院引入数据中台思想，打造成本数据中心（见图 14－2），将 DRG 成本核算底层数据，包括七大成本要素数据，归集到数据中台中。在信息系统的业务层上形成数据层。该成本数据中心的建立保证了成本数据采集的稳定性，实现了 DRG 成本数据的挖掘分析，为实时 DRG 成本核算打下了良好的基础。

表 14－3　　同济医院信息系统成本基础数据采集

医院信息系统	采集数据
HIS	收费项目、收费数量、收费金额
HRP	材料、药品、房屋面积
财务核算系统	固定资产折旧、无形资产摊销、提取医疗风险基金、其他运行费用
人力资源系统	人员
手术麻醉系统	手术时长
病案系统	病案首页数据

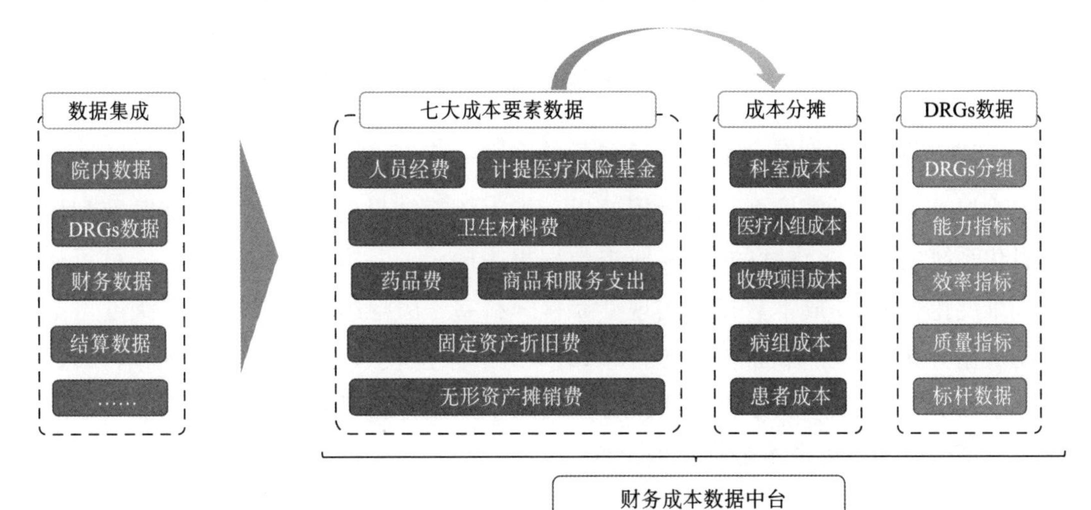

图 14－2　同济医院财务成本数据中台

（二）实现项目成本的科学核算

通过信息化系统将所有医疗服务项目按核算单元展示，并关联诊疗项目，实现项目成本调研过程中与医护人员的便捷沟通。根据医护人员所提供的作业流程，完成对医疗服务项目成本的数据的采集。同济医院将医疗服务项目分为四大类，分别为全院类、专科类、平台类和手术治疗类，针对不同的类别设置不同的成本核算方法，利用信息化系统对数据的处理，实现了多种成本核算方法并存的医疗服务项目成本核算体系，并在此项目成本核算体系下构建出科学合理的 DRG 成本核算体系。同济医院基于作业成本法的项目成本核算配置界面如图 14－3 所示。

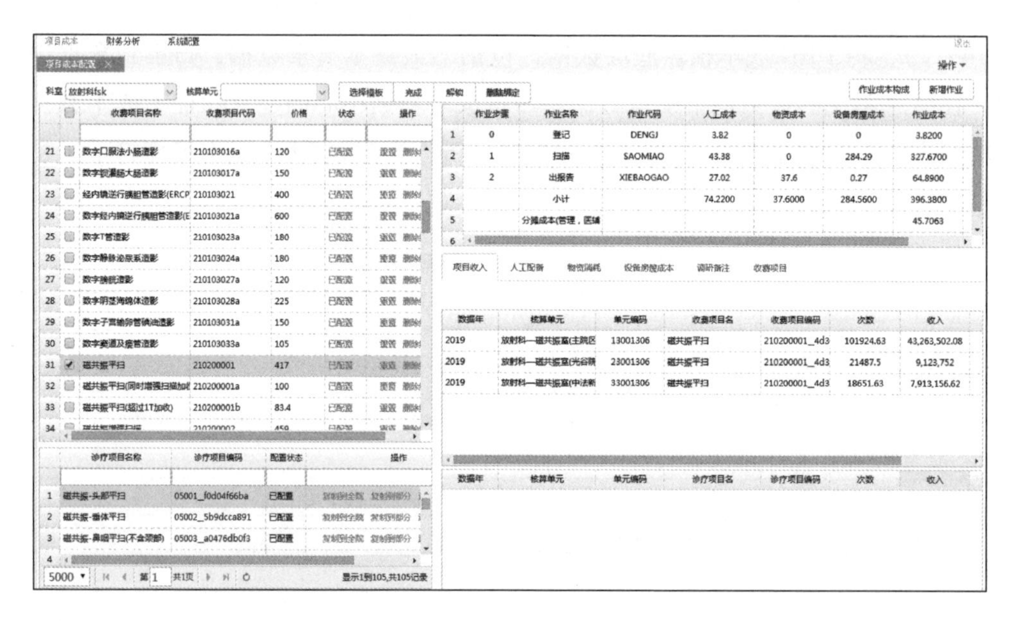

图 14－3　同济医院基于作业成本法的项目成本核算配置界面

（三）构建可视化的科室经济运行管理平台

为提高 DRG 成本核算结果运用效果，扩大核算结果使用范围，同济医院利用信息化系统实现了多维度的 DRG 成本数据报表展示。一方面，财务分析人员可从不同维度挖掘 DRG 成本数据，实现“院区—科室—医疗组—病人”的多维度可配置的数据分析。另一方面，实现了每 DRG 组中床位收入、诊察收入、手术收入、药品收入等 12 项医疗服务收入项目对应的成本数据挖掘及比较分析。图 14－4 展示了同济医院多维度成本数据抓取页面。

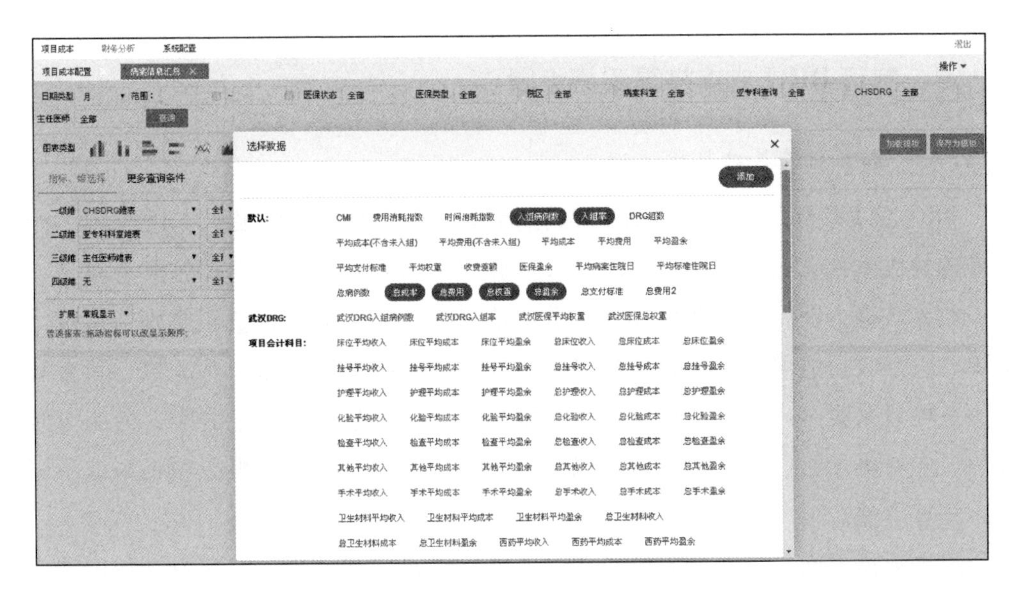

图 14－4　同济医院可配置的多维度成本数据展示

随着信息技术的发展，在数据互联互通的基础上，同济医院每月通过 DRG 智慧运营分析系统为全院科室推送可视化的科室财务数据。科室财务数据中心主要展示科室基本数据、收入费用情况、费用控制指标、DRG 组盈亏等数据。科室负责人可一目了然了解科室临床消耗的药品、卫生材料成本费用的趋势及经济运行关键指标，有针对性地进行成本控制。图 14－5 展示了同济医院可视化科室运营数据中心界面。

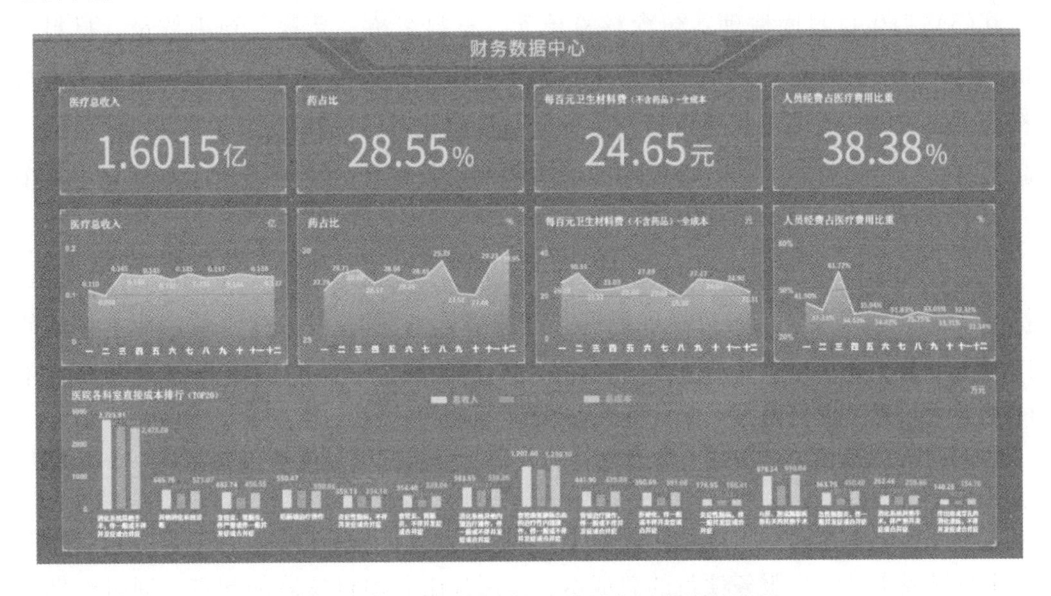

图 14－5　同济医院可视化的科室运营数据展示

三、制订 DRG 成本核算实施步骤

（一）成本核算基础数据治理

DRG 成本核算的难点在于基础数据治理。为避免因“垃圾入、垃圾出”产生不准确的成本核算数据，同济医院从收入和成本两方面开展了基础数据治理。

收入数据方面，统一费用类别的分类信息，建立病案首页费用类别、医保结算清单、医疗收据清单、会计收入科目的对应关系，便于按临床医生、执行科室和医疗服务项目采集医疗收入数据。对医疗服务项目应用范围进行了分类，分为全院类项目、专科类项目、平台类项目，以便于后期针对不同的医疗服务项目采取不同的成本核算方法。

成本数据方面，分别对人员经费、卫生材料费、药品费、固定资产折旧费、无形资产摊销费、提取医疗风险基金、其他运行费用七大类成本项目进行了数据治理。具体体现在以下四个方面：

（1）对人员库清理：包含核算单元（科室）、医疗组、工号、人员姓名、人员职称、人员薪酬，尤其针对有科室协作关系的人员，需调整相关科室人员成本。

（2）药品库清理：包括核算单元、药品名称、领用数量、药品单价、药品总价（病种成本及 DRG 成本核算需要）。按药品品规、门诊与住院、核算单元、开单医生采集药品收入数据。

（3）卫生材料库清理：包含核算单元、材料名称、品规、领用数量、材料单价、材料总价。并将材料按可收费材料或不可收费材料（在某科室内，限定某种材料为可收费材料或不可收费材料；某一项目打包收费的材料可自动对应到该项目）、高值材料或低值材料、一次性使用或可循环使用分类，以便于项目成本核算中对项目与卫生材料之间建立对应关系。

（4）设备库清理：包括核算单元、固定资产（无形资产）名称、资产原值、折旧（摊销）年限、折旧费（无形资产摊销费）。对所有设备建立院内成本核算使用的通用名，并基于该通用名汇总每类相关折旧数据。避免同一类型设备名称不同，为医疗服务项目与设备的对应带来困难。

（二）科室成本核算

经过临床服务类和医疗技术类科室二级分摊后成本剔除药品成本、单独收费的卫生材料成本是医疗服务项目的总成本，是医疗服务项目核算的起点。通过整理科室成本基础数据，对医院科室成本数据做了进一步精细化的调整。如协作科室之间

的人员经费调整，以消化内镜中心为例，其麻醉操作者属于麻醉科人员，但长期为消化内镜中心无痛操作服务，其人员成本应归集至消化内镜中心，作为消化内镜中心项目成本核算的一部分。

（三）项目成本核算

鉴于同济医院有扎实的科室成本核算基础及组织体系建设，在长期应用过程中对科室成本的准确性经过了实践效验，因此，同济医院选择自下而上法开展 DRG 成本核算。因此项目成本核算是 DRG 成本精准核算的基础。通过初期的数据治理，同济医院将医疗服务项目分为全院类项目、专科类项目、平台类项目三大类，针对不同类型的医疗服务项目根据其成本动因不同选择不同的成本核算方法。

1. 全院类项目

针对取暖费、空调降温费、床位费、挂号费等全院性项目，同济医院采取成本当量法核算。成本当量法是将典型的医疗服务项目作为代表项目，其成本当量为1，作为标准当量，其他项目与代表项目进行比较，进而确定其他项目各自的成本当量。对于全院类项目采取成本当量法，其当量值的确定可基于房屋面积等关键因素，减少了主观判断的影响，具有科学准确性。

以医疗服务项目中的床位收入为例，同济医院以外科大楼床位收费数量最多的收费类型“三人间（带卫生间）”的面积设定为1，其余房间类型根据面积、收费比例等因素测算成本当量。医院床位成本的主要构成是房屋折旧，因此以该楼栋的房屋折旧作为分摊总数，可计算得到每个床位收费的对应成本（见表14－4）。

表14－4　外科大楼床位收费项目成本

医疗服务收费项目	收费数量	单价（元）	床位面积系数	收费数量×床位系数	院区房屋总成本（元）	单次房屋成本（元）
外科大楼病床：六人间及以上（带卫生间）	61861	32	0.6	37116.60		20.90
外科大楼病床：四人间（带卫生间）	260959	37	0.8	208767.20		27.86
外科大楼病床：三人间（带卫生间）	244017	47	1	244017.00		34.83
外科大楼病床：双人间（带卫生间）	900	57	1.5	1350.00		52.25
外科大楼病床：单人间（带卫生间）	1014	67	2	2028.00		69.66
	568751		5.9	493278.80	17181223.60	

2. 专科类项目

针对诊察费、护理费、换药、注射等病房日常开展的一般检查治疗类项目，采用成本比例系数法，以收入占比为分配系数分摊到各项目核算。该类项目采用成本比例系数法主要考虑到医护人员在日常操作中难以对该类项目进行准确的资源消耗划分。成本比例系数法计算科室常见项目相对简单、方便，提高了成本核算工作效率，降低成本核算管理成本。

3. 平台类项目

针对检验科、放射科、手术室等平台类项目，同济医院采用作业成本法核算。由于在运营管理过程中，提高平台类科室的效率是关键。因此，选择作业成本法核算可以更清楚地掌握作业消耗资源，项目消耗作业的过程，有助于提高工作效率，帮助找寻降低成本的关键环节。

通过走访调研，同济医院将平台类项目分为手术类、检验类、放射类、麻醉类等多种类型，针对每种类型划分作业（见表14－5）。

表14－5　　同济医院划分作业类型

类型	手术类	检验类	放射类	麻醉类
作业	术前准备	检验操作	登记	麻醉操作
	术中手术	检验发报告	扫描	麻醉苏醒
	术后苏醒		出报告	

以放射科磁共振平扫项目为例，同济医院划分作业为登记、扫描、出报告。针对每一个作业调研所需消耗的人员成本、设备成本、物资成本。表14－6至表14－8展示了在磁共振平扫这个医疗服务项目中每一个作业中所需消耗的成本数据。

表14－6　　磁共振平扫项目每项作业消耗人员成本数据

作业步骤	技术职务	参与人数	所属核算单元	工作总量	作业耗时（分）	作业比例（%）	实际耗时（分）	实际成本（元）
登记	工勤技能人员	1	归属本科室	1	2	100	2	3.82
扫描	技师（士）	1	归属本科室	1	15	100	15	40.55
扫描	护士	1	归属本科室	1	1	100	1	2.83
出报告	副主任医师	1	归属本科室	1	1	100	1	6.18
出报告	主治医师	1	归属本科室	1	5	100	5	20.84

表14－7　　磁共振平扫项目每项作业消耗设备成本数据

作业步骤	设备名称	设备编码	作业时长（分）	权重成本
扫描	磁共振成像系统	cgzcxxt	15	280.62
扫描	头颈线圈	tjxq	15	3.67

表 14－8　磁共振平扫项目每项作业消耗设备成本数据

作业步骤	物资名称	物资代码	物资规格	物资单价（元）	消耗数量	成本（元）
出报告	医用红外激光胶片	1031020000000	35×43cm	18.8	2	37.6

通过以上数据整理及汇总，可以得到磁共振平扫项目在同济医院开展的实际成本为 396.38 元。

经过对不同项目采用不同的成本核算方法核算，同济医院完成了 2019 年 14901 个项目成本的核算，其中包括在不同科室的相同医疗服务项目，产生了横向与纵向的分析数据基础。截至 2020 年，同济医院采用成本当量法完成的项目成本核算占 5% 左右，采用作业成本法开展的项目成本核算占 25% 左右，采用成本比例系数法开展的项目成本核算占 70% 左右。随着专科治疗类项目作业成本核算的开展，项目成本的精细化核算持续增强，为 DRG 成本奠定更坚实的基础。

（四）基于自下而上法的 DRG 成本核算

在完成所有项目成本核算的基础上，同济医院按自下而上法，通过项目叠加核算出每个病人的成本，每个病人的成本包含医疗服务项目成本，药品成本及可收费卫生材料成本；再根据 DRG 分组器将病人分到不同 DRG 组，形成 DRG 组成本。

由于成本核算细化到了病人这个最小单元，医院可非常便捷的汇总出医疗组 DRG 成本、科室 DRG 成本与全院 DRG 成本数据，并且可随着 DRG 分组器的变化不断更新最新的 DRG 组成本。

未来按照 DIP 分组进行成本核算，也可以快捷地产生 DIP 组成本，具有很强的适应性。

四、基于 DRG 的医院成本管理实践

为适应 DRG 支付方式改革，推动医院高质量发展，同济医院通过加强首页管理、开展对标分析、建立临床路径、优化病种结构、挖掘平台潜力多种举措并举提高医院运营管理水平。

（一）多视角分析，多部门协同，开展定制化多层次分析

为激发医院医护人员成本控制内生动力，同济医院形成由医务处、财务处、医疗保险办公室、病案科、统计科等多部门协作的 DRG 管理工作小组。针对临床科室成本结构差异化大的特点，为每一个专科定制化分析 DRG 成本数据，细化到科室的医疗组及病人。通过比较计算按项目付费模式下每个 DRG 组盈亏情况及按

DRG 付费模式下每个 DRG 组盈亏情况，分析按 DRG 付费后各科室盈余情况的影响（见图 14－6）。

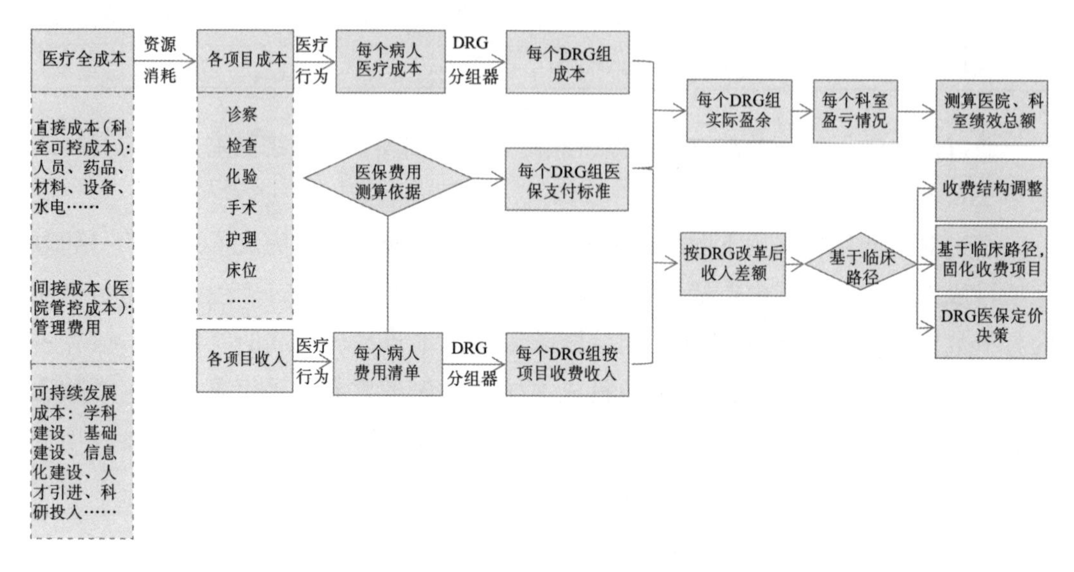

图 14－6　DRG 盈亏分析路径

以专科为分析对象，运用比较分析法，通过对数据分析，对标支付标准，诊疗组横向比较，费用结构横向分析比较，针对主要差异的不同进一步解剖分析形成针对性的管控意见。

（二）建立标准化临床路径，兼顾质量和效益

临床路径的建立目的是通过合理规范化的诊疗方案提高医疗质量，控制医疗费用的过快增长。为提高建立临床路径的效率，便于临床路径的开展，减少对临床业务的影响，同济医院利用大数据遴选权重数低，医疗服务项目变异系数较少的，医保病人数量多的病种先行开展。

医院成立临床路径制定的专家团队，充分发挥专业委员会的作用，例如，医疗质量管理委员会、药事委员会、耗材委员会等，赋予各委员会审核临床路径的工作职能与权限。对以往病例进行回顾性分析，从检查检验、药品耗材使用、治疗路径等多方面分析，对每项诊疗行为及其对应的医疗服务项目进行归类，主要包括医疗服务项目名称、次数、该医疗服务项目的应用目的、应用与不应用该医疗服务项目相比衡量指标的统计学差异（P－Value）。然后，根据分析回顾的结果，应用次数多的及应用结果评价有差异的医疗服务项目筛选出来作为关键诊疗行为，按照时间顺序列出基本医疗流程。经过医院各专业委员会进行审核评价后，内置于医院信息化系统中，形成对诊疗行为的管控。在临床路径制订过程，在兼顾医疗质量的情况

下，重点压缩药品与耗材的费用，降低病人平均住院费用。

以慢性胆囊炎或合并胆囊结石为例，该DRG组建立临床路径以后，平均住院日从原来的8~9天降低到5~6天，该病种成本也相应降低（对比表表样见表14-9），药品、耗材收入成本降低，病人费用也随之降低。

表14-9　临床路径标准化前后DRG成本情况对比

流程	国家标准版临床路径	标准化前实际成本（元）	标准化后临床路径成本（元）
术前	化验费（血常规、血型、尿常规、大便常规+潜血、凝血功能、血电解质、肝肾功能、感染性疾病筛查）		
	检查费（心电图、胸部X线平片、腹部B超）		
	药品费		
	……		
	合计		
术中	手术麻醉费（气管插管全身麻醉或硬膜外麻醉、腹腔镜胆囊切除术）		
	材料费		
	……		
	合计		
术后	药品费		
	病房治疗护理等（Ⅱ级护理等）		
	……		
	合计		
总计			

（三）基于科室定位，优化病种结构

同济医院作为国家卫生健康委委属三级甲等医院，在湖北省医疗卫生领域具有很强的辐射引领作用。由于医院的床日成本是固定的，在DRG支付模式下，医院之间的竞争是高权重疾病组病例的争夺；这就要求医院必须主动调整病种结构，收治疾病组权重高的病例，同时控制好时间指数和费用指数，适应DRG支付制度改革的要求。

以神经内科为例，专科应以学科建设与发展为导向，对照“国家医学中心”“国家区域医疗中心设置标准”“三级综合医院医疗服务能力指南”等文件，梳理重点病种、术种目录，兼顾社会效益和分级诊疗要求，建立精准诊察转诊机制。

表 14-10　　神经内科低权重入组情况

DRG 编码	DRG 名称	权重	DRG 支付标准（元）	出院人数	平均实际成本（元）	按 DRG 支付盈余（元）
FV35	晕厥及/或虚脱，不伴并发症或合并症	0.51	6298.09	30	6934.41	-636.31
DS19	平衡失调及听觉障碍	0.65	7946.09	133	11684.37	-3738.28
FV33	晕厥及/或虚脱，伴严重或伴一般并发症或合并症	0.69	8479.47	50	12348.01	-3868.54

（四）挖掘平台科室工作潜力，提高周转率

通过 DRG 数据分析与调研，发现医院平台科室是制约医院平均住院日进一步下降的主要原因，平均住院日高在一定程度上提高了医院成本，也为病人带来了更多的负担。医院成立专项工作小组，采取跨部门的合作，在医院整体战略的指导下，进行了整体规划和分步骤的实施，为提高平台科室工作效率，打出了一系列组合拳，主要包括：（1）实施手术延迟积分制管理——医务处每日评估并定期公示开台准时情况，医疗组负责人延迟手术超过 3 次者，取消下年正台手术时间。（2）启动周末手术专项工作——开放周六择期手术，鼓励稀缺资源充分使用，如对手术机器人、DSA 杂交手术间、放射防护手术间、数字化及一体化手术间的使用。（3）开放周末检查时间——消化内镜中心、超声影像科、放射科等检查科室针对门诊开放预约检查。对不同检查项目规定完成时间，签订对临床科室服务承诺书，全面提升平台科室运营效率。

第四节　取得成效

基于 DRG 成本管理体系构建，推动医院高质量发展，提升医院内涵建设，其主要成效如下：

一、成本控制意识增强，收入结构不断优化

同济医院本着多部门协同管控的原则，强化了医疗、护理、后勤、药品、人事、财务等各部门的成本管理职能，加强了对科室微观成本的控制、对药品、耗材、水电气消耗、设备投入、房屋使用、人员定岗定编等资源配置的管理力度。在DRG支付方式改革下，以数据的持续监测为手段，以人员绩效为抓手，医院各科室成本控制意识明显增强，药品费用在集采及医院处方点评、用药公示等管理合力下持续降低。

以DRG支付为契机，规范临床路径，推动医院收入结构的不断优化，同济医院收入在稳步增长的同时，在保证控制病人医药费用负担不合理增长的条件下，通过合理检查、合理用药、合理治疗，医疗服务收入占比持续提升。药占比、卫生材料收入占比控制方面，通过不断采取各种措施，已初见成效。在“腾笼换鸟”的思路下，医院经济运行朝着良性循环发展。

二、提升存量资源使用效率，优化新增资源配置

同济医院固定资产占资产总量的55%，属于重资产型的医院。通过DRG成本核算与科室调研，发现平台科室固定资产普遍投入较多，同时平台科室作业流程规范，提高平台科室效率可加快全院病床的运转。通过加强对平台科室管理，挖掘科室潜力，提升大型设备的使用效率，改进医院绩效管理方案，推行多劳多得、优劳优得，医院提高了病床周转率，有效降低平均住院日。医院平均住院日从9.42天降低到8.36天，2021年上半年病床周转次数达到24.79次，提高了工作效率。在业务运转过程中，平台科室更主动对接临床科室，完善各类作业流程及表单，及时向临床科室介绍各类项目的适应证和注意事项。

在DRG成本核算结果的进一步分析应用中，医院展开了床位成本、人力成本、大型设备购置成本等一系列的专项成本核算工作。针对住院成本收益率低的科室，提出“日间手术”“大门诊小病房”等运营管理建议，协助科室调整资源分布。在人事招聘计划拟定过程中，提供各科室的人力成本、人员效率等指标，支持做好人力资源规划。在新增设备配置中，将设备的成本效益数据作为决策的重要依据。同济医院通过以作业为中心，以成本动因为分配要素的原则，对七大平台科室大型设备的医疗服务项目成本核算，摸清单台设备的成本效益情况，为设备购置论证提供决策依据。

三、聚集医院核心竞争力，三四级手术量提升

在 DRG 支付方式改革的促进下，同济医院更多地关注疑难病症，通过优化病种结构，医院整体 CMI 持续增长，三四级手术量得以明显提升。学科带头人积极开展新技术、特色技术，关注疑难重症，完善科研激励机制，提升医院辐射能力促进医院学科向专业化、精细化方向转变。医院多学科诊疗模式（MDT）的探索与实践是学科交叉融合开展的显著代表，不仅促进核心学科自身的发展，也促进了相关科室的建设。在探索新技术的过程中，医院从成本、质量和效率三个维度做价值判断，在不增加成本、不影响医疗质量的情况下，尽量从缩短手术时间、加快康复等方面提高医疗效率，实现了医保、医院、病人的多方共赢。

四、支撑 DRG 付费标准，提升价格补偿效果

根据医疗服务价格属地化管理，同济医院作为国家队医院在湖北省医疗服务价格改革中起到了积极的推动作用。在湖北省医疗保障局组织的医疗服务价格项目成本调查工作中，医院科学核算的项目成本数据，为成本调查提供了准确的人员薪酬、耗材和设备使用、能源耗用等成本信息，为合理制定相关医疗服务项目价格，完善价格形成机制提供支撑；同时，为提高诊疗、手术、康复、护理、中医等体现医务人员技术劳动价值的医疗服务价格，降低大型设备检查治疗和检验等价格，理顺医疗服务比价关系，建立价格动态调整机制提供了参考依据。

武汉市作为 30 个 DRG 付费国家试点城市之一，同济医院 DRG 成本核算结果为市医保权重及费用标准设定提供了数据支撑。在 DRG 成本核算结果的支撑下，医院专家在与医保谈判中有理有据，以 DRG 成本核算结果为基础的 DRG 医保付费标准制定、调整才更科学合理。以成本数据支撑价格调整，以收费标准指导医院运营，坚持为人民群众提供更有价值、更高效率的医疗服务，提升人民群众就医获得感，实现“公益性导向”的 DRG 成本管理的目标。

第十五章　上海交通大学医学院附属新华医院DRG成本核算及应用案例

第一节　背景描述

一、单位基本情况

上海交通大学医学院附属新华医院（以下简称“新华医院”）创建于1958年，总体建筑面积20万平方米，是一所专业特色显著、学科门类齐全，集医疗、教学、科研于一体的特大型、三级甲等综合性教学医院，也是上海学科最齐全的三甲医院。医院核定床位数1773张，实际开放床位2092张，设有68个临床科室。截至2020年底，医院门急诊总人次超过400万人次，出院病人总人次超过10万人次，均居于全市前列，其中门急诊业务量指标连续数年居全市第一位（单体医院）。新华医院学科齐全，内外妇儿兼备，资产规模较大，设备设施一流，业务量常年居于地方前列，因此在病种样本数量上具备明显优势。同时，新华医院也是国内较早开展财务业务一体化建设、全面预算管理、DRG病种成本管理的三甲医院，具备良好的应用基础。

二、医保支付方式改革背景

近10年来，卫生总费用累计增长超过237%，近几年更是同期GDP增幅的近两倍，给政府及患者造成了沉重的经济负担，致使医保基金面临巨大压力、患者就诊均次费用不断攀升、公共卫生医疗资源的公平性难以保障。如图15－1、图15－2所示。

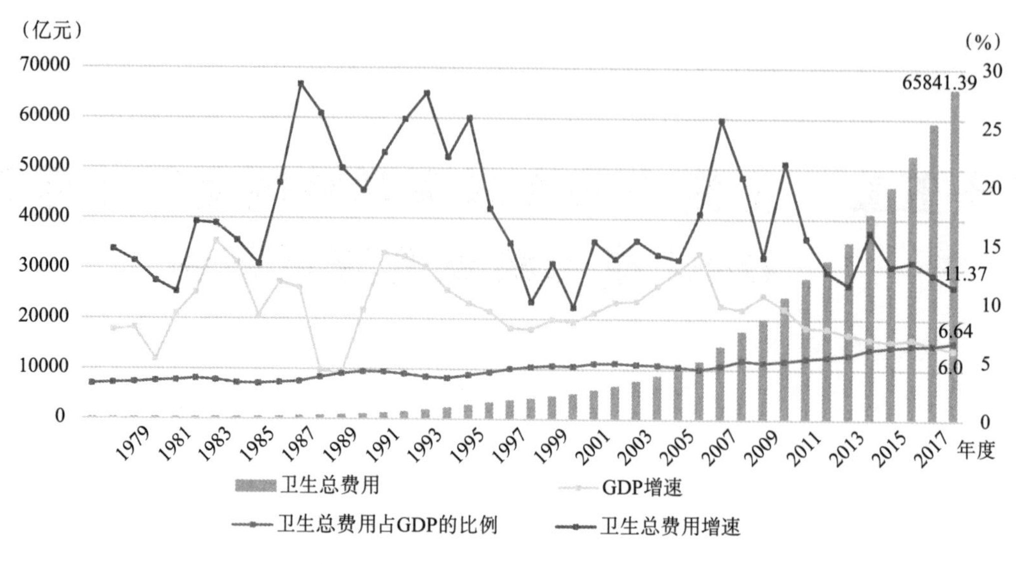

图15－1　卫生总费用与GDP增长情况

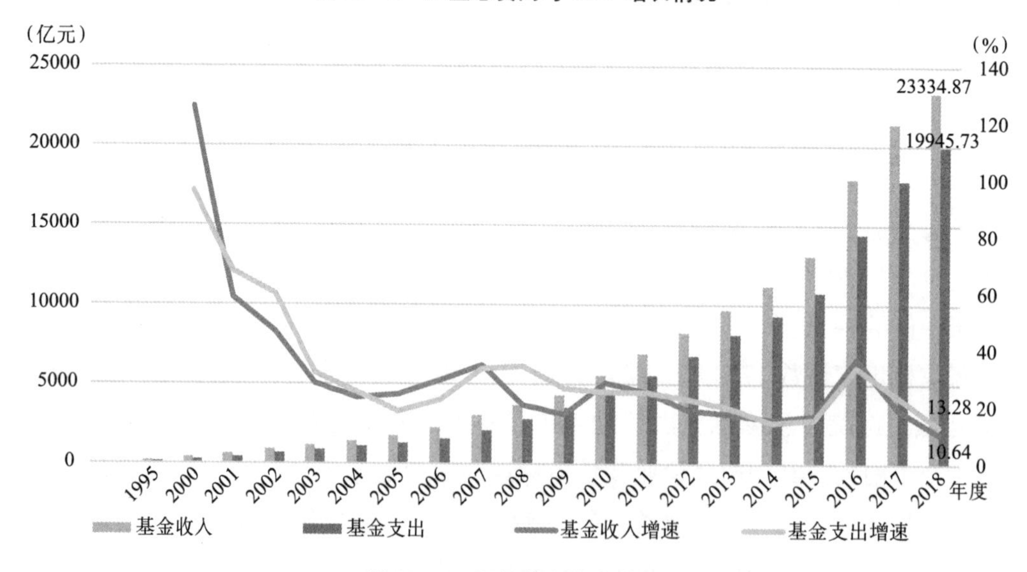

图15－2　医保基金收支情况

为了解决上述问题，《“健康中国2030”规划纲要》将“全面推进医保支付方式改革，积极推进按病种付费、按人头付费，积极探索按疾病诊断相关分组付费，即‘按疾病诊断相关分组核算’、按服务绩效付费，形成总额预算管理下的复合式付费方式”作为健全医保管理服务体系的主要内容予以体现，医保支付方式的改革已经成为医疗保障制度改革的重点。

三、推进医保支付改革的核心问题

医保支付方式改革实施至今，瓶颈却逐渐凸显，缺乏与医保支付方式改革相适应的 DRG 病种成本管理体系是其中的核心问题，主要体现在：

（一）缺乏与改革相适应的技术手段

目前来看，技术手段的缺乏对支付方式改革进程的制约作用愈加明显，一是以“项目叠加法”为主要的传统成本核算方法是“按项目付费”体系下的产物，由于全国版收费项目与地方版收费项目差异较大，该方法无法保持成本数据的同质性；二是工作量极大，短时间内无法对数千个收费项目进行完整测算，即使能够有效测算，也极难进行动态调整；二是现有管理体系没有按病种实质特征体现不同疾病间资源消耗、技术劳务价值的差异，无法有效资源配置和充分体现医务人员劳务价值。由此可见，传统成本核算方法和管理模式并不符合支付方式改革的要求。

（二）定价机制的有效性缺失

由于缺乏成熟的病种成本管理体系、有效的医疗服务项目定价理论和数学模型支撑，现行定价机制仍以专家咨询、医保基金承受能力、患者满意度等指标作为主要参考依据，与医疗机构实际成本水平相脱节，短时间内要实现定价和补偿之间的平衡较为困难。目前部分试点城市即使实施按病种付费改革，赋予病种点值仍依据医保基金盘子测定，收付费实质并没有改变，从而无法有效提升卫生经济效率。

（三）补偿机制的有效性缺失

不同医疗机构运营管理水平、成本核算水平、信息化建设水平差异较大，临床路径不统一，成本管理千差万别。由于成本数据收集的局限性、采用方法缺乏适用性、数据比较缺乏同质性，对公立医院补偿机制进行有效的引导和约束较为困难。

综上所述，由于我国公立医院的公益性质，各级、各区域医疗机构间差异性极大，主要体现在不同医疗机构运营管理水平、成本核算水平、信息化建设水平差异较大，临床路径不统一，成本管理千差万别，造成成本数据收集的局限性、采用方法缺乏适用性、数据比较缺乏同质性等问题，导致补偿机制的制定、实施和修正缺乏足够的数据基础作为支撑，对公立医院引导和约束作用十分困难。因此，如何在 DRG 支付体系下，实现医务人员技术劳务价值、患者费用负担、医保基金承受能力等多个利益相关方之间的平衡，是一个值得探讨的问题。

第二节 总体设计

一、主要实施内容

（一）构建医保支付改革下DRG病种组成本管理模型

支付方式改革的难点之一，就是如何改变现有定价模式下，价格制定与实际成本相关性较差的现状。传统方法是将几千项医疗服务项目成本逐一核算，导致只能提供简单、标准临床路径病种效益，无法全面反映病种组运行效益情况。本案例将资源消耗相近的服务单元大类概括、逐层细化测算成本费用率，减少在按病种收付费改革背景下毫无必要的项目成本分摊过程，在提高计算精确度的同时，做到了核算成本的全覆盖，可以大幅降低管理成本。

（二）提出病种成本核算方法，完整测算病种成本结构

突破传统成本核算方法，着力研究病种组“临床特征相似性”和“资源消耗相近性”的核心特征，将所有医疗服务项目按“大类概括、逐层细化”的原则进行大类分组，呈现资源消耗相近的服务单元，对各服务单元探索有效的病种成本核算方法，以完整测算出所有病种组的实际成本、结构组成和收益情况，全面反映不同地域医院病种结构差异情况、同一学科不同病种的运行情况、同一病种在不同学科的运行情况以及不同难度、不同结构、不同临床过程病种的详细运行情况，能够全面、高质量反映病种收支效益情况。

（三）探索病种价格动态调整机制，支持医保定价决策

由于实现了方法的统一和数据的同质同源，完成了标准成本的测定工作，进而可以为医保定价和价格调整提供有效的支撑，为改善实际成本与服务价格间相脱节的情况提供了创造了机会。因此，基于研究内容一和研究内容二的相关成果，课题组将探索建立依据DRG病种成本进行价格动态调整的有效模型，基于政府定价与医院补偿间的平衡性研究，支持医保定价决策。

（四）探索符合支付改革的补偿机制，开展管理实践

现行付费模式下，由于实际成本与定价之间相脱节，公立医院开展成本管理的主观能动性本就缺乏。而随着支付方式改革逐步落实到位，补偿机制也将发生明显

变化。基于研究内容一和研究内容二的相关成果，形成相应的公立医院管理策略，为提高公共卫生资源配置水平、规范临床路径和临床诊疗行为提供经验借鉴，可为支付方式改革背景下不断提高公立医院资源利用效率效果提供新的思路。

二、技术路线与思路

本案例从基于DRG病例分组、DRG成本核算和核算结果的具体管理实践三个关键方面，对DRG成本核算的含义进行明确界定；同时选取目前主流的病种成本核算方法的原理与差异进行比较研究，并展示研究成果。在丰富基于DRG开展病种成本核算的相关理论的基础上，对相应病种成本核算方法在公立医院的应用方向提出参考意见。这对于进一步完善我国公立医院DRG成本管理体系具有重要的理论意义，也填补了开展DRG成本核算在技术层面的空白，是构建DRG病种成本管理体系的关键环节。

（一）病种成本管理体系设计

结合支付方式改革过程中存在的瓶颈与问题入手，开展DRG病种成本管理体系相关要素的研究，并进一步明确DRG病种成本管理体系的内涵，同时选取具备代表性的样本医院（上海新华医院），开展病种成本管理体系的落地与相关管理实践研究。

（二）核心技术方案的确定

首先，通过阐述DRG与单病种的联系及两者在成本对象上的区别，说明基于DRG开展病种成本核算的意义；其次，基于DRG病例分组，讨论三种主流病种成本核算方法的实施步骤与原理，并就三种方法在公立医院的应用方向提出参考意见；最后，结合支付方式改革的具体要求，确定合适的DRG成本核算方法作为核心技术方法，开展后续的实践研究。

（三）具体实施路径的设计

本书拟以上海新华医院为例，开展病种成本在样本医院从病种分组、病种成本核算、核算结果展示到实际管理应用的全流程，并重点讨论和解决目前公立医院在病种成本核算方面的几点问题，包括成本对象的界定、成本性态的划分、成本的归集与分摊方式、相关分摊参数的设置、信息化平台的建设，等等。这也是病种成本核算的实务操作过程中必须予以关注的关键问题，对于建立整个完善的病种成本管理体系具有重要意义，也构成本项目研究的核心内容。

（四）管理实践与应用方向

首先选取典型的某一 DRG 病种组，对该病种成本管理体系框架下的核算结果，运用数理统计理论进行结果验证。其次基于不同维度的核算结果，项目组将从外部政策层面和内部医院管理层面开展相应的管理实践，并期望在医疗服务价格调整、规范诊疗行为、提升资源配置等多个视角开展相应的管理实践，为在支付方式改革背景下提升医院精细化管理水平提供经验借鉴和技术支撑。

第三节　应用过程

一、技术方案的选择

目前主流的病种成本核算方法主要有“自下而上法”“自上而下法”和“成本收入比法”三种。理论上讲，这三种方法均可开展病种成本核算工作，但却各有利弊。医院需要综合考虑实施门槛、信息化要求、管理要求等多方面因素，选择适合 DRG 病种成本的方法开展具体实践。

新华医院突破传统成本核算方法，着力研究病种组“临床特征相似性”和“资源消耗相近性”的核心特征，将所有医疗服务项目按“大类概括、逐层细化”的原则进行大类分组，呈现资源消耗相近的服务单元，并对各服务单元探索采用基于费用的成本收入比（Cost - to - Charge Ratio）的技术方法，在不同地域医院病种结构存在差异、同一学科不同病种的运行存在差异、同一病种在不同学科的运行存在差异以及不同难度、不同结构、不同临床过程病种的详细运行存在差异等复杂情况下均具有普适性。

成本收入比法是由美国医保支付咨询委员会建议美国医疗照护与医疗救助服务中心（CMS）用来计算 DRG 不同组别相对权重的一种方法，该方法假设各成本中心（Cost Center）成本收入比值固定，通过医院每年上交的成本报告获得各成本中心的成本收入比（CCR），将患者费用直接通过 CCR 转化为成本。其核算步骤如图 15 - 3 所示。

传统的方法是将几千项医疗服务项目成本逐一核算，导致只能提供简单、标准临床路径病种效益，无法全面反映病种组运行效益情况。成本收入比法是将资源消

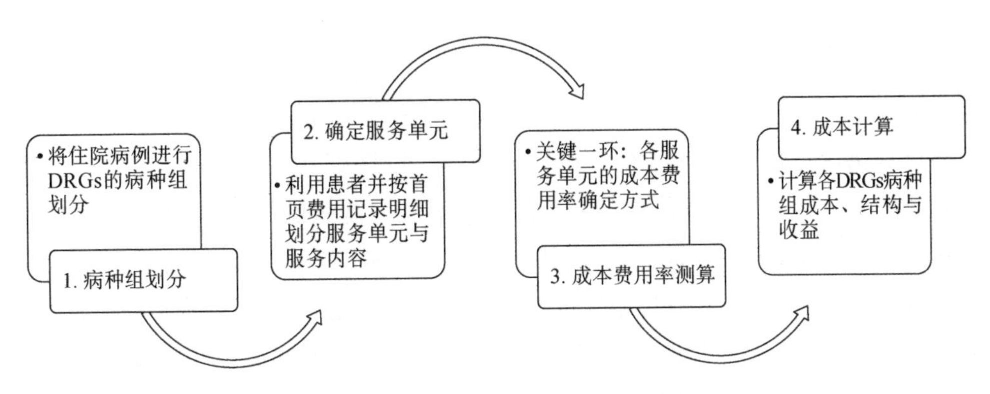

图 15－3 成本收入比法核算步骤

耗相近的服务单元大类概括、逐层细化测算成本费用率，减少了在按病种收付费改革背景下毫无必要的项目成本分摊过程，在提高计算精确度的同时，做到了核算成本的全覆盖，可以大幅降低管理成本。

同时，为进行多维度精细化管理，项目组对测算结果进一步拓展，将同一病种在不同科室开展情况进一步细分到各科室，并匹配了病种组合指数（CMI）、手术级别等信息，因此可以从不同的角度进行结果展示。

二、实施路径设计

在确定以“成本收入比法”作为核心技术方案后，本案例开展了该方法的实施路径设计如图 15－4 所示。

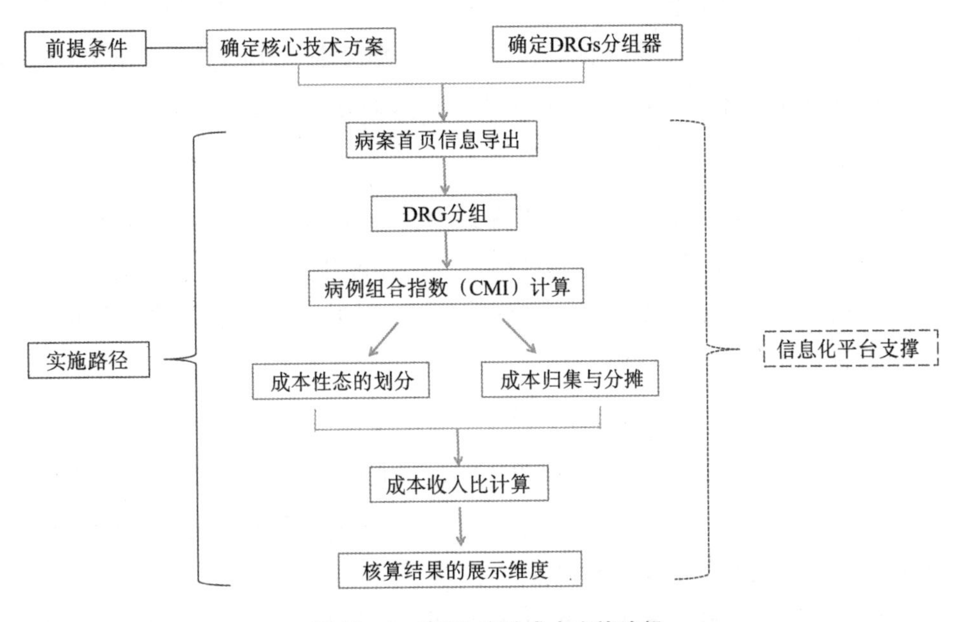

图 15－4 DRG 病种成本实施路径

（一）分组器的选择

DRG病例分组是实施DRG成本核算的基础。近年来，我国各省市部分公立医院结合自身情况运用各种分组模型和分组软件对医院病例试行DRG分组，获得了合理有效的DRG病例分组结果。除了美版、德版、澳版的分组器外，由北京市卫健委和北京市DRG－PPS研究与应用项目组合作开发的北京版诊断相关组系统（BJ－DRG）也在北京市部分三甲医院得到了一定程度的应用。由于DRG分组器是开展病种成本核算的前提和核心，因此有必要对我国已经开展应用的并被证实具备相应准确性和高度可靠性的常用DRG分组模型和分组器进行梳理，如表15－1所示：

表15－1　部分地区分组器模型

区域	分组方法	DRG分组模型
上海部分三甲医院	澳版AP－DRG 德国G－DRG	自动交叉检测法（AID）决策树模型
深圳部分三甲医院	美国MS－DRG	卡方自动交叉检测法（CHAID）决策树模型
云南部分三甲医院	澳版AP－DRG	卡方自动交叉检测法（CHAID）决策树模型
天津部分三甲医院	美国AP－DRG	修正的卡方自动交叉检测法（E－CHAID）决策树模型
北京部分三甲医院	北京BJ－DRG	分类与回归树算法（CART）决策树模型

基于上述信息，项目组对目前主流的几种DRG分组器开展了相应讨论。经过对比，为使结果在上海市级医院层面具备可比性，采用了上海市级医院基于危重度的疾病诊断分组规则及分组器为工具对DRG进行分组。该分组器在上海部分市级医院已得到初步应用，反馈情况良好，并且每年都会根据实际情况进行相应更新，因此可以选择其作为样本医院开展DRG成本核算的分组器进行分组操作。

（二）病案首页信息规范

一般来说，病案首页信息应至少确保拥有如下信息：科室编码（科室名称）、病案号、病人信息（姓名、性别、年龄等）、主诊断编码及主诊断名称、住院号、费用合计及相关收费明细、手术操作名称及分级、治疗性操作、合并症和并发症等信息，方能满足分组器的信息要求。

（三）病例组合指数（CMI）的计算

CMI是指医院的出院病人例均权重，跟医院收治的病例类型有关。CMI作为DRG应用体系中的核心指标之一，衡量的是病种的疑难危重程度，即CMI指数越高，代表收治疾病的疑难危重度越高。

病例组合指数（CMI）$=\sum$（某DRG权重×该医院该DRG的病例数）÷该医

院或该学科病例数。在完成CMI计算后，即可了解所有病种组的CMI情况，并可从CMI的维度，开展相应的统计工作与核算结果展示。

（四）成本性态的划分

首先对成本性态进行划分，并完成对各服务单元和服务内容的成本归集。然后通过计算成本收入比，就可得到每一个科室对应病种组单元的成本，进而可汇总得出相应科室的病种组成本情况。以各科室病种组的例数为因素加权平均后，就可得出全院每一个病种组的平均成本。具体路径如下：以服务单元及服务内容划分的基础上实现成本的归集。本项目首先按费用计入成本对象（病种组单元）的方式进行性态划分，分为直接成本与间接成本。其中直接成本是指与病案首页费用明细相对应、可直接计入病种组单元的相关成本；间接成本是指费用发生时不能或不便直接计入特定病种组单元的成本。

（五）成本归集与分摊

合理的成本归集和分摊方法是实现成本收入比指标有效性的保证。在明确成本性态后，要对服务单元进行成本归集，并对需要进行分摊的成本以一定的方式摊入成本对象。在进行成本归集的过程中，对于无法直接进行成本追溯的内容，应积极寻找相关成本动因，并确定合理的成本与成本动因的因果关系。只要相关因果关系建立恰当，成本归集的结果也能够达到较高的准确程度。比如，医护成本虽然构成了病种组单元的直接成本，但受限于医院信息系统建设情况，往往无法精确统计特定病种组单元所耗费的医护人员成本，因此通过在医护成本与病种组单元费用类别中建立“劳务性收入越高，则医护成本越高”的因果关系，可相对合理地将医护人员成本分别摊入各病种组单元。

（六）核算结果的展示维度

由于分组结果同时涵盖了包括手术分级、CMI等多个维度的信息，因此可以根据医院自身管理要求，从多个维度进行核算结果的展示。具体展示维度包括但不限于以上几种。当然，核算结果既可以从病种组的维度来反映，也可以从科室维度反映本科室所有病种组的情况，抑或从CMI维度反映不同CMI值的成本收益情况、不同手术级别的成本收益情况等信息，从而满足不同信息使用方的要求。如图15－5所示。

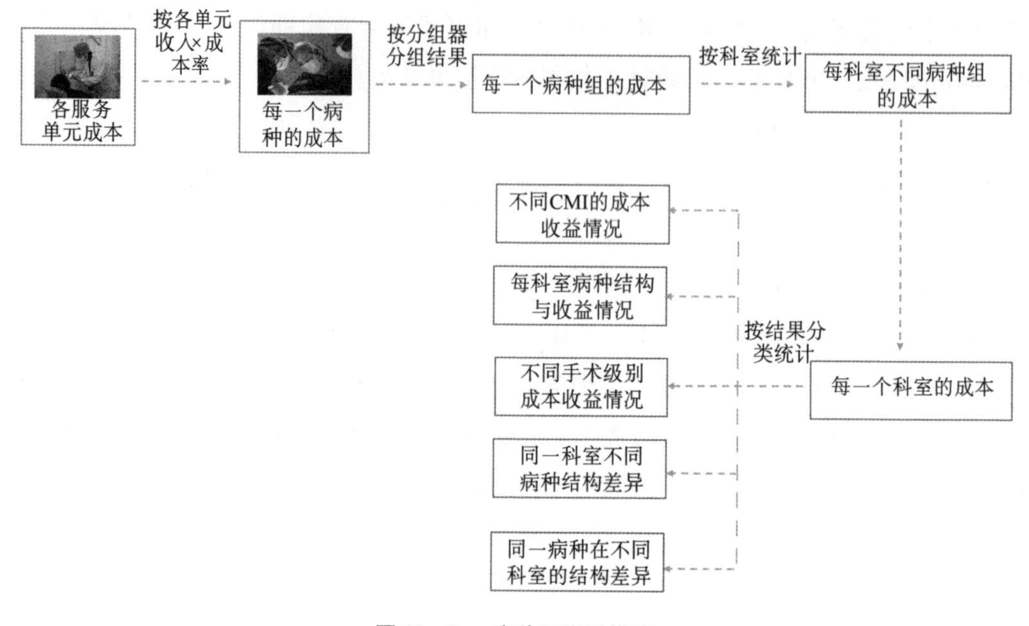

图 15－5 病种组展示维度

第四节 具体实践

一、具体实施方案及路径

在明确以“成本收入比法”作为核心方案后，项目组着手开展了具体实施路径的实证研究工作，并完成了样本医院的所有病种组的成本核算。具体步骤如下：

（一）病案首页信息导出

自新华医院病案信息系统中导出 2019 年全部 112305 例住院病例作为基础样本，如表 15－2 所示。关键字段包括主要诊断码、主要诊断名称、病史首页费用明细等内容，表 15－2 列示了 C48.000 的病例。

表 15－2 病案首页信息导出主要关键字段

主要诊断与科别信息				费用明细						
主要诊断编码	主要诊断名称	出院科室	病案号	西药费	CT 费	护理费	化验费	治疗费	诊查费	……
C48.000	腹膜后恶性肿瘤	血液内科	D68467	17534.07	250	1292	3697	9498	612.50	……

病案首页信息系统中导出的112305例住院病例，将作为后续病种分组等工作的基础。因此，病案首页信息登记是否规范完整，将直接影响DRG分组结果。

（二）DRG分组与分组结果

本项目使用上海市级医院基于危重度的疾病诊断分组规则及分组器（2017版）对病例信息进行分组，分组结果：2019年度新华医院全部112305例住院病例中，其中仅有3369例住院病例由于各种原因无法入组，未入组的病例如表15－3所示。

表15－3　无法入组病例及主要原因一览

分组代码	DRG名称	例数	无有效分组原因
960Z	无法分组的	828	首页信息不完整
961Z	无效主诊断	336	主诊断编码缺失
963Z	与年龄/体重不符合的新生儿诊断	528	关键字段间逻辑关系错误
965Z	其他	1677	主诊断编码错误

未入组的主要原因是病案首页填写不规范（特别是首页信息不完整）、关键信息缺失或关键字段间逻辑错误（如新生儿诊断编码与患者实际年龄信息不符、患者诊断编码与性别不符等）所造成。该部分未成功入组的病例总数为3369例，占全部病例比重为3%左右，实际的有效入组率达到了97%。

从样本量上来说，入组率保持在有效水平以上，可视作分组有效，并可将其作为后续病种成本核算的依据。新华医院的全部有效病例按照分组器分组结果，一共分为了561项病种组如表15－4所示。

表15－4　561项病种组情况

序号	DRG分组	DRG名称	DRG权重	科室代码	科室名称	例数	收费金额（元）
1	A08B	自体骨髓移植不伴有极重度并发症和伴随症	4.43	10202000	血液内科	6	435132.32
2	A08A	自体骨髓移植伴有极重度并发症和伴随症	7.81	10202000	血液内科	5	579903.91
3	N09Z	锥切，阴道、宫颈和外阴手术	0.33	10401000	妇科	256	1342882.22
4	B70C	中风不伴有极重度或严重的并发症和伴随症	0.99	10302000	神经外科	439	11326981.95
5	G01B	直肠切除术不伴有极重度并发症和伴随症	2.09	10306000	肛肠外科	647	20234976.33
6	O60B	阴道分娩不伴有极重度或严重的并发症和伴随症	0.52	10402000	产科	1414	9182416.38

续表

序号	DRG 分组	DRG 名称	DRG 权重	科室代码	科室名称	例数	收费金额（元）
7	G03A	胃、食管、十二指肠恶性肿瘤手术	3.19	10301000	普外科	274	21508903.73
8	C02Z	眼摘除术和眼窝的手术	0.86	10600000	眼科	107	1531837.46
9	F70B	严重心律失常或心脏骤停不伴有极重度或严重的并发症和伴随症	0.60	10100000	急诊中心	16	191524.37
……							
561	D61Z	（耳源性）平衡失调	0.49	10700000	耳鼻喉颈外科	101	1133374.86

（三）病例组合指数 CMI 匹配

以划分后的561项病种组为基础，将CMI重算后进行重新匹配，即按照病例组合指数（CMI）＝$\sum$（各DRG权重×该医院该DRG的病例数）÷该医院或该学科病例数，得出561个病种组相对应的CMI指数如表15－5所示。

表15－5　561个病种组的CMI匹配情况

序号	DRG 分组	DRG 名称	CMI	……
1	A07Z	同种异体骨髓移植	13.68	
2	A08A	自体骨髓移植伴有极重度并发症和伴随症	7.81	
3	A08B	自体骨髓移植不伴有极重度并发症和伴随症	4.43	
4	A40Z	体外循环膜氧合器（人工肺）不伴有心脏手术	11.07	
5	A41A	插管（法）年龄<16，伴有并发症和伴随症	6.63	
6	A41B	脑室分流（管）修复术	8.11	
7	B01Z	开颅术伴有极重度并发症和伴随症	2.17	
8	B02A	开颅术不伴有并发症和伴随症	7.09	
9	B04A	颅外血管手术伴有极重度或严重的并发症和伴随症	4.71	
……				
561	A01Z	肝移植	12.84	

（四）病种组单元细分

为提供更多的数据展示维度、满足内部管理需要，新华医院在561项病种组划分基础上，以科室为单位对病种组进行了进一步细分，即按同一病种组在不同科室开展情况细分为3071项病种组单元，并以此作为后续病种成本结构分析的第一手基础数据。如表15－6所示。

表 15-6　　3071 个病种组的 CMI 匹配情况

序号	DRG 分组	DRG 名称	科室名称	……
1	B70C	中风不伴有极重度或严重的并发症和伴随症	神经外科	
2			心血管内科	
3			中医科	
4	G02B	小肠和大肠的大手术不伴有极重度并发症和伴随症	消化内科	
5			普外科	
6			肛肠外科	
7	G03C	胃、食管、十二指肠非恶性肿瘤手术不伴有极重度或严重的并发症和伴随症	消化内科	
8			普外科	
9			内镜诊治部	
……				
3071	D61Z	（耳源性）平衡失调	耳鼻喉经外科	

（五）成本归集与分摊

本项目基于作业成本法，采用成本追溯、动因分配与公用分摊三种方式来开展相应尝试。目前这三种方法已在部分公立医院 DRG 成本核算的过程中得到了一定程度的应用，并已积累了相应的经验。本项目中，对应各服务单元的成本归集与分摊方法如表 15-7 所示：

表 15-7　　成本归集方式与成本收入比计算方法

成本性态	涉及的服务内容	归集方式	成本收入比计算方法
直接成本	第（1）项至第（3）项	动因分配	按“劳务性收入越高，则医护成本越高”的原则，计算各科室每单位收入所耗费的医护成本，并按每病种组单元劳务性收入金额占比为标准计入各病种组单元
	第（4）项至（6）项	动因分配	按病床与其附属设备折旧进行成本收入比计算
	第（7）项至（11）项	成本追溯	直接以医技科室的科室成本进行成本收入比计算
	第（12）项至（13）项	成本追溯	收费标准按气化氧计量，采购成本按液氧计量，两者按关键指标进行转换后测算氧气费成本；各类血液制品则按对应占比及使用量确定实际成本并计算成本收入比。
	第（14）项	成本追溯	按手麻科室为维度归集成本并据此计算成本收入比
	第（15）项至（18）项 第（24）项	成本追溯	按实际领用耗材种类，按零加成计算成本收入比。手术特殊设备费以术中设备使用为主，按手术室使用的专用设备折旧作为成本收入比计算依据
	第（19）项	成本追溯	按营养室食堂报表确定成本收入比
	第（20）项至（23）项	成本追溯	饮片类按 25% 加成计算成本率，其他药品（包括煎药费）按零加成计算成本收入比

续表

成本性态	涉及的服务内容	归集方式	成本收入比计算方法
间接成本	第（25）项至（31）项 第（34）项至（35）项	公用分摊	首先按直接领用对象、资产使用对象等归集至相应科室；随后选择按科室内各病种组单元业务量/耗材占比/药占比等作为参数，摊入对应科室的病种组单元
	第（32）项至（33）项 第（36）项至（38）项	公用分摊	首先按服务内容统计实际发生金额，对于能够明确费用发生科室的，计入相应科室；对于暂无法明确费用发生科室的，则按面积/人头/出院人数/等为参数摊入各科室；随后按各科室病种组单元业务量作为参数，摊入对应科室的病种组单元

（六）成本收入比计算

完成成本归集与分摊后，就可基于服务单元发生的费用与其实际成本进行比较确定成本收入比数值如表15－8所示：

表15－8　新华医院2019年各服务单元成本收入比　单位：%

成本率	成本率值	成本率	成本率值
CT成本率	43.33	氧气费成本率	67.50
拍片费成本率	43.33	特需成本率	9.75
透视费成本率	43.33	西药费成本率	100.00
化验费成本率	64.71	血费成本率	91.81
检查费成本率	52.08	一般医用材料费成本率	100.00
介入材料费成本率	100.00	医保其他成本率	100.00
麻醉费成本率	106.82	植入材料费成本率	100.00
手术器械材料成本率	100.00	草药费成本率	80.00

（七）病种成本核算结果

在完成上述步骤后，即可基于多个维度，展现不同颗粒度的核算结果，从而分别用于医保定价数据支撑与医院内部管理需要。样本医院的具体核算结果展示如下。

1. 病种组总体运营情况如表15－9所示。

表15－9　样本医院盈利/亏损情况一览

	病种分组数	其中：亏损病种组/占比	其中：盈利病种组/占比
新华医院	561	349/62.2%	212/37.8%

其中药耗占比统计如表 15－10 所示。

表 15－10　　样本医院盈利/亏损情况一览

	药耗占比	
	亏损病种组	盈利病种组
新华医院	51.2%	42.0%

通过成本结构进一步分析发现：发生亏损的病种组主要是耗材和药品费用占比较大，手术操作类费用占比较小；而盈利的病种组刚好相反。这在很大程度上说明，实行药品与医疗器械零加成后，手术类、操作类医疗服务项目价格调整普遍尚未到位。特别是针对非专科性质的三甲医院而言，这种情况表现得尤为明显。

2. 病种组结构效益情况。之前已将医院所有病种组按照各科室细分为相应的病种组单元，因此可按科室为维度，展现不同科室内部病种组单元的情况。以新华医院的心血管内科为例，如表 15－11 所示：

表 15－11　　新华医院心内科病种结构收益情况

科室名称	病种数	例数	CMI 权重	均次利润率	耗材占比	操作类占比	检查化验占比	药占比	住院费占比
心血管内科	120	6855	1.27	－4.62%	64.65%	5.09%	18.22%	8.94%	2.61%

新华医院的心血管内科涉及病种数 120 种，总体均次利润率为－4.62%。随着耗材加成的取消，心血管内科的均次利润率存在继续下降的可能。如果进一步打开，也可以就心血管内科中部分病种组单元的成本收益情况进行展示如表 15－12 所示。

表 15－12　　新华医院病种组单元的成本收益情况（部分）　　单位：元

DRG 分组	DRG 名称						
F16Z	经皮冠脉介入术不伴有急性心梗，无支架植入术	CMI 权重	例数	收费总额	成本总额	利润总额	均次费用
		0.67	2384	32802728.72	32847390.45	－44961.73	13759.41
		均次成本	均次利润	均次利润率	CT 费	CT 费占比	CT 均次费
		13778.27	－18.86	－0.14%	113490.00	0.35%	47.60
		CT 成本率	护理费	护理费占比	均次护理费	伙食费	伙食费占比
		55%	268569.00	0.82%	112.65	140895.08	0.43%
		均次伙食费	伙食费成本率	化验费	化验费占比	均次化验费	化验费成本率
		59.10	98%	7584782.00	23.12%	3181.54	57%

续表

DRG 分组	DRG 名称						
F15Z	经皮冠脉介入术不伴有急性心梗，有支架植入术	CMI 权重	例数	收费总额	成本总额	利润总额	均次费用
		2.17	1119	63389916.21	68210961.33	-4821045	56648.72
		均次成本	均次利润	均次利润率	CT 费	CT 费占比	CT 均次费
		60957.07	-4308.40	-7.61%	48530.00	0.08%	43.37
		CT 成本率	护理费	护理费占比	均次护理费	伙食费	伙食费占比
		55.00%	188263.00	0.30%	168.24	106658.50	0.17%
		均次伙食费	伙食费成本率	化验费	化验费占比	均次化验费	化验费成本率
		95.32	98%	5634289.00	8.89%	5035.11	57%
F19Z	其他经皮经血管心脏介入术	CMI 权重	例数	收费总额	成本总额	利润总额	均次费用
		2.07	721	45866139.70	48861196.60	-2995056.90	63614.60
		均次成本	均次利润	均次利润率	CT 费	CT 费占比	CT 均次费
		67768.6	-4154.00	-6.53%	148000.00	0.32%	205.27
		CT 成本率	护理费	护理费占比	均次护理费	伙食费	伙食费占比
		55%	172282.00	0.38%	238.95	94296.00	0.21%
		均次伙食费	伙食费成本率	化验费	化验费占比	均次化验费	化验费成本率
		130.79	98%	1808582.00	3.94%	2508.44	57%

其他各科室也均按照相应思路，建立了本科室的总体病种利润情况及相应的明细病种成本收益情况。

3. 同一病种在不同科室运营情况。以肿瘤化疗为例，如表 15-13 所示。

表 15-13　　化疗病种在不同科室的运营效益情况　　单位：元

科室	DRG 名称	例数	均次住院费用	均次成本额	均次利润额	均次利润率（%）
肿瘤科	化疗	2530	16355.37	15863.07	492.30	3.01
泌尿外科	化疗	94	7182.97	7542.71	-359.74	-5.01
普外科	化疗	1721	11321.73	12267.09	-945.36	-8.35
肛肠外科	化疗	1387	9056.56	9841.76	-785.20	-8.67

新华医院同时开展化疗的一共有四个科室，分别是肿瘤科、泌尿外科、普外科、肛肠外科，各科室针对同一病种组所开展的相关成本结构与利润率等情况也借此可以进行展示。由于该病种主要以用药为主，由于药品零加成政策的实施，各科室开展该病种均为亏损，唯独肿瘤科开展该病种有 3% 的收益率。分析其原因，发现肿瘤科作为医院肿瘤患者化疗平台，具有规模效应，其业务流程最优、医护床位比最为合理，能将人力、设备等资源发挥最大潜能，成本降至最低。

4. 不同难度系数病种组运营情况。由于对各病种组的 CMI 进行了匹配，因此可以从面上观察不同难度系数的病种组收益情况。新华医院作为上海市学科门类最全的医院，其 CMI 的分布情况就极具代表性，如表 15 – 14 所示：

表 15 – 14　　新华医院 CMI 统计汇总表　　单位：元

DRG 权重	例数	收费总额	成本总额	利润总额	均次住院费用	均次成本额	均次利润额	均次利润率（%）
CMI≥5	425	57419776. 64	52842104. 01	4577672. 63	135105. 36	139631. 39	-4526. 03	-3. 35
CMI（2 -5）	15031	852420470. 65	767521207. 35	84899263. 29	56710. 83	57930. 11	-1219. 28	-2. 15
CMI（1 -2]	14552	447080308. 03	384367100. 96	62713207. 07	30722. 95	28563. 12	2159. 83	7. 03
CMI（0. 5 -1]	50420	644097686. 06	556803414. 40	87294271. 66	12774. 65	11985. 17	789. 48	6. 18
CMI≤0. 5	28531	218826630. 95	202323196. 47	16503434. 48	7669. 78	7581. 58	88. 20	1. 15

基于利润贡献率进行考量，核算结果显示难度系数≤0. 5、0. 5 ~1、1 ~2、2 ~5、≥5 的病种组，收益率分别为 1. 15%、6. 18%、7. 03%、 -2. 15% 和 -3. 35%，说明中等难度病种（难度系数为 0. 5 ~2）收益最高，而高难度（难度系数 >2）病种由于疾病复杂、并发症多、治疗疗程长等原因，反而收益情况不理想。医改政策导向是实行分级诊疗，新华医院作为三级甲等医院，应定位于急危重症和疑难杂症诊治，难度系数在 0. 5 ~2 的病种在低级别医院同样可进行诊治。由此可见，从成本核算结果来看，现行的医疗服务价格体系并不利于引导其三级医院落实功能定位，这一问题值得政府部门今后在调整医疗服务价格和实行按病种付费时予以高度关注。

5. 不同科室同一服务单元的情况。本案例发现，不同科室医护人员劳务成本率的高低，对科室及病种成本收益有较大影响。医护成本率是每单位费用（剔除药品、耗材等与医护人员劳务无关的收入）所耗费的医护人员劳务成本，体现了医护人员劳务性价比。科室的医护成本率高，说明该科室效益好、医护人员收入高，或者业务收入少、医护人员工作强度低；反之亦然。根据统计结果，各科室在医护服务单元的成本率方面存在较大差异。以新华医院为例，如表 15 – 15 所示：

表 15 – 15　　新华医院部分科室医护单元成本率

科室名称	医护单元成本率（%）
重症医学科	15. 96
急诊科	17. 12
眼科	32. 50
整形外科	51. 57

表15－15中表现较为突出的是以重症医学科、急诊科等危急重症学科的医护单元成本率明显偏低，基本均在15%左右徘徊；而眼科、整形外科的医护单元成本率偏高，其中整形外科的医护单元成本率超过了50%。即每100元收入中，用于发放医护人员绩效的金额超过了50元。按照医护单元的成本率计算公式：医护成本率＝医生（护士）的实际收入/科室业务收入（剔除药耗）可以得知，医护成本率主要体现的是医护人员的劳务性价比，即医护成本率高，说明该科室医护人员收入高（或业务收入少、医护人员工作强度低）；反之亦然。

综上所述，医院可根据具体核算结果，以自身管理需求为导向，基于病种组单元的数据进行各个维度的相应分析，为更好地寻找转型发展中存在的问题、明确各科室的运营改进方向奠定了基础，也为医院后续开展相应管理举措，不断提高成本控制水平、优化资源配置提供了有效支撑。

二、管理应用及案例成效

（一）内部管理实践

1. 基于运营效率视角。基于测算结果，通过对不同临床路径、不同资源投入病种的补偿结构剖析，助力医院实现学科及业务结构调整、资源有效配置。以化疗病种为例，由于该病种主要以用药为主，CMI只有0.41，药品零加成政策实施后，唯独肿瘤科开展该病种有3%的收益率。进一步打开结构分析其原因，如表15－16所示。

表15－16　“化疗”病种科室收入成本结构情况一览

科室名称	例数	平均住院天数	收入结构			成本率		
			药耗占比	检查化验占比	操作类占比	医护成本率	床位成本率	科室运营成本率
肿瘤科	1496	4.02	65.36%	22.60%	8.50%	68.00%	0.80%	2.00%
肛肠外科	641	3.07	82.47%	10.96%	4.48%	61.62%	0.96%	9.64%
普外科	760	2.07	86.79%	4.16%	3.31%	66.76%	0.98%	8.54%
泌尿外科	64	2.06	92.49%	3.31%	2.68%	60.79%	1.03%	9.09%

发现肿瘤科的科室运营成本率较低（2.0%）。肿瘤科作为医院化疗病种综合平台，具有规模效应，化疗作为肿瘤科的主要病种组成部分，容易针对单一病种进行针对性资源投入和流水线式操作，其业务流程最优，能将人力、设备等资源发挥最大潜能，成本降至最低。同时肿瘤科检查化验收入占比（22.60%）明显高于其他科室，说明肿瘤科对于化疗病种以系统为导向给予系统性治疗和综合治疗，以提升病种效果

与效益，并已形成平台化治疗，平台优势明显、医护床位配比更为合理，因此作业效率更高。鉴于这样的情况，新华医院从2020年下半年起，以成立“肿瘤日间化疗中心”的方式进行资源整合。肿瘤科重新制定了日间化疗临床路径，并完成了每周化疗患者的床位需求调研（涉及乳腺癌、胃癌、结直肠癌三类患者）；药学部负责静配中心工作配套；工程部完成局部区域改造；资产管理部进行设施设备配套；出入院处则开通日间化疗中心床位预约通道；护理部负责按预约记录安排护理人员。实施后效果明显。首先，资源的利用率有所提升，项目实施后，肿瘤科每百元固定资产收入同比增长12%、成本收益率增幅5.5%；其次，临床安全得到有效保证，专家组意见显示肿瘤科化疗患者的临床入径率超过90%，集约化的平台临床安全质量明显更易管控追踪；最后，患者医疗费用不同程度下降，平均住院天缩短0.8~1.5天不等，化疗前等待时间同比大幅度减少，相同诊断下患者的住院费用同比下降3%~8%。

2. 基于优化结构视角的管理实践。新华医院选取关键手术病种，以优化院内同一科室的同一病种组收入结构的方式，开展了相应实践。以头颈外科甲状腺手术为例，如表15-17所示。

表15-17　“甲状腺手术”病种科室收入成本结构表　　单位:%

日期	DRG组	DRG组名	例数	平均住院天数	收入结构			成本率	
					药耗占比	检查检验占比	操作类占比	医护成本率	管理成本率
2018年	K06Z	甲状腺手术	1442	11.72	46.14	15.50	36.73	28.26	22.04
2019年	K06Z	甲状腺手术	1554	10.86	44.28	14.41	38.75	31.12	18.00
2020年	K06Z	甲状腺手术	1862	8.51	44.09	13.27	38.90	32.09	16.78

在采用成本收入比法取得核算结果后，新华医院选取了头颈外科“甲状腺”手术开展了相应管理实践。经过对2018—2019年该组的收入结构分析得知，肿瘤医院的甲状腺手术平均住院天数较长，收入结构中药耗占比和检查化验占比相对较高，但操作类占比较低，虽收支结余为盈利，但其结构即不符合国家对医院的管理导向。根据病种成本结构的揭示，医院采取了以下措施，如表15-18所示。

表15-18　优化“甲状腺手术”收入成本结构举措

	采取的管理策略
缩短术前等待日	1. 加强手术指征管理 2. 加急报告24小时出具制 3. 强化手术排期 4. 加大上述三项指标的绩效考核权重

续表

	采取的管理策略
资源投入倾斜	1. 针对新技术、新项目的开展，加大资源投放力度 2. 协同其他科室资源，配合开展 MDT 患者快速康复治疗
加大耗材管理力度	1. 试点该病种手术类耗材的二维码管理 2. 试点该病种不可收费耗材的定额、定包管理 3. 组织科外专家进行“耗材点评” 4. 将耗占比纳入头颈外科绩效考核
合理用药指导	1. 依托临床药师，开展处方点评 2. 对于不合理用药、出径用药进行考核，并与绩效挂钩

上述策略实施后效果明显，如表 15 – 19 所示：

表 15 – 19　　头颈外科核心指标改善情况

指标名称	2018 年	2019 年	2020 年
出院人数（人）	4287	4401	4770
CMI 值	1. 32	1. 39	1. 55
平均住院（日）	12. 2	10. 91	8. 78
出院患者平均费用（元）	25883	25410	23750
手术占比（%）	69. 86	76. 26	83. 01
四级手术占比（%）	64. 28	65. 19	75. 45
药占比（%）	20. 70	18. 98	16. 46
耗占比（%）	26. 40	25. 78	25. 38

首先，头颈外科的学科水平得到一定提升，2020 年度 CMI 值同比 2018 年提高了 0. 23、四级手术占比提高了 11. 17 个百分点；其次，运营效率得到提升，主要体现为平均住院日同比缩短 27. 30%；最后，病种的收入结构得到了有效优化，实现了药耗占比持续下降、检查化验占比下降、操作类占比上升的目的；第四，患者的就诊负担有所减轻，2020 年度的患者均次费用同比 2018 年下降 8. 24%，病人满意度也有所增加，获得了良好的社会效益。

3. 基于收益费用视角的管理实践。基于各科室内部病种结构成本率的测算结果，新华医院对部分科室的病种绩效分配方案进行了调整。以骨科的 B03B（脊柱手术不伴有极重度或严重的并发症和伴随症）以及 I31B（髋关节修复术不伴极重度并发症和伴随症）为例，如表 15 – 20 所示。

表 15－20　　骨科部分病种运营效益情况

DRG 分组	DRG 名称	例数	CMI 权重	均次住院费用	均次成本额（元）	均次利润额（元）	均次利润率（%）
B03B	脊柱手术不伴有极重度或严重的并发症和伴随症	764	2.77	70435	63130	7304	10.37
I31B	髋关节修复术不伴有极重度并发症和伴随症	292	2.81	62671	52310	10361	16.53

这两种病种均是骨科的主要病种之一，年度总例数合计超过 1000 例。其中，脊柱类手术由于均次较高，为科室带来较多收入，因此骨科通常作为重点手术鼓励开展；但经测算，其利润率却低于科室平均利润率；部分髋关节手术虽然均次略低，但利润率明显较脊柱类手术要高。同时经过病史首页的基本情况对比，髋关节手术的平均住院天数也同样要略低于脊柱类手术，相应医疗风险也较少。新华医院经过调研后，通过采取调整相应部分髋关节手术与脊柱类手术的内部绩效分配方案的举措，帮助科室提升业务含金量。

4. 基于资源配置视角的管理实践。本案例率先采用如下原则：按病种实际劳务费用越高，则相应的医护成本投入越高。而医护成本率是每单位医疗费用（剔除药品、耗材等与医护人员劳务无关的收入）所耗费的医护人员劳务成本，体现了医护人员劳务性价比。由此，计算每单位劳务医疗费用所耗费的医护人员成本，将每一个病种组涉及的医护人员成本进行量化，以此测定其技术劳务价值，从而为提升定价的精细化程度提供了依据。

新华医院急诊科医护人员收入已高于全院平均水平，但流动性仍然较强，原因在于强度过大的工作量使收入与劳务价值不匹配，尽管高水平的收入仍不能覆盖高强度的工作，表现为医护成本率较低，没有充分反映其技术劳务价值；整形外科医护人员虽然收入低于其他科室，但医生稳定性却很好，其科室医护成本率较高，说明其运营效益总体较差，医护工作未满负荷；眼科的医护人员成本与病种结构最优，医护人员收入合理，满意度较高，医护人员稳定性强，病种收益也比较高。可以看出，医护成本率在一定程度上合理体现了医护人员劳务付出和收入的关系，也体现了医护人员劳务强度和病种结构、效益之间的关系。医疗机构在制订发展规划、资源倾斜政策和调整业务结构、合理分配绩效等方面时，可以作为有益的参考，如表 15－21 所示。

表 15－21　　新华医院相关科室的医生成本率

科室名称	医生收入水平	医生成本率（%）
急诊科	高于全院平均水平	17.12
整形外科	低于全院平均水平	51.57
眼　科	高于全院平均水平	32.50

为此，新华医院从资源利用效率的角度，对医生成本率高但科室运营效益明显较差的科室调整资源投入策略，直至采取“关停并转”的举措，进行人员分流、床位数量调整、开诊数量的调整；对因业务量明显偏少导致成本率过高的病种通过政策导向，适当增加业务规模；对那些医生成本明显不合理的科室，适当调整其绩效分配额度。通过多措并举，总体上提高了医院资源利用的效率效果，也为绩效分配的合理性提供了数据支撑。

综上所示，通过对病种成本管理体系的构建和应用结果显示，该管理体系不仅可以完整测算出所有病种组的实际成本、结构组成和收益情况，并基于多个维度展现核算结果，同时可基于优化结构的视角、基于收益费用的视角、基于运营效率的视角、基于资源配置的视角等，全面反映不同地域医院病种结构差异情况、同一学科不同病种的运行情况、同一病种在不同学科的运行情况以及不同难度、不同结构、不同临床过程病种的详细运行情况，同时做到项目成本测算无法做到的各病种收入、成本汇总和医院医疗收入、医疗成本完全吻合，避免了收入、成本相关项目的遗漏，能够全面、高质量反映病种收支效益情况。实践也证明，三家样本医院利用病种成本核算结果数据在开展了病种收益情况和成本结构分析，以及不同科室、不同难度系数病种成本和收益分析的基础上，开展了相应的管理实践工作，积累了一定的经验。

（二）支撑医保支付改革实践

1. 探索构建医疗服务价格动态调整的有效模型。我国医疗服务价格经历了从计划经济到市场经济的阶段，但是因为价格构成的多样性，并未建立起有效的动态调整机制。本书由于实现了方法的统一和数据的同质同源，可以为医保定价和价格调整提供有效的支撑。参照 CPI 数据，采用灵活的成本收入比测定方式，大大降低医疗服务价格动态调整的管理成本，使进行短期动态调整成为可能。如图 15－6 所示。

接上图，以收费水平为 10000～15000 元的病种组为例，通过调整成本收入比的方法在进行动态价格调整时，如考虑居民消费价格指数（CPI）的预计增幅（假

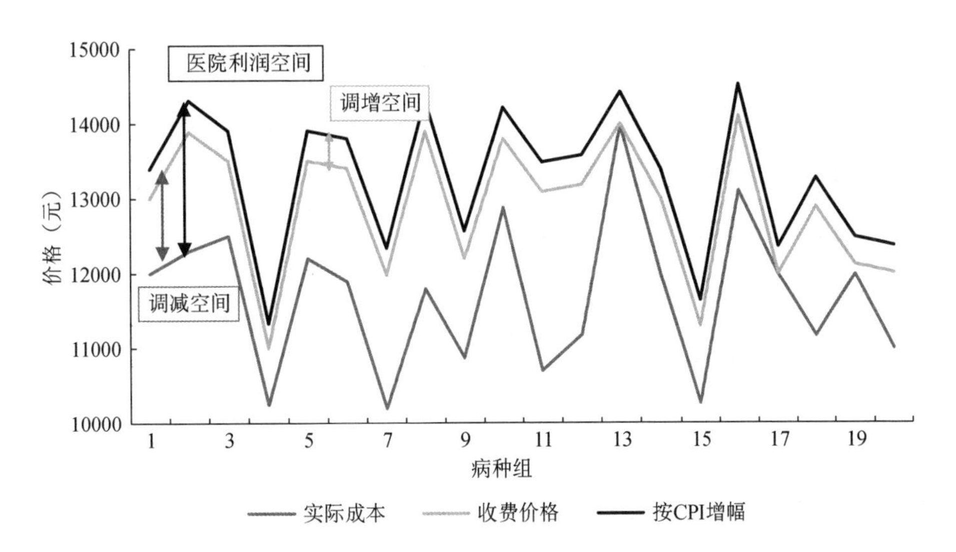

图 15－6 部分病种成本收益情况及 CPI 增幅

定 3%），在这两个前提下，价格调整的空间：可按收费价格和实际成本两者间最高者，按 CPI 预计增幅（假定 3%）设定最高价格，即收费价格的调整不得高于 CPI 指标预计增幅水平线。针对实际成本高于收费价格的病种组，如考虑对该部分病种组价格进行调增，则实际测定的成本与按 CPI 增幅测定的收费水平之间的区间，就是可进行价格的“调增空间”。如考虑对部分病种组价格进行调减，由于医疗机构的部分病种组存在利润空间，而该利润空间实质上可以理解为在进行下一期价格调整时可供调减的空间，因此某病种组实际成本与现行收费价格之间的区间可定义为价格的“调减空间”。

2. 支付方式改革背景下医保定价的决策支持。由于实现了完整的病种组成本和利润空间测定，病种组的实际成本和收费价格之间建立起了密切的相关性，因而可以更好地实现政府定价与医院补偿之间的平衡。以新华医院为例，在前期研究过程中，新华医院已采用基于成本收入比的病种成本核算方法，通过对不同难度、不同结构、不同临床过程的病种收入、成本及效益测定，从而完整地测算出了样本医院包括 561 个病种组和 3071 项细分病种组单元的实际成本、结构组成和收益情况，即完成了面上数据的测算工作，同时又达到了展示了该单体医院病例组合指数（CMI）和手术级别对应的病种组均次利润的目的。具体情况见图 15－7。

从基于利润贡献率的角度，CMI、手术级别越高，表示该病种难度越大，相应的利润本应当体现正相关。但通过对不同 CMI 的病种组收益进行分析，结果显示，中等难度病种（CMI 为 0.5～2）收益最高，而高难度病种（CMI >2）由于疾病复杂、并发症多、治疗疗程长等原因，反而带来亏损。手术级别方面，四级手术的均

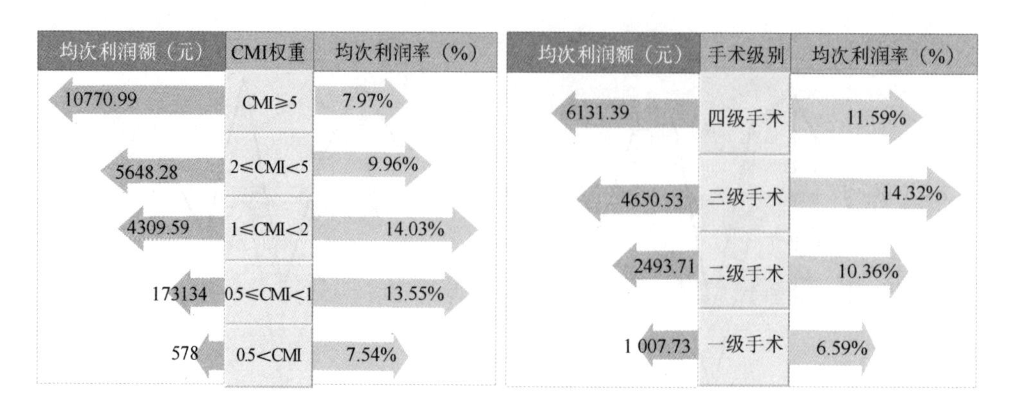

图 15－7　CMI 和手术级别均次利润情况

次利润率明显回落并逼近二级手术的水平。价格调整政策体现了高低端手术间的差异，但并未考虑部分手术存在围手术期内并发症等问题。

进一步分析可见，按照我国现代医院管理制度的相关要求，三级甲等医院在我国医疗卫生体系中定位于“急危重症和疑难杂症诊治”，但从实际核算结果来看，现行医疗服务价格体系并不利于引导三级医院落实功能定位。这就需要结合病种组内部收入结构来进行剖析。新华医院不同 CMI 病种组部分收入占比情况见表 15－22 所示。

表 15－22　　新华医院 2019 年不同 CMI 病种组部分收入占比情况　　单位：%

类别	操作类收入占比	西药收入占比	耗材收入占比	其他收入占比
CMI≥5	16. 7	30. 0	29. 3	24. 0
2≤CMI＜5	19. 6	18. 0	35. 4	27. 0
1≤CMI＜2	19. 4	22. 0	18. 7	39. 9
CMI＜1	18. 6	20. 0	9. 5	70. 9

以 CMI 为例，当 CMI≥5 时，操作类收入（主要体现医护人员劳务价值）占比明显下降，与之对应的是西药收入、耗材收入的上升。同时考虑 CMI≥5 的利润表现情况，目前对于高难度病种的定价没有充分体现医务人员劳务价值，同时也没有足够利润空间，造成三甲医院进行“急危重症和疑难杂症诊治”的动力不足。这就为后续定价策略提供了支撑，即在控制总体费用的基础上，如何进行结构的优化调整、压低药品耗材收入，同时提升操作类收入占比，可以作为完善补偿机制的重要内容予以考量。这一问题值得政府部门今后在调整医疗服务价格和实行按病种付费时予以高度关注。

3. 有效约束、规范诊疗行为的探索。从行为经济学的“过度反应理论（Overreaction Theory）”分析，当服务价格长期偏离其内在价值时（比如医疗场景中的补偿机制不到位），会导致医务人员采取“非理性、自我驱动式”的纠偏行为，却很少考虑价格与价值之间的真实偏离程度，引起诊疗行为不规范、过度医疗等情况（美国、日本分别在2003年通过行为经济学测试均证实：相同诊断的患者，在医疗费用存在极大偏离的程度下，死亡率几乎一致）。

以常见的阑尾炎相关诊断为例（不包含阑尾炎作为其他主诊断的并发症的情况），就能很好地说明“过度反应理论”在公立医院的应用场景。以新华医院为例，与急性阑尾炎相关的主诊断共有14种，主诊科室均是外科科室。阑尾炎相关诊断及平均费用情况如表15－23所示。

表15－23　　样本医院2019年阑尾炎主诊断平均费用情况

序号	与“阑尾炎”相关的主诊断名称	平均费用（元）
1	急性化脓性阑尾炎	14088
2	急性化脓性阑尾炎伴穿孔	19192
3	急性化脓性阑尾炎伴阑尾周围炎	15691
4	急性坏疽性阑尾炎	27198
5	急性坏疽性阑尾炎伴穿孔	17607
6	急性坏疽性阑尾炎伴阑尾周围炎	18094
7	急性阑尾炎	8140
8	急性阑尾炎伴穿孔	18192
9	急性阑尾炎伴腹膜炎	15417
10	急性阑尾炎伴局限性腹膜炎	18201
11	急性阑尾炎伴弥漫性腹膜炎	20268
12	急性阑尾炎穿孔伴局限性腹膜炎	18914
13	慢性阑尾炎	15720
14	慢性阑尾炎急性发作	8060

其中，序号7：“急性阑尾炎”的平均费用为8140元，在14种阑尾炎的主诊断中排名倒数第二，但其费用分布偏离度很大，如图15－8所示。

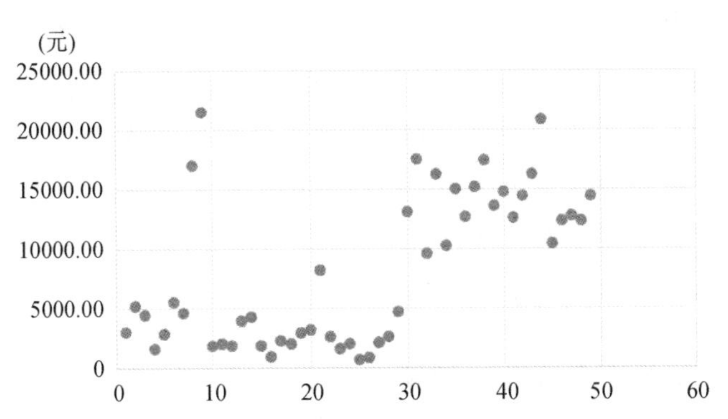

图15－8　各项阑尾炎相关诊断费用明细与住院费用分布

由上述资料可知，医院急性阑尾炎平均费用为8140元，处于较低水平；一旦出现并发症，则平均费用将出现明显增幅（80%~200%）。而急性阑尾炎作为人社部推荐的病种付费目录内容，在许多省市均实行按单病种付费，而当单纯急性阑尾炎付费水平不高时，无法约束医生将原本属于急性阑尾炎的病例另入他组，从而绕过该单病种进行付费结算。而且，单病种付费无法考虑患者个体差异的因素，存在明显的局限性。

本项目采用技术路径首次将所有病种组成本、结构、效益情况同时落地，且方法一致、口径公允、多维度可比，这是按照服务项目成本叠加法无法做到的。当医疗机构全面推进按DRG付费后，同区域医疗机构、主诊科室、相关疾病的服务单元成本是固定的，单独的医疗机构、科室、医护人员是无法从病种的改变中获得额外的收益。医疗机构只能从提升资源利用效率角度入手，努力降低资源耗费，提高工作效率，从而提升利润水平。该价格模式对于医疗机构的诊疗行为有较好的约束性，能够从客观上推动医疗机构进行管理效率的提升。

第五节 取得成效

一、病种成本测定技术方法创新

项目组首次提出了“成本收入比”作为各DRG组内成本测定的技术方案，并验证了其可行性和可复制性，为解决各区域差异、测定标准成本提供依据。

采用基于费用的成本收入比的病种成本核算方法，完整测算出所有病种组的实际成本、结构组成和收益情况，反映出不同医院不同维度的病种成本和收入结构差异。构建系统的病种成本管理模型，适用于所有运营管理水平、成本核算水平、信息化建设水平不同、临床路径不统一的医疗机构，为构建大数据下病种成本管理路径、确保测算结果的可信提供了完整的技术方案。本方法做到了各病种收入、成本汇总和医院整体医疗收入、医疗成本完全吻合，能够全面反映病种收支效益情况。这是其他病种成本核算方法无法做到的。

二、医保定价决策支持模式创新

项目组首次建立了依据病种成本进行价格动态调整的有效模型，形成了基于

DRG 全成本体系的医保定价决策支持模式。

项目组基于该技术方案设计了价格动态调整模型，采用灵活的成本费用率测定方式，使价格动态调整的管理成本大幅降低，使进行短期动态调整成为可能，为制定合理的调整机制创造了条件。由于实现了完整的病种组成本和收益空间测定，在病种组的实际成本和收费价格之间建立起密切的相关性，更好地实现了政府定价与医院补偿之间的平衡，为按病种付费下的医保定价提供了决策支撑。

三、形成完整病种成本管理体系

首先，项目组首次将所有病种组成本、结构、效益情况同时落地，可有效杜绝医生绕过试点病种、回避按病种组考核的可能，有效规范了诊疗行为；二是率先探索按病种实际劳务费用越高，相应医护成本投入越高的原则，将每个病种组的医护成本成功予以量化，大大提升了劳务定价的精准程度，充分反映了医护人员的技术劳务价值；三是基于测算结果形成一系列管理策略被样本医院实践应用，核心技术和实施路径经样本医院实践和统计学方法验证，已被证明其可靠性和管理效果。

研究成果目前已形成医疗行业成本核算和管理的纲领性规范和操作指南《公立医院成本核算规范》（国卫财务发〔2021〕4 号，第八章第三十七条），将在行业内广泛施行。研究成果共发表论文 8 篇，由于体系构建及技术方案的原创性与创新性，荣获上海市科技进步三等奖 1 项，获得软件著作权 1 项，目前正在申请专利 1 项。研究成果还分别在上海、云南、河南、北京等地的部分公立医疗机构以及少量部队医院得到应用，取得了良好的成效。相关管理数据也已经得到了包括上海申康医院发展中心、上海市卫健委、上海市医保局等上级部门的高度重视，并已形成了相应的管理联动机制。同时该研究成果的实践应用案例荣获国家卫健委公立医院高质量发展典型案例，接受专业媒体专题报道 3 次。

第十六章 杭州市儿童医院DRG成本核算及应用案例

第一节 背景描述

一、单位基本情况

杭州市儿童医院是由市政府按三级甲等标准全额投资建设的一所集医、教、研于一体的现代化综合性儿童医院。医院创建于2009年1月，总建筑面积约12万平方米，规模床位1000张。截至目前，共有职工738人，其中高级职称127人、博士3人、硕士200人、博士生导师1人、硕士生导师19人。年门诊达60余万人次，出院病人近2万人次，日门诊量约3000人次。

医院专业设置齐全，专科建设涵盖儿童医疗各个领域，满足区域儿童常见病多发病、危重急症救治和康复服务需要。现有27个临床专科，其中市重点3个，市重点培育学科1个。医院围绕“大健康综合体”，医院目前设有杭州市儿童医学中心和治未病健康、视力健康、脊柱健康、心理健康4个保健中心。从视觉疗愈角度打造医院环境，从儿童特点给予就医关怀，从独特人文设计营造浓厚文化氛围。两幢主体医疗综合楼是功能完备独具童趣化、智能化、舒适化的儿童健康综合体。除诊疗场所之外，医疗综合楼内还设有少儿图书馆、乐高积木墙、儿童游戏治疗中心、“童年足迹”展览区以及趣咖啡、趣超市、趣音乐等“趣”系列活动功能区。医院以“党建儿童健康联盟”为载体，与学校、医疗机构、企业等构建成一个党建共同体，打造一个多层次合作交流平台，建立一个全方位儿童健康保障体系。同时，积极探索广域“健康+”服务模式，将教育、科普、音乐、运动、艺术、营养膳食等多方面与健康相融合，为婴幼儿及青少年提供全生命周期的健康服务。医院在新冠肺炎疫情防控救治、重症手足口病防治、甲型流感、登革热等重大突发公共卫生事件中发挥了重要的作用。感染科为省内手足口病重症定点诊治科室承担所在城市乃至周边地区儿童感染、传染性疾病的定点收治工作。

二、实施现状

从2015年《关于城市公立医院综合改革试点的指导意见》鼓励推行按疾病诊断相关组（DRGs）付费方式开始，到国家医疗保障局印发《2020年医疗保障工作要点》逐步建立以保证质量、控制成本、规范诊疗、提高医务人员积极性为核心的DRG付费和绩效管理体系，DRG付费方式的改革倒逼医院逐步转向精益化管理。从医院层面讲，医院要开展精细化管理，离不开成本分析、决策、控制、考核等成本核算的一系列操作。

在实施DRG付费方式之前，医院是根据医疗项目与病患结算，成本核算在医院管理活动的作用可能不是很重要。为抑制医疗费用的增长，实施DRG付费之后，医疗机构收入中的超医保支付价部分则转化为成本。相比于按项目付费的“多劳多得”，由于DRG的定额付费，医疗机构将有主动控费的内生动力并以此来争取最大限度的“结余留用”，控制医疗费用不合理增长的压力从医保支付方和患者方转移到了医疗机构一方。因此，在DRG付费方式改革下，推行并实施DRG成本核算势在必行。DRG成本核算是按照一定的流程和方法归集出院患者在院期间耗费的医疗项目成本、药品成本和单独收费材料成本进行叠加，计算DRG组成本的过程。

实践表明，DRG成本核算在控制成本费用，优化诊疗流程的基础上，又可为政府职能部门制定合理病种成本提供数据支持，促使其生成以成本为导向运行机制。但现阶段医院间信息化水平的差距明显，部分医院已实现信息系统的联通，成本核算体系也较规范。而部分医院信息化仍处于孤岛状态，数据自动化程度较低。公立医院DRG成本核算目前主要是在科室成本、项目成本基础上，通过归集项目成本、药品成本、卫生材料费而成。医院间科室成本、项目成本直接取数的质量及分摊办法的差异性均会影响DRG成本准确度。此外儿童与成人版的差异性也是个不可忽视的因素。

杭州市儿童医院在2019年联众成本系统升级改造完成后，进一步夯实了科室成本、诊次成本、床日成本的数据质量。这为DRG成本核算的开展奠定了坚实基础。作为该院所在省份为数不多的儿童专科医院，该院在儿童相关病组DRG核算模式方面的探索实践，为有需求开展DRG成本核算的医疗机构提供了参考。

第二节　总体设计

自2019年10月19日《浙江省基本医疗保险住院费用DRG点数付费暂行办法》征求意见稿发布到从2020年1月1日起全省实施住院费用DRG点数付费，浙江省杭州市各级各类医院系统积极配合DRG工作开展，针对DRG点数付费考核结余超支等情况积极寻找并反映问题，与医保局等有关单位共同在实践过程中不断完善相关考核制度体系，但落实到医院层面的DRG成本核算启动相对滞后，核算开展、分析反馈、信息化建设等工作仍有巨大提升空间。现状主要原因一方面是各家单位发展情况不同，难以统一规范管理，缺少抓手推进成本核算改革工作；另一方面是单位主观重视程度不高，在医保支付端改革的同时，相应的成本管控端没有及时跟进，对于DRG成本核算对医疗活动、绩效管理等方面的重要指导战略意义仍旧是理论大于实际。

医院DRG成本核算具有全院、全员、全过程等特点。各科室人员的积极配合和及时反馈，规范的成本管理工作能够有效推动DRG成本核算的开展。因此，医院十分重视成本核算基础工作，具体如下：

一、明确组织机构和职责

在开展DRG成本核算之前，医院已成立了成本核算工作领导小组，主要职责一是结合医院管理实际要求制订成本核算工作方案和相关制度。二是在院领导带领下，积极召开相关人员学习技术、提升职能等培训，以实现全员增进意识，培养成本节约观念的目的。三是明确各科的职责范围，组织协调科室间关系，及时协调解决DRG成本核算推行过程中的问题。其中成本核算部门为财务部下设组，主要负责拟订DRG成本核算工作方案及各项成本控制制度和措施草案及成本核算的日常工作。根据制度开展日常成本核算工作，定期编制和报送成本报表。根据考核和管理需要，开展院级、科级成本分析报告，寻找成本控制薄弱点并优化改善，为医院决策和运营管理提供支持和参考。DRG成本核算的推进离不开各职能部门的相互配合。其中，人力资源部主要职责为统计与报送各科人员工资薪金标准、考勤和人员变动情况。病案统计室负责提供全院工作量及相关数据。后勤保障部负责统计和报送医院各部门水、电、气等能源耗用量及费用、氧气、总务物资、低值易耗品消耗，以及维修、洗涤、零星修缮等费用。医学工程部主要负责报送资产数量、使用分布与变动情况，设备折旧与维修保养等。供应室负责记录和报送一次性物品和消毒数量及费用。财务科负责统计报送人员工资费用报销。信息中心负责成本核算系统日常维护与升级。各临床医技科室设兼职核算员，一般有明确责任划分，同时负责科室成本数据报送，落实管理办法。

二、完善成本核算规章制度

医院结合最新政策修订和完善了“医院成本核算及管理制度”，新增 DRG 成本核算相关管理办法，为 DRG 成本核算的准确、有效提供了制度保障。在全成本核算的基础上，将科室可控成本纳入绩效考核系统中。

三、强化 DRG 成本核算质量管理

规范病案填写。病案首页的规范与准确性会直接影响分组结果，从而影响 DRG 成本核算的准确度。医院始终将规范病案质控纳入常态化管理中，针对不同科室开展有计划、有目的培训，以期为后续的数据采集和分析提供有力的保证。

规范优化诊疗行为。医院从通过医务、医保、财务、临床多部门的联动，有针对性分析同一病种不同科室、不同医疗组、不同医生的药品、材料、检查等项目的使用情况，为优化诊疗路径提供参考，以减少不必要药物治疗与项目检查。

四、DRG 成本核算方法及前、后端管控思路

医院在前期 DRG 成本核算办法研究学习过程中，就自下而上法、自上而下法、成本收入比法等 DRG/DIP 成本核算办法，结合医院实际发展情况，对上述核算办法在医院 DRG 成本核算及分析工作开展进行了可行性分析，从中取舍最优方法。2020—2021 年 5 月医院新设专科病区 10 余个、医疗服务新技术与新项目不断开展，并且在与上海新华医院、杭州市各类高等院校的合作发展战略背景下，专科化程度呈快速发展趋势，因此成本核算到医疗服务项目工作量巨大，新增医疗项目需要及时与有关责任科室确认作业成本动因及工时工作量等相关因素，在缺乏相应成熟信息系统配套支持的情况下，对成本核算及时性、准确性有较大影响。因此，以医疗服务项目成本为基础的自下而上法、成本收入比法等核算办法在理论转换为实际的操作过程中，与本院实际发展情况并不匹配。

根据医院现行管理制度及信息化配套程度，DRG 成本核算方法采用“自上而下法”，整体设计思路如下：

成本核算前端管控思路总体以 DRG 分组成本核算到科室，后端管控以科室成本核算数据指导医生医疗行为。核算过程严格参照《关于印发公立医院成本核算规范的通知》（国卫财务发〔2021〕4 号），其中每名住院患者的药品费用、单独收费的卫生材料费用直接归属到病患个人，将临床成本核算单元全成本剔除直接计入患者的药品与单独收费的卫生材料费用后，参照一定分摊基准（难度、工作量等）计入患者个人。上述两部分患者成本合计为该患者的病种成本，根据病种分类将同病种患者归集为科室同一 DRG 病组总和，以平均值考核病种单位成本。同时对内汇总计算全院相同病种患者的病种单位成本，以此全院平均值作为基准考核各科室当月或累计出院病人成本费用管控效果，同时对关键科室 DRG 成本核算归集到医生；对外参照医保 DRG 结算金额与结余情况，统筹全院医疗行为，关注各科室结余情况，动态分析关键科室收支结余情况，从而达到优化成本结构的目的。

成本后端管控思路以科室间同病组横向对比，成本支出与全院该病种平均考核基准偏离度较高的重点科室，将核算分析内容定位到个人，有针对性地指出问题，结合临床工作提出实际指导意见，从医生开单习惯等总结归纳可控成本优化节约点，以此指导临床科室在药品、耗材、资产、能源、人力资源效率等方面进行持续改善，达到从成本端为全院结余做出贡献的效果。

第三节　应用过程

一、有效成本核算范围确定

由于医院实行病区、门诊垂直管理，即科室医生住院、门诊工作统一归口管理，因此需先确定 DRG 成本核算的有效科室及科室成本范围。

首先科室认定范围：如口腔科、皮肤科、保健科、少儿妇科、临床心理科等暂未开设住院病区的纯门诊科室，则不在 DRG 成本核算范围内，仍采取传统核算到科室的全成本核算办法。

其次内科片病区、外科片病区等垂直管理科室，全成本需划分为门诊、住院两部分：科室医生在门诊工作所占用的人力资源成本、相应的能耗成本、卫生材料成本等直接成本根据相应分摊标准，从科室直接成本中剔除；剩余部分由二、三级科室分摊到科室的间接成本参照各成本项目分摊标准（科室人数、科室面积、工作量、开单金额等）同样按比例划分为门诊、住院两部分。将上述科室成本中的住院部分合计作为 DRG 成本核算有效基础数据。

二、数据采集及核算信息化工作

目前医院成本核算采用联众成本核算系统，该系统作为成本核算操作端的主要信息化平台，集成各职能科室数据，通过采集汇总部分成本数据。梳理具体涉及职能科室配合情况如下：

（1）信息中心：临床、医技科室的开单、执行收入端口维护。

（2）财务部：人员薪酬数据上传、固定资产折旧、其他成本信息录入等。

（3）医学工程部、后勤保障部、供应室：卫生材料、医用低耗品使用信息库维护。

（4）人力资源部：人事考勤、人员职称信息维护。

（5）病案统计室：临床、医技科室每月门急诊、住院、体检工作量、手术工作量、各医技科室工作量。

（6）医院 DRG 运行分析系统维护。

三、患者药品、单独收费的卫生材料费用归集

以联众 HIS 系统出院患者个人费用为统计基础，根据开单科室将患者分入各有效成本核算单元，进一步筛选患者开单西药、成药、草药及卫生材料费。该部分成本作为 DRG 成本核算单位成本中的重要组成部分，在西药、成药、卫生材料项目取消收费加成的背景下，是单位控制成本的重要抓手，也是横向比较的分析重点。

四、科室住院全成本划分

首先参照核算思路区分有效临床科室全成本中住院部分。根据成本项目性质设计制订相应的成本分摊标准，具体核算办法如下。

（1）工资福利费用、工会经费、福利费等与职工相关成本：直接成本参照医生病区、门诊出诊天数占出勤总天数的比例分摊。由医技、医辅、行政分摊计入科室的间接成本根据科室医生出勤总量情况按比例分摊。

（2）不能直接归入出院患者的药品、卫生材料费用：以科室考勤医生住院、门诊开单金额比例分摊。

（3）其他费用：直接成本直接计入个人或以病区、门诊出诊天数为分摊基准分摊，间接成本根据科室医生出勤总量情况按比例分摊。

科室全成本根据上述各项分摊依据整理归集后的住院片全成本，作为 DRG 成本核算中单位患者成本的分摊基础。

五、科室住院全成本摊入单位患者成本

科室住院全成本确定后（不含直接计入患者的药品、材料费）需要根据相应的分摊标准计入患者个人。本院分配标准经过多次完善改进，大致经历以下几个阶段：核算初期由于信息化手段支持有限，分摊标准仅考虑工作了纬度，以住院患者实际占用床日数作为主要分配基准。在与临床业财融合过程中，积极与相关一线业务科室主任沟通探讨，完善成本核算指标体系，逐步加入资源消耗程度、治疗技术复杂程度、疾病严重程度、主治医生综合能力纬度等精细化分配指标，一定程度上解决了由单一住院工作量可能造成的患者成本耗用因素缺失导致成本分配结果失真。

六、DRG 病组成本归集

医院 DRG 病组成本归集与考核主要分为三部分内容：

第一，全院 DRG 组单位成本 = $\sum$ 组内患者住院成本/患者人次，以疾病分组为单位核算每个疾病分组的全院基准水平，以此考核各个住院病区涉及相关 DRG 组病案的成本管控水平，筛选重点科室，重点针对科室个性分析。

第二，科室住院 DRG 成本 = $\sum$ 本科室出院患者成本；科室 DRG 组单位成本 = $\sum$ 科室患者按 DRG 组归集/组内患者人次。从两个纬度核算考核科室成本，以 DRG 分组口径核算本科室住院片全成本代替传统全成本核算口径；以科室 DRG 组单位成本核算代替传统人均耗用成本核算口径。

第三，医生 DRG 人均成本 = $\sum$ 医生主治患者成本/患者人次，医生 DRG 组内患者单位成本 = $\sum$ 患者按 DRG 组归集到主治医生/患者人次。核算单元在 DRG 工作开展后，首次下沉到医生单元，从以往重点科室分析从药品、材料、医疗服务项目等找问题，转移到更精准定位到偏离平均水平的医生个人，更有针对性地寻找费用超支问题所在。

七、结余情况分析考核

结余情况分析考核口径与 DRG 成本核算口径一致，同样全面分析院级、科室

级、医生级三个层面。同时以院级 DRG 组总盈余、例均盈余对照医保考核结余亏损情况，从亏损严重 DRG 组对标本院水平，同时各科室横向比较盈亏情况，最后分析指导到医生个人开单医疗行为。

八、医院病组核算案例

医院选取 ES20 呼吸系统感染/炎症 <17 岁作为案例分享，主要考虑相同病种在成人、儿童的不同分组考核（成人分为伴严重并发症与合并症、伴一般并发症与合并症、不伴并发症与合并症、伴重症监护）对儿童专科医院的 DRG 工作开展产生较大影响，以及该病组在 2020 年工作量占比较高。

2020 年医院共有 8837 例医保 DRG 病历，其中 ES20 病组病历达到 2280 例，占比超 25%，工作量占比全院最高。但与高工作量相对的，该病组医保 DRG 例均亏损 579.02 元，2020 年度总亏损 132.02 万元，其中医保核算基准点数 27.82，点值 141.70，例均费用 3942.93 元。

首先，根据联众 HIS 系统中住院患者费用明细数据，取西药、中成药、中草药、材料（含手术材料）收入作为患者成本Ⅰ，此处认为药品、材料收支零差价，将患者出院结算收入视作相应成本支出。具体情况如表 16－1 所示。

表 16－1 患者直接药品、材料费用

患者名称	西药收入	中成药收入	中草药收入	材料收入	手术材料收入	……
患者 1						
患者 2						
患者 3						
患者 4						
患者 5						
……						

其次，对内科片科室的医生直接人员成本等可以由出勤天数划分的直接成本进行如表 16－2 所示的分摊步骤，其中住院片人员经费等直接成本＝人员经费等直接成本/出勤天数合计×住院出勤天数。后根据医生出勤天数对剩余部分科室全成本（除直接认定到患者个人的药品、材料费）进行再次分摊门诊、住院部分。将住院直接成本与间接成本合计作为分摊到患者个人的成本基础数据。

表 16－2　　科室门诊、住院成本分摊基准

医生名称	人员经费等	门诊出勤天数	住院出勤天数	住院片人员经费等直接成本
A 医生				
B 医生				
C 医生				
……				
科室合计				

综合考量患者分摊基准，根据实际占用床日数、主治医生能力系数、手术难易度系数［取自 DRG 分析系统，资源占用系数（药品、材料等耗用比例）计算汇总后作为患者成本Ⅱ］，如表 16－3 所示。

表 16－3　　科室门诊、住院成本分摊基准

患者名称	实际占用床日数	主治医生能力系数	手术难易度系数	资源占用系数	分摊比例
患者 1					
患者 2					
患者 3					
患者 4					
患者 5					
……					
科室合计					

患者成本Ⅰ、Ⅱ作为 DRG 组内个例病种成本，汇总后计算平均值作为本院、科室、医生为统计口径的 DRG 组平均成本。

结合 2020 年全年数据来看，ES20 病组内科片工作量最高的分别为内三病区（568 例）、内二病区（512 例）、内一病区（420 例），对比医保例均费用 3942.93 元，上述三科室例均结余分别为－661.72 元、－625.67 元、－686.48 元。根据 DRG 成本核算结果，三个案例内科科室 ES20 组病种平均成本均超过 1.3 万元，其中人员成本占到 80%以上，除人员成本外，药品支出占 55%左右，为重点支出项目。从医生口径统计 DRG 病组成本来看，部分医生药品支出与科室平均值偏离度较大，由此进一步分析支出项目明细，如表 16－4、表 16－5 所示。

成本核算后端工作根据实际分析的医保 DRG 核算超支情况、院内 DRG 组成本核算情况与科室进行进一步沟通探讨发展计划与改进措施。针对医保 DRG 超支情况，目前可控因素为 ES20 病组的均次费用控制，超支影响率中药品费占比 31.49%、检查化验费占比 29.26%，从重点项目着手控费。针对院内 DRG 成本核

表 16－4　药品成本超支明细情况

项目	超支影响率（%）	使用该项目病例数	使用该项目病例数占比（%）	结余病例中使用该项目占比（%）	超支病例中使用该项目占比（%）
注射用头孢噻肟钠（凯福隆）2.0 克×1 支	16.24	372	16.5	7.55	20.9
⊙β 吸入用布地奈德混悬液（普米克令舒）1 毫克/2 毫升×1 支	12.9	2035	90.28	85.44	92.66
⊙静脉注射人免疫球蛋白 2.5 克/50 毫升×1 瓶	7.63	18	0.8	0	1.19
注射用头孢他啶 0.5 克×1 瓶	7.14	614	27.24	24.12	28.77
⊙注射用阿奇霉素（希舒美）0.5 克×1 瓶	6.83	419	18.59	14.15	20.77
……	……	……	……	……	……

表 16－5　材料成本超支明细情况

项目	超支影响率（%）	使用该项目病例数	使用该项目病例数占比（%）	结余病例中使用该项目占比（%）	超支病例中使用该项目占比（%）
安全型静脉留置针	22.27	2129	94.45	88.81	97.22
滤器加传感器（纳库仑 NO 检测器）	15.69	155	6.88	3.5	8.53
不含 DEHP 成分的输液器	13.39	1204	53.42	54.99	52.65
干式激光片（14×17）	11.25	179	7.94	1.62	11.04
BD 真空采血器	4.27	2248	99.73	99.73	99.74
……	……	……	……	……	……

算结果，人员成本在科室定岗定编及薪酬制度暂无较大调整的情况下核减总量较为困难，因此需要努力强化医疗质量，一方面缩减该病种工作量占比，另一方面吸引更多病源，达到稀释人员固定成本的目的，同时针对医疗行为可以直接影响的药品、材料费用，汇总主要影响药品、材料使用情况，结合实际医疗活动，研讨可替代方案或可压缩成本空间。

第四节　取得成效

一、优化指导临床路径，规范医生诊疗行为

DRG 付费方式的推行，引导医疗机构转变观念、树立成本节约理念、优化内部管理。而在此背景下开展的医院 DRG 成本核算，使医院更关注亏损病例，即费用低于成本或支付标准低于成本和费用的病例。深入分析该病组的成本明细，探究合理性，并针对性减少不必要资源消耗，降低医疗成本。以医院 ES20 病种为例，通过分析个别内科片相应科室可以进一步查看该病种人员成本、药品成本、耗材成本、其他成本等构成明细数据，找出成本消耗相对较大环节，分析其合理性，在保证医疗安全的前提下缩减成本支出。同时内科片其他科室也可适当借鉴分析结果，针对该病组诊疗流程，对照本科室同病组或模式相近病组是否存在不必要诊疗环节或可替代更优治疗方式，以此达成优化成本结构，增加结余的目的。因此，通过横向比较同类病种的成本构成，可以找出偏离平均值的特殊病例，并进一步追溯到临床用药、DRG 病例入组的合理性，以期达到优化指导临床路径，规范医疗行为的目的。

二、改善成本结构，降低医疗成本

随着国家全面取消耗材加成、全面推行以按病种付费为主的多元复合医保支付方式等综合改革举措的实施，公立医院面临越来越大的成本管控压力，可收费卫生材料和药品已从收费项目转变为成本项目。为此医院一方面在采购环节严格把控卫生材料成本，精简采购流程，实施成本有效控制。强化对“关键少数”的监管，促进医用耗材的合理使用。一是重点关注医用耗材使用金额排名靠前的科室，对于特定的耗材应严格适应证管理，限制使用科室。二是重点关注领用或使用金额较大或环比增长较快的医用耗材，具体到耗材的规格型号。三是重点关注 DRG 次均费用超出本院或本地区均值的医生，开展对相应医生耗材使用合理性的评估工作，进行病例的追溯再评价，并根据评价结果进行约谈。

同时在诊疗过程中适当降低药品成本，加大非药物治疗力度，完善相关的临床诊疗规范和指南并积极引导医生选用性价比高的医用耗材，以降低医院的运行成本

和医保资金、患者的费用负担，实现“三赢”的局面。

此外，间接成本侧重于人力、财力、物力的合理分配及科学规划，例如在某个诊疗过程中，要合理安排医护配比、人员操作工时，提高设备利用效率，从而降低医疗服务项目成本，进而控制整个诊疗过程的医疗成本。为此，医院在DRG实施计划中将成本费用率、人力等可控成本纳入绩效指标考核中。在一系列精细化管理措施推动下，医院过去两年结余创出历史最高水平，其中，百元医疗收入的医疗支出（不含药品）降幅超35%，万元收入能耗支出指标在本院新医疗综合大楼启用后每月控制在合理水平的基础上同比略有下降。

三、提高服务效率，提升服务质量

DRG根据病患差异性，如疾病、危重程度、患者年龄、合并症并发症等因素，将相似病例归集到一个组别之中，增强了医疗机之间数据的可比性。DRG指标包括医疗服务能力（组数、CMI）、医疗服务效率（费用消耗指数、时间消耗指数）、医疗安全指标（低风险死亡率）。自医院实行DRG成本核算以来，DRG组数逐年增加表明医院治疗病例涵盖的所疾病类型增加，医疗服务能力提升。其次，CMI值被用来评估医疗机构治疗病例的技术难度水平，值越高则被认为有较高水平治愈疑难杂症。医院CMI值提升，表明与以前年度相比，现阶段治疗病例的平均技术难度水平增强。最后，费用消耗指数、时间消耗指数通常被用来评价医疗机构治疗病例所花费的时间和费用。医院两项数据低于同类医院相似病例。与此同时，医院维持着较低水平的错误致死率。综上所述，医院推行DRG成本核算以来医疗服务能力逐年提升。

四、为医院战略规划及运营提供参考

在学科发展层面，结合DRG和成本对具体数据进行分析，建立学科能力评价及提升体系，针对重点学科、盈利学科、辅助学科和弱势学科采取不同的发展策略，优化资源配置，提升医院核心竞争力。对于结余良好的病组重点发展，引进先进技术和人才，深入运营分析调整成本构成。弱势科室和辅助科室除政策性保留外，还可以结合重点科室发展学科群，深化联动，优化诊疗流程、探索诊疗中心化模式。加强对新技术新项目的开展力度，将治疗方式的转变与DRG病组结构的改善联系起来，通过新技术有效提高医疗质量、降低住院费用、缩短住院天数、减轻患者负担。医院应开展科室、主诊组、医生维度的DRG成本测算，按科室、主诊组、医生维度设立DRG区间及标杆值。使医院的运营从“同病不同治、不同病同治”向“同质、规范、精细”转变。

在绩效层面，融入DRG指标，使绩效分配方案更加客观，绩效考核更加公平、公开、透明，有助于科室医疗成本管理和医保费用管理。同时，将DRG与临床、预算、成本、绩效等挂钩。依靠DRG提供临床决策支持，运用“DRG+预算”强调预算管理，利用“DRG+成本”精准资源分配，借助“DRG+绩效”优化绩效考核，进而实现医院整体运营管理的贯通，进一步提升精细化管理水平。总之，通过不断完善和发展，使DRG成本核算成为优化医院运营管理的有力抓手，为政府部门调整医疗服务价格和收费标准提供重要数据支撑。

五、平等协商医院需要“心中有数”

医改文件规定“加快建立各类医疗保险经办机构和定点医疗机构之间公开、平等的谈判协商机制和风险分担机制”。作为医保管理部门作为医疗服务“购买方”，本身就具有一定的优势垄断地位，按照DRG付费基于医保基金“以筹定支”和“现实认可”确定支付标准，支付标准合不合理很难“讲清道理”，医院要“讨价还价”，需要合理的病种成本核算资料才能“讲清道理”，所以医院要加强病种成本核算，才能在与医保部门协商中做到“心中有数”，才有可能获得医保部门的谅解和支持。

六、DRG数据的闭环管理

将DRG成本数据运用于DRG控费系统。DRG控费系统根据病人的入院诊断将病人进行预分组，可以实时展现费用情况、成本情况，以及DRG的支付标准和目标成本。依据临床路径管理标准，控制成本。病人在诊治过程中，诊断和操作可能发生改变，要及时调整DRG分组和目标成本。在病人出院后，可以实时计算出病人在整个诊治过程中的总成本，根据某DRG支付标准可计算出该病例的收益。

第十七章　十堰市人民医院DRG成本核算及应用案例

第一节　背景描述

一、医院基本情况

十堰市人民医院位于鄂西北世界文化遗产道教圣地武当山下、南水北调中线工程调水源头、东风商用车有限公司总部所在地、中国十佳宜居城市湖北省十堰市中心城区，医疗辐射鄂、豫、陕、渝毗邻地区3000万人口，是湖北省秦巴山医疗卫生中心核心医院。医院成立于1982年5月，是一所集医疗、教学、科研、急救、预防、保健、康复于一体的大型综合性三级甲等医院、国际爱婴医院、国际急救网络医院、ISO9001和ISO14001国际质量环境管理双认证医院、全国文明单位、全国综合医院中医药工作示范单位、湖北省直升机空中急救基地医院。院本部占地200亩，建筑面积26万平方米，编制床位2600张，总资产20亿元，其中医疗设备总值5亿元；年门诊155万余人次、出院病人9.3万人次。综合实力位居湖北省三级医院前列、全国地市级三级医院50强。

医院是湖北省首例试管婴儿的发祥地，拥有心血管内科、辅助生殖科等21个省级临床重点专科，每年开展上百项国际国内先进技术。现有员工2920人，其中高、中级职称技术人员1200余人，博士37名，硕士623余名。医院是湖北医药学院附属医院暨第三临床学院、武汉大学、华中科技大学、湖北中医药大学等高校教学医院、国家级住院医师规范化培训基地、国家级临床药师培训基地。医院拥有1个国家级实验室（中药药理三级实验室），2个胚胎干细胞省级重点实验室（临床医学研究所、优生遗传研究所）、1个SPF级动物实验室、1个转化医学中心和17

个内设研究所。

医院坚持优质医疗资源下沉，跨省创办白河分院，组建城东院区，承建武当山机场医疗急救中心，筹建医养中心、滨江医院。主导建立了湖北十堰周边县市人医集团、鄂西生态文化旅游圈三级医院联盟、十堰城东医疗联合体、十堰秦楚医疗联合体，推出了不受地域限制的扶贫惠民工程，14 年来累计为 38 余万名贫困患者减免费用 7300 余万元，成为全省卫生系统唯一获得湖北省扶贫奖的医疗单位。

二、医院成本管理现状及存在问题

（一）医院成本管理现状

2019 年以前，医院日常成本管理中，实行总成本、科室成本两级成本核算模式。其中总成本核算对象是医院，核算内容为医院成本，用于满足会计账务的处理需要，反映医院医疗、药品收支等经济管理情况。科室成本核算对象为临床医技科室的成本，这些数据用于医院内部绩效分配，核算内容包括各科室的费用支出。

成本核算具体由财务部门负责，按照《医院会计制度》要求设置具体岗位包括成本费用制证、会计核算、绩效核算、出纳、账表会计。财务部下设资产科，将原分散在后勤部、药学部、医学装备部等科室的会计人员集中统一管理，设置会计人员，对药品、耗材、固定资产等物品的购入、领用统一在财务部资产科办理入、出库，监督审核其真实性、有效性、合法性，对各科室同时对成本费用，以科室为单位归集分摊。

医院当前列入临床科室成本的项目有：固定资产折旧（房屋、设备、家具折旧）、设备维修保养、后勤维修、人员工资社保、办公用品、水电费、中央空调、卫生耗材、培训差旅等业务费支出。对于医技科室的间接转入支出本着谁收益、谁负责的原则对应其受益的医疗科室进行分配。

（二）成本管理存在的问题

1. 成本管理体系不健全。医院早在 2000 年初就建立了成本核算管理制度，但是该制度主要是为了满足科室绩效奖金的核算，成本管理的责任部门主要是财务部。没有制订明确的、系统的成本管理流程，各项成本管理制度不全面、不详细。成本管理体系不健全，责任分工不够明确，就使医院在开展精细化成本管理工作时存在较多的阻力。

2. 成本核算不够精细。《医院财务制度》规定，根据核算对象的不同，成本核算可分为科室成本核算、医疗服务项目成本核算、病种成本核算、床日和诊次成本核算。而医院目前的成本核算对象主要还停留科室成本核算层面，项目成本、病种成本、床日和诊次成本核算均未深入开展。同时科室层面的成本核算，也未严格按照财务制度的要求实行全成本核算，仅对科室直接成本进行了核算，管理部门、医辅科室、医技科室的成本未分摊至临床科室。成本核算对象不够精确、核算范围不够全面、核算结果质量不高，难以满足医院成本管理精细化的要求。

3. 成本控制不够科学。预算管理是医院成本控制的重要工具，实行全面预算管理，能够让公立医院的各项支出受到限制，对医院的运营成本进行有效的管控。医院也初步建立了全面预算管理制度，但在实际运用中，预算管理主要用于医院年度总支出的控制。预算支出编制主要结合年度总预算和职能部门预算数，预算制定存在不合理、不科学的问题。由于预算支出未下达到业务科室，业务科室主要通过绩效考核进行成本控制，即将科室一部分成本纳入绩效核算，科室成本控制的成效在一定程度上决定绩效工资的高低，以此增强科室成本管控的意识。此方法对于不计价材料及水电费等控制效果较好，但对于设备、可收费材料、药品等控制效果较差。

4. 成本考核落实不到位。医院目前的成本考核主要体现在职能部门预算支出考核和临床业务科室支出比率考核。其中职能部门预算考核主要针对预算完成率进行了考核，考核结果按季通报，未建立相应的奖惩机制；临床业务科室的考核主要针对药品成本、材料成本制定了消耗指标和考核办法，但是存在指标制定不够科学、具体考核兑现环节存在流于形式、考核不到位的情况，弱化了管控效果。

三、实施 DRG/DIP 成本管理的原因

随着医改的进一步深化，支付制度改革、药品耗材加成取消、鼓励社会办医、薪酬制度改革等系列医改新政的发布，推动医院发展模式由原来的外延式发展转向内涵式发展、从注重收入增长的发展模式转向注重成本管理的发展模式、从粗放式管理模式转向精细化管理模式，加强医院成本管理、推行精细化管理成为医院发展的迫切需求。

（一）医院发展模式转型要求强化成本管理

医院靠外延扩张追求收入增长的模式，将会受到约束和控制，不断降低服务成本，将是增强医院生存发展能力和竞争力的主要手段。《关于控制公立医院医疗费用不合理增长的若干意见》（以下简称《意见》）提出，将控制公立医院医疗费用不合理增长作为深化医改的重要目标和任务。《意见》要求 2017 年试点城市公立医

院百元医疗收入（不含药品收入）卫生材料消耗降到20元以下；各省（区、市）要根据不同地区医疗费用水平、不同类别医院功能定位、医疗服务需求增长等因素，确定本地区度医疗费用增长幅度（以下简称“控费目标”），控费目标实行动态管理。此外，国家卫生健康委自2018年起开展的三级公立医院绩效考核也将门诊、住院均次费用增幅纳入核心指标考核，卫生健康主管部门也将通过成本核算的数据，从宏观上加强对医疗机构运营管理的政策指导和评价考核。在保证医疗质量的前提下，不断降低服务成本，将是增强医院生存发展能力和竞争力的主要手段，合理配置和有效利用各种资源，成为医院运营的重要目标之一。

（二）医院收入补偿渠道转变要求医院强化内部成本管理

随着药耗加成的取消，公立医院成本补偿渠道由现行的医疗服务收费、药耗加成收费、财政补助转变为医疗服务收费、财政补助两个渠道。当前时期，医疗服务定价改革进程涉及诸多因素，改革进程相对趋缓。药品及耗材零加成改革后，通过医疗服务价格调整的补偿不到70%，同时财政补偿占医院收入的比重也在逐年降低。从医院角度来说，为了应对收入减少带来的损失，一要压缩药品和耗材的收入占比；二要降低经营成本，提高资产使用效率；三要开展成本核算，通过有效的成本分析发现成本管理的薄弱环节，通过可行性论证、定额管理、预算管理等管理手段，优化成本结构，控制不合理支出，提高医院的收入收益率。

（三）现代医院管理制度建设对医院成本管理提出明确要求

2017年7月，国务院办公厅印发《关于建立现代化医院管理制度的指导意见》（国办发〔2017〕67号），要求强化成本核算与控制，逐步实行医院全成本核算；2019年财政部颁布《事业单位成本核算基本指引》（财会〔2019〕25号）明确指出成本核算的基本原则、基本方法及相关定义。在同年实施的政府会计制度中，同样对医院成本核算和管理作出明确要求。在现代医院管理要求下，要健全医院财务资产管理制度，财务收支、预算决算、会计核算、成本管理、价格管理、资产管理等必须纳入医院财务部门统一管理；建立健全全面预算管理、成本管理、财务报告、第三方审计和信息公开机制，确保经济活动合法合规，提高资金资产使用效益；公立医院作为预算单位，所有收支纳入部门预算统一管理，要强化成本核算与控制，逐步实行医院全成本核算。

（四）支付方式改革倒逼医院进行成本核算

在医保基金缺口加大、财政不堪重负的背景下，改革医保支付方式、推动医保控费成为近几年医改重头戏。近年发布的医保改革相关文件，均提出要充分发挥基本医保的基础性作用，强化医保基金收支预算，建立以按病种付费为主，按人头付费、按服务单元付费等复合型付费方式，逐步减少按项目付费，鼓励推行按疾病诊断相关组（DRG）付费方式；十堰市在2017年实行了64个病种的单病种付费，2019年郧西县实行了DRG付费，2020年实行日间手术付费，2021年1月实行DIP付费制度改革。在医保支付方式改革下，医院只有将成本控制在医保的支付标准以内，才能有盈余，否则就会出现亏损。同时，病种成本核算是病种付费改革的重要依据，是未来医院与医保部门协商定价的基础。因此，医院必须建设DRG/DIP病种成本核算体系，开展病种成本核算，准确核算出各分组病种成本的数据。以科室核算为对象的成本管理基础，显然无法支撑这一职能调整的管理需要，亟须得到改善。

第二节　总体设计

一、应用目标

根据公立医院政府会计制度、医院财务制度、事业单位成本核算基本指引、公立医院成本核算规范等规章制度要求，建立健全医院成本核算管理组织体系、工作制度和规范标准，增强全员的成本管理责任意识，合理改进成本核算工作流程，完善成本核算流程及方法，正确核算科室、项目、病种、诊次等医疗服务成本，提供满足医院成本控制、医疗服务定价和绩效评价需求的成本数据，提升单位内部管理水平和运营效率，推进公立医院高质量发展。

二、应用思路

（1）升级改造成本核算系统，准确提供病种成本、科室成本等成本数据。

（2）构建DRG管理信息平台，整合病种分组信息和病种成本数据，为临床病种成本管控提供指导。

（3）建立病种成本标准，对成本项目差异进行校正，通过优化临床路径等方法缩小成本差异。

（4）建立成本分析模型，根据成本核算结果分析评价内部资源配置效率，以规范和优化内部流程。

（5）构建多维度绩效考核体系，结合 DRG、RBRVS 和关键绩效指标考核，促进运营管理精细化、科学化和规范化。

第三节　应用过程

一、建立适应 DRG/DIP 付费模式的成本管理体系

（一）完善成本管理制度和组织架构

为加强医院成本管理工作的领导、组织和协调，保证成本管控工作顺利开展，一是成立了成本管控工作领导小组，由院长及分管院领导分别担任领导小组组长、副组长，医务、护理、财务、运营、医保等管理部门负责人为领导小组成员；领导小组办公室负责成本管控工作的组织实施与考核评价，成本数据分析与成本标准修订；各责任部门设立成本管理专员，具体负责本部门成本管控政策宣传和成本管控工作。组织架构的建立实现了由点到面，上下联动的责任督导机制。二是修订完善了相关的医院全成本核算办法，明确了成本核算对象、范围、核算方法等。三是成立了 DRG 管理领导小组，院长担任组长，医疗及财务分管领导担任副组长，相关职能管理部门负责人为领导小组成员，负责 DRG 付费改革的推进，促进 DRG 日常监管与评价的科学化、精细化，实现科学控费，推进医院高质量发展。

（二）建立临床专科运营管理体系

医院由 79 个临床专科、医技科室、护理单元和 15 个行政后勤部门构成，其中直接为患者提供服务，承担医疗服务的一线是各个临床专科，各专科的竞争优势整合起来才能形成医院的竞争优势。因此，要想获得医院的竞争优势，将不得不依赖于发挥每一个专科的主动性，激发每一个基本生产单元的积极性，将经营工作下沉到专科的层面，将医院经营深化为专科经营。2017 年，医院制定了专科经营助理管理办法，从财务部、医保科、人力资源部、装备部等行政职能科室遴选符合条件的专科经营助理团队（见图 17 – 1），深入临床一线，分析经营管理中存在的问题，提出有针对性的发展建议，指导临床科室提高运营管理水平。2020 年，医院成立财务运营部，进一步明确了运营管理职能，在各临床学科中心/科室设置临床专科运营助理，负责组织内部运营分析、协助科室绩效管理和推进支付方式改革等运营工

作，运营助理由所在科室、中心委员会选聘，参加医院组织的运营管理培训考核，接受科室考核和监督。临床专科运营助理与科室的医保物价专员、质控专员共同组成临床运营助理团队，职能部门经营助理团队对口培训指导，开展如 DRG 实施推进、大型设备效益分析等工作，发挥协同作用，实现业财深度融合。

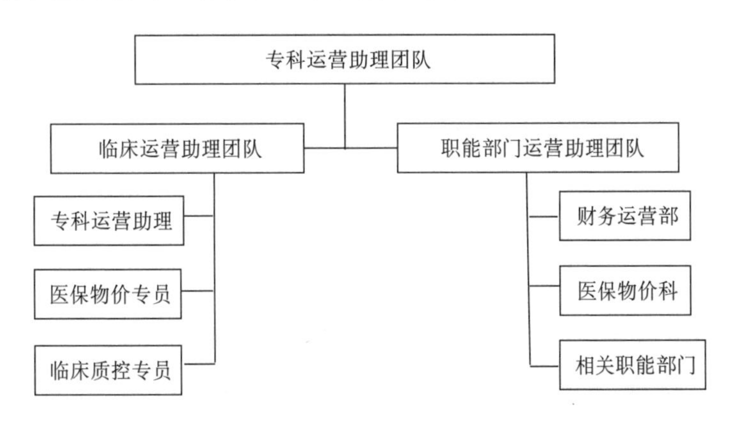

图 17－1 专科运营助理团队架构

（三）提高全员的成本控制意识

成本管理是一种管理思想，只有对这种思想充分理解，才会对医院产生管理意义。管理工具和方法上的不足可以随着医院的发展逐步完善，但如果对成本管理思想没有充分理解，即使有着完善的工具和方法，对医院的发展也未必有用。因此，医院深入开展宣传教育，层层发动，从院领导层开始，在中层干部、全体职工中进行了 DRG 支付制度改革、成本核算制度、全面预算管理等成本管理相关知识的培训宣讲。通过干部月会、机关晨会、科委会、专题会、现场督导会等多种方式，层层培训学习，并对全院各科室兼职编码员严格考试，确保人人过关。先后成功举办湖北省 DRGs 推广应用与病案首页质量控制暨武当病案管理论坛、湖北省 DRGs 应用高峰论坛等省级学会，引导全员学习标准、转变观念、适应改革。

二、建立 DRG 管理信息平台

医院先后投入 5000 多万元打造“ABC＋S”模式下的全过程精准化、智能化医疗质量管理体系，建成医疗服务智能监管系统、基于 CDSS 的精准医嘱决策系统和 DRG 预分组信息平台，其中 DRG 预分组信息平台是建立成本管控体系的关键，其顶层设计与业务流程的建立尤为重要。DRG 管理信息平台架构如图 17－2 所示。

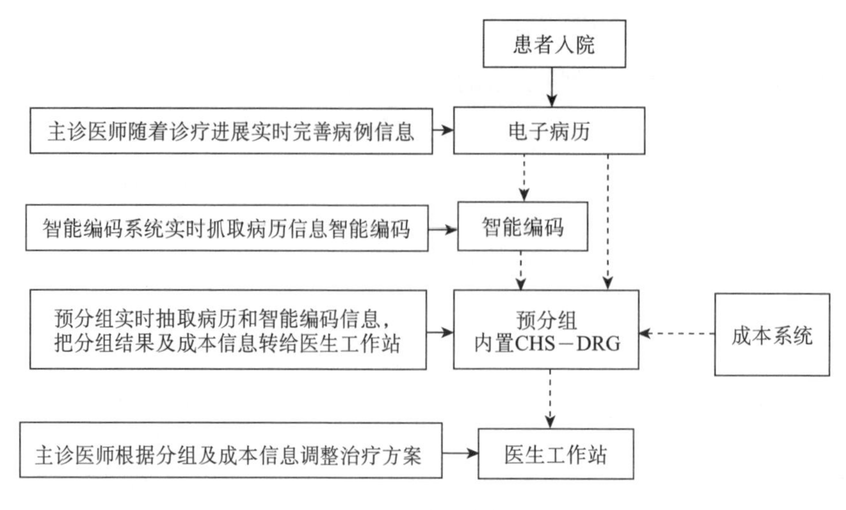

图 17－2　DRG 管理信息平台架构

构建过程有两个要点，一是要与临床业务结合，重点是与 DRG 监管考核指标体系紧密结合，包括组织管理和制度建设、病案质量、医疗服务能力、医疗行为、医疗质量、资源效率、费用控制和患者满意度等。二是要与医院 HIS 系统深度融合，在医院 HIS 系统医生工作站实时采集病人治疗和收费信息，同时把分组界面嵌入医院 HIS 系统医生工作站。

从患者入院时即建立电子病历，随着诊疗的推进，主诊医师实时完善病历信息，智能编码系统根据患者的主要诊断、主要手术及操作、合并症及并发症等信息提供相关分组，直至锁定在某一个 DRG 分组或确定无法进入分组，随后，数据传送到内置 CHS－DRG 分组器的预分组系统，该系统与成本系统相对接，经处理后将成本信息和预分组信息传送到医生工作站，主诊医师据此实时调整诊疗方案。

对 DRG 预分组和 DRG 成本核算系统优化整合，可以实现患者住院过程临床诊疗与费用的动态实时管理。第一，根据历史临床诊疗数据和成本数据，并结合专家意见，制定出 DRG 病组的标准临床路径以及对应的收入成本数据，形成病组的标准成本。第二，在 DRG 预分组系统中内置标准临床路径和标准成本，通过对主治病历诊疗方案和成本信息的大数据比对分析、智能判断，以可视化的方式提示或预警主诊医师，遵循临床诊疗规范，优化临床路径，防止过度医疗。第三，每季度或每半年对标准临床路径、标准成本的运行情况进行分析评价，及时把最优的诊疗方案和成本管理方案丰富到预分组系统中，持续完善优化标准数据库。第四，可以满足医院后续开展病组核算及分析需求，按照核算需求抓取有关数据，针对病组盈亏能力、效率效能等情况进行分析，为临床科室规范诊疗提供依据。

三、建立完善成本核算系统

（一）遴选病种成本核算方法

明确成本核算的具体方法是深入开展以病种成本核算的基础，病种成本核算方法的选择应结合医院自身发展特点和财务管理基础。目前主要的病种成本核算方法包括医疗服务项目叠加法、二级分摊法与成本费用比法。从实施原理来讲，其分别在成本对象、核算基础、实施步骤等方面存在一定区别。项目叠加法是目前广受关注并被认为相对合理的方法，但开展难度高、工作量大、耗时很长；二级分摊法具备一定操作性，但其分摊过程较简单，对单纯病种管理的价值并不明显；成本费用比法的时效性与可操作性很强，契合病种组“临床特征相似性”和“资源消耗相近性”的核心特征，对各服务单元探索采用基于成本费用率的病种成本核算方法具有较高参考价值。从实际操作来讲，其在实施的精细化程度、实施门槛以及对信息化程度的依赖性方面同样也有明显差异。

经过对比论证分析，确定采用成本收入比法。该方法是美国医保支付咨询委员会建议美国医疗保险和医疗救助中心用来计算美国按疾病诊断相关分组的相对权重的一种方法。费用成本转换法假设医院各个成本中心的成本与费用的比值固定，通过医院每年上交的成本报告获得各成本中心的成本费用比，利用这个比值将患者各类型医疗费用转变为成本。采用成本收入比法核算病种成本与病种的费用结构密切相关，且操作相对简单，这也是2021年初发布的《公立医院成本核算规范》推荐的病种成本核算方法之一。

（二）规范科室（单元）成本核算

DRG病种成本核算的基础是医院成本和科室全成本，医院成本的科学归集、科室全成本的合理分摊直接影响病种成本的精准程度。因此医院对原有成本核算系统进行了升级，对成本核算对象、范围及间接成本分摊办法进行了明确。

1. 划分核算单元。在原科室成本核算基础上，按照费用相似性进行归类，进一步细化成本核算单元。

2. 核算单元成本分摊。成本一级分摊：将医院行政后勤类科室的直接成本向医疗辅助类科室、医疗技术类科室和临床服务类科室进行分摊，采用的分摊系数为科室人员比例。

成本二级分摊：按照“谁受益、谁承担”的原则，将医院医疗辅助类科室一级成本（包括医疗辅助类科室直接成本 + 行政后勤类科室分摊成本）向医疗技术类科室、临床服务类科室进行分摊。根据不同科室，分摊系数可分为人员比例、内部服务量、工作量等。

成本三级分摊：将医疗技术类科室费用采用收入比重等分摊参数向临床服务类科室分摊，分摊后形成门诊、住院临床服务类科室的成本。

（三）DRG病组成本核算

1. 将住院病例进行DRG病种组划分。将历史出院病例按病案号在DRG数据信息平台、HIS系统导出全部出院病例的DRG分组、首页费用明细等，同时将每个病组的病例组合指数（Case Mix Index，CMI，反映收治病种技术复杂程度）一一匹配。由于医院病组成本核算不仅仅是测算医疗费用对病组成本的补偿情况，更重要的是为有针对性地制订各临床科室的成本管控和业务发展措施提供支撑，有必要进一步细化分析同一病组在不同科室开展的情况，因此再根据每一病组按照开展不同科室，细分病组单元，以此为基础进行病种成本结构分析。分组过程如图17-3所示。

2019年，共计92484份病案，其中有效病案92484份。无效病案为0份。有效病案中，可入分组器病案92355份。

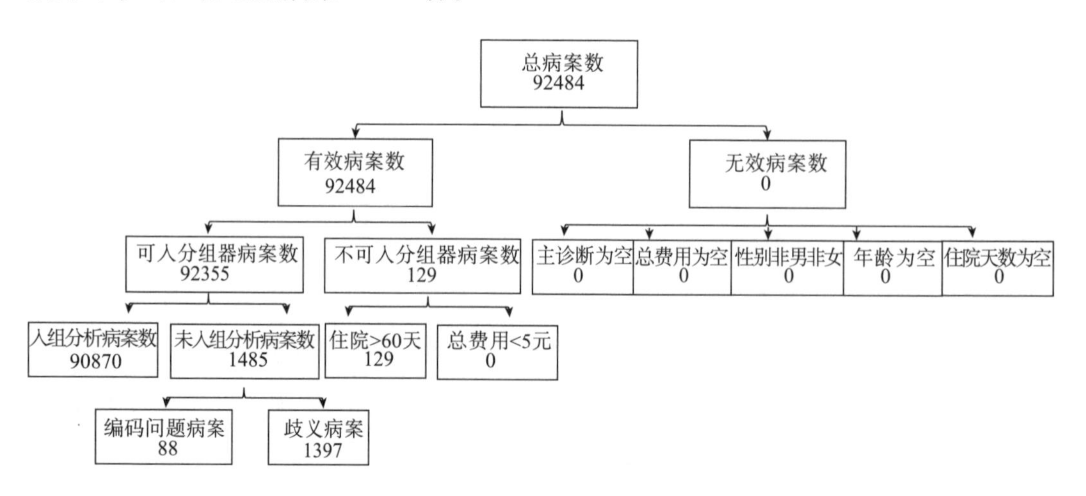

图17-3　DRG分组过程

2. 计算服务核算单元CCR。成本费用率是指每单位业务收入消耗的实际成本，它可以反映医院的成本控制情况和经营管理水平。相应地，各服务单元的成本费用率=该服务单元消耗的成本/该服务单元产生业务收入（即对应的医疗费用）。测算各服务单元对应的成本费用率，是病种成本核算所有步骤中最关键的一环，其中难度最大的是成本的测算，需针对不同服务单元按不同成本动因采取不同的成本分析方法。各服务单元的成本可分为直接成本和间接成本，其中直接成本是指可以直接计入某项服务单元的成本，间接成本主要是指不能直接计入、需要采用一定的方法分摊归集到该服务单元的成本。依据服务核算单元对应表，将二级分摊后计算得到的科室成本进行归集，将该院所有住院患者的费用归集，分别得到各服务核算单元的成本与费用，进而计算得到各服务核算单元 CCR。

3. 计算病人成本。利用上述求得的各服务核算单元 CCR，可将病案首页中各收费项目转化为成本，将每个患者的所有成本相加，即得到病人成本，计算公式：

病人成本 = $\sum$ 患者医疗收费各项目费用 × 该收费项目对应服务核算单元的 CCR

4. 计算病组成本 = $\sum$ 该病组病人成本/该病种病人总例数。

四、完善 DRG 成本管控机制

（一）完善横向到边的项目成本管控措施

传统的成本管控措施多为横向的，以行政管理后勤责任部门为主导，按照成本项目“谁主管、谁负责、谁管控”的原则，从药品费、材料费、人员成本、能源费等成本项目入手，针对医院运行中“跑、冒、滴、漏”或者异常环节等进行针对性成本管控。十堰市人民医院从 2017 年开始，实施经济转型、质量内涵转型、人力资源效能转型的“三大攻坚战”，结合三大转型战略目标，确定药品、材料、人员成本、能源消耗等成本项目管控目标，细化成本管控措施，压实成本管控责任，量化成本管控效果。从大处着手，以对材料试剂成本管控为例，主要从降低采买价格、推进阳光采购、规范材料品规准入、强化临床合理使用、合理控制存货、完善科研试剂管理、量化管控目标（如科室材料占比、百元医疗收入卫生材料消耗）等环节抓起；从细节挖潜力，如对办公用品（笔、纸张及电脑耗材配件等）的管控，结合工作性质，实行“定额、定量、定比”管理制度，将办公用品定额嵌入 HRP 系统，禁止超定额领用，在历史年度消耗使用水平的基础上下降一定的百分比。对水电消耗，结合病床使用率和床位收益制定水电消耗定额，分段定价，对定额内耗用量执行基础价，超出定额实行上浮计价，对节约的用量给予一定额度奖励。通过上述措施，采购价格虚高的水分减少，“跑、冒、滴、漏”情况减少甚至消失，医院的运行成本进入了合理区间。

（二）建立纵向到底 DRG 成本管控体系

建立全面成本管控体系，就是要实现横向到边的项目成本管控与纵向到底 DRG

成本管控的有机结合。一方面强化落实行政管理部门的管控责任，控制好医院运行成本，确保药品、材料、服务等外购价格更加合理。另一方面，更加重视并充分调动临床医务人员管控积极性，在保障医疗质量安全的前提下，临床医生按照 DRG 费用标准、优化和规范临床路径管理，合理控制 DRG 病组成本。

1. 院级 DRG 成本管控。根据 DRG 例均收益与工作量之间的变化关系，运用波士顿矩阵分析法，建立 DRG 战略分布象限图，可以精准地评价 DRG 病组运行情况。将例均收益作为横轴、病例数作为纵轴，横虚线代表平均病例数，竖虚线为例均收益 0 值线和例均收益线。平均病例数线和平均收益线把该医院的病组分为四个象限，即优势病组、劣势病组、重点病组和潜力病组。如图 17－4 所示。

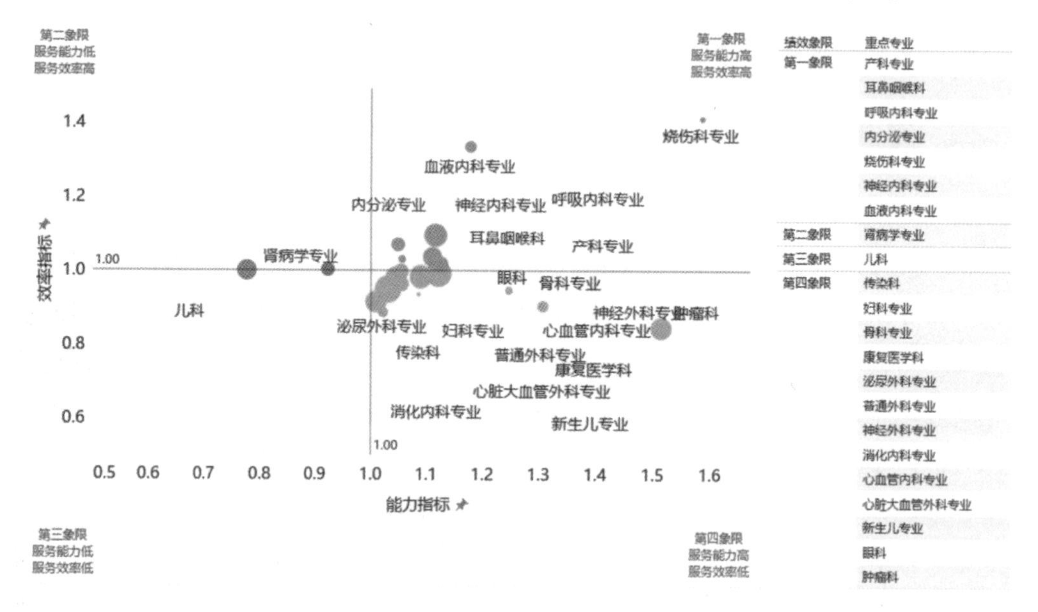

图 17－4　DRG 战略分布象限图

优势病组是医院住院医疗服务实现结余的主力，同时也是医院学科发展的核心病组。医院将根据省级临床重点专科评价体系确定的临床专业 DRG 病组，结合 DRG 成本核算的优势病组，甄选确定各临床专科的核心 DRG 病组，纳入各学科绩效工作量核算与考核，给予重点扶持与激励倾斜。

潜力病组的管控重点是：在做好分级诊疗和成本管控工作的基础上，持续培育扩大病源，增加诊疗数量，为医院带来可观收益。

重点病组和劣势病组的成本管控重点是：首先，做好成本效益评价，精准精确分析亏损的主要因素和重点环节，采取针对性管控措施；其次，对严重亏损病例精准施策，梳理评估收治病种与分级诊疗政策是否相符，将常见病、简单病症向下级医院分诊；对于病组CMI值较高的，医院要区别对待，如果是因为价格不合理导致的政策性亏损，医院要鼓励科室收治。

院级DRG成本管控运用波士顿矩阵分析法，通过建立DRG战略分布象限图，全面客观评价医院收治病种成本效益情况，为医院客观评价学科发展、规划调整学科结构、病种结构提供决策依据，指导帮助学科主任合理调配资源，合理分级诊疗，优先发展核心DRG病组和核心技术，促进医院、学科、亚专科健康持续发展。

2. 学科DRG成本管控。DRG结余学科的成本管控重点：巩固盈利病组的病种结构，保持良好的收入结构，进一步规范临床用药、临床使用耗材，维持劳务收入占比较高的状态；对亏损病组要客观分析评价，对住院日较长或亏损严重的病例要采取医疗干预措施，合理控制压缩成本，降低亏损额。

DRG亏损学科的成本管控重点：一要调整和优化学科的收入结构，降低检查收入占比，提高劳务收入比例，这就要求调整提高内科诊疗类医疗服务项目价格，将内科医生的劳务技术价值充分体现出来。二要对亏损病组进行重点管控，优化临床路径，控制好平均住院日，对住院时间过长、亏损严重的病例，医院要采取医疗干预措施，降低亏损病组的亏损水平。

各学科成本效益现状、结构不同，成本管控措施也各不相同，各有侧重。但是，对于学科层面DRG成本管控要把握其共性，在保障医疗质量安全的前提下优化诊疗方案、规范临床路径，调整病组分布和结构，注重药品材料费用的管控，合理诊疗、规范检查，防止过度使用药品、材料等。同时要持续优化调整学科的收入结构，适当降低检查检验收入比重，合理增加体现医务人员劳务技术价值的医疗费用比例。

3. 同一DRG组在不同科室的成本管控。在临床诊疗过程中，同一DRG组在不同的科室诊治，其成本效益及医疗指标差异很大。以RC13病组（恶性增生性疾病的化学及/或分子靶向治疗，伴有一般并发症或伴随症）为例，该DRG病组在不同科室的成本效益存在较大差异，如表17－1所示。

表17－1　RC13病种不同科室成本收益情况

病组	科室名称	例数	平均住院日	均次住院费用（元）	均次住院成本（元）	均次结余（元）	结余率（%）
RC13	肿瘤科	1016	8.2	9810	9735	75	1
	妇科	102	8.6	10082	10194	－112	－1
	甲乳外科	760	5.9	9103	10266	－1162	－13
	胃肠外科	33	2.8	3171	2921	250	8
	……	……	……	……	……	……	……

对比四个学科，胃肠外科的平均住院日最短，次均费用和成本最低，次均结余最高，效益最好；肿瘤科病例数最多，平均住院日较胃肠外科多5.4天，次均住院费用和成本也较多，次均结余较胃肠外科大幅减少；妇科平均住院日最长，次均住院费用最高，次均结余为负数。可以看出，平均住院日的长短与该病组的成本效益有较大关联。而在甲乳外科，RC13病组的平均住院日及次均住院费用虽然不是最高，但次均成本最高，次均亏损率达13%。通过因素分析法分析，发现甲乳外科的耗材成本最高，原因是对乳腺化疗患者采用了输液港置入技术，导致耗材成本大幅度增加。

针对以上情况，医院加强了临床路径管理，制订平均住院日标准，对新开展技术进行适宜性、经济性评估，严把高值耗材使用范围和应用指征，控制病种成本，降低患者负担，提高病种效益。

五、构建DRG和RBRVS相结合的绩效考核体系

在医保DRG付费改革下，医院原实行的RBRVS工作量绩效考核方案是基于项目付费制，无法适应按病种打包付费的模式，绩效考核体系需要进行改进。结合病种成本核算结果，在原RBRVS工作量绩效基础上，将病种成本管控成效纳入临床医护绩效核算中，对超出部分成本扣减工作量绩效，同时增加出院人次和手术台次单项奖励，分别按RW值和手术等级给予奖励。

（一）医师工作量绩效量化设计

参考相对价值比率理论，通过比较医生服务中投入的各类资源要素、成本的高低来计算每次服务的相对值，考虑技术难度、风险程度、劳动强度等因素，对照医疗服务收费项目确定各项目绩效点值，根据医院总体工作量和绩效奖金预算情况，结合物价收费标准进行换算，逐项核定诊疗（收费）项目的绩效费率。

医师工作量绩效公式 =（医疗项目1×项目数量×绩效点值×项目数量+项目2×绩效点值+…）-医师可控成本-DRG病种成本分摊+单项奖励

其中：

DRG病种成本分摊 =（入组DRG病人总费用-出院结算直接成本）×分摊系数

病种成本分摊系数按照上年度住院医师工作量总绩效除以住院总费用计算得出。

医师单项奖励包括：

出院人次奖励 = RW 值大于 2 的出院人次数量 × 奖励标准 + RW 值大于 5 的出院人次数量 × 奖励标准 + RW 值大于 10 的出院人次数量 × 奖励标准

手术奖励 = 各级别手术数量 × 各级别奖励标准

手术专项奖励范围包括三四级手术、微创手术、日间手术、介入手术，主要以国家三级医院考核目录为准。

（二）病房护理类绩效量化设计

护理工作量绩效核算分为病房护理单元和非病房护理单元，分别参考护理工作量与工作性质设计绩效评价指标。对于病房护理单元有收费项目计量的工作量，根据 RBRVS 理论对护理治疗项目设定奖金核算比率，结合各项目工作量核算出直接的工作绩效；对于无收费项目的护理工作量，根据护理等级和标准时数，结合床日工作量、人次作为间接的工作量绩效；同时扣除护理作业成本，共同促成医护合作节省成本。

病房护理工作量绩效 = 护理时数 × 床日数 × 绩效点值 + 护理项目 × 数量 × 绩效点值 - 可控成本 - DRG 病种成本分摊 + 单项奖励

其中：

DRG 病种成本分摊 =（入组 DRG 病人总费用 - 出院结算直接成本）× 分摊系数

病种成本分摊系数按照上年度住院护理工作量总绩效除以住院总费用计算得出。

护理单项奖励参照医师单项奖励，奖励标准有所不同。

（三）非病房护理类和医技人员绩效量化设计

考虑此类别差异性较大，根据其不同的工作性质，对其相应的科室人员也采取不同的绩效考核方法，采用计件单价制或绩效费率制相结合。

（1）部分医技类科室所执行的检查项目与护理人员类似，无论是风险程度、执业成本还是差异性均适宜采取计件单价法进行绩效考核。采用时间单价制的医技科室及部分非病房护理单元，以各部门工作量为主要衡量指标，将各项目划分不同的绩效等级，分别设定各等级检查项目的绩效单价，例如供应室按消毒包大小、消毒类型区分品种分别核算。

计件单价制科室基础绩效奖金 = 工作指标（KPI）× 件数单价 - 可控成本

（2）部分医技科室工作贡献难以直接从诊疗项目的发生数量来衡量，其工作性质易受批量、不定期发生频率或同项目工作时间长短变异性大等因素影响，参考其边际贡献，采用绩效费率制和时间单价制结合。奖金设计考虑因素包括风险衡量（辐射风险、责任风险、设备风险），工作效率（检查件数、服务人数），生产力衡量（科室边际贡献），效益衡量与效果（科室收入、成本管理）四个方面。医学检验部、超声诊断科、医学影像科、病理科等医技科室均采用此方法。

绩效费率与计件单价相结合的医技科室基础绩效奖金 =（科室收入 - 可控成本）×绩效费率 + 工作指标（KPI）×件数单价

（四）多维度绩效考核

医院建立了临床专科、中层干部、专业技术人员的年度三大评价考核体系，在三大考评中增加 DRG 考核相关指标，从而强化病种成本费用的管控，如表 17 - 2 所示。

表 17 - 2　临床学科 DRG 考核指标

维度	指标	评价内容
医疗服务能力	DRG 组数	治疗病例所覆盖疾病类型的范围
	入组率	病案质量
	总权重数	住院服务总产出
	病例组合指数（CMI）	治疗病例的技术难度水平
医疗服务效率	费用消耗指数 CEI 值	治疗同类疾病所花费的费用
	时间消耗指数 TEI 值	治疗同类疾病所花费的时间
医疗安全	低风险病例死亡率	临床上死亡风险极低病例的死亡率
	中低风险病例死亡率	临床上死亡风险较低病例的死亡率
	高风险病例死亡率	临床上死亡风险高病例的死亡率

第四节　取得成效

新的成本管理体系以医院发展目标为导向，以医保支付制度改革为契机，建立健全了成本核算与管控体系，明确了成本管控责任，成本管控取得一定成效。具体效果评价如下：

一、业务指标稳步增长，综合实力不断增强

通过实施 DRG 成本管控，临床更加注重收治病种结构，医疗内涵质量不断提

升。2019 年，DRG 入组率 99.85%，较 2017 年增加 2.44 个百分点；CMI 值增长 0.24；平均住院日缩短 0.8 天；住院药品收入占比减少 5.38 个百分点；门诊人次、出院人次、中心手术室工作量和医院业务收入均保持稳定增长。急危重患者比率、住院手术比率、病床周转次数等反映医疗内涵质量的指标均创历史新高，医院综合实力和影响力不断增强。

二、经济结构不断优化，运营效率显著提升

医疗费用结构逐步优化，医疗服务性收入占比不断提升，药品收入占比、百元医疗收入消耗卫生材料比、平均住院日持续降低，医疗行为进一步规范，在提升诊疗质量的同时降低了患者经济负担。2020 年门诊人均费用低于同级医院 101 元，出院患者人均费用低于同级医院 1053 元，门诊和出院患者人均费用增幅区域内均处于最低水平。在国家三级公立医院考核中，运营效率指标在四个考核维度中得分率最高，达到 90% 以上，其中医疗服务收入（不含药品、耗材、检查检验收入）占医疗收入比例、人员支出占业务支出比重、收支结余、门诊次均药品费用增幅、住院次均费用增幅、住院次均药品费用增幅六项指标均为满分。

三、医保审扣持续减少，员工待遇稳步提高

实施 DRG 成本管控后，医保审扣较以往大幅减少，同时医院积极拓展门诊业务、健康产业等新业务，增加了医院现金流和可用资金，医院将增加的医疗结余优先用于提高人员经费，确保绩效奖金增长不低于业务增幅。同时新的绩效方案中成本管控成效与绩效工资挂钩，鼓励多劳多得，优劳优酬，绩效分配打破身份界限，按照工作岗位、业绩、质量、满意度来分配绩效奖金，合同制员工与正式职工绩效实现同工同酬；坚持效率优先、兼顾公平的原则，员工薪酬待遇实行保底制，保障低收入员工权益，员工待遇得到稳步提升。

四、成本核算精确细化，决策支持效能提升

建立了科室成本核算、病组成本核算体系，能够及时核算出真实、准确的科室、病种、病组等成本，掌握成本费用的结构、分布情况、变化规律，为医院内部成本管理、医保支付谈判，以及外部价格主管单位医疗服务定价等提供真实、准确的成本数据支持。医院将成本分析结果作为决策的重要先提条件，通过盈亏平衡分析法、趋势分析法等对资源配置项目进行论证。同时，深入开展科室运营分析，了解全院业务科室、各项资产、耗材等成本收益状况，为资源配置提供依据，有针对

性地采取成本控制措施，通过实施共享病房、共享设备、闲置资产调剂等措施，资源利用效能得到提升。

五、践行医院社会责任，社会效益显著提升

公立医院要坚持公益性的基本定位，将公平可及、群众受益作为改革出发点和立足点。通过主动管控各项成本，控制降低门诊和住院费用，减轻了患者就医负担。2019 年出院患者人均费用低于同级医院 2633 元，门诊和出院患者人均费用增幅区域内均处于最低水平。缩短了各项检查、治疗、手术的等待时间，提升了患者就医体验和满意度。不仅增强了医院的社会责任感、塑造了医院良好的品牌形象，更融洽了医患关系，创造了和谐的社会氛围，促进医院的健康可持续发展。

第五节　经验总结

一、核算单元责任成本的细化

病种成本核算是对每一个病例组合的成本进行核算，成本需要对应到具体病例。在实施过程中发现，如果仅按病案首页的出院科室来核算医护诊疗成本，即单纯按出院科室归集数据，所有的成本与收入将全部由出院科室承担，无法体现某一病组在全院各科室所获得的收入和应当承担的成本情况，不利于医院对各临床科室 DRG 成本效益的评估考量，无法反映各临床科室在 DRG 付费方式下所获得的具体医疗价值和成本付出。如进入重症监护病房的患者，其较高的费用消耗应分别核算到收治科室和重症监护科，才能增强科室的成本管控责任。因此，医院对病人数据按转科情况分段核算，将病组的收入、成本在患者转诊过的学科之间进行配比分摊，既可以满足成本核算收支配比原则，又可以体现 DRG 诊治链中各临床科室的技术价值。对 DRG 科室责任成本分段划分，有助于更精准地确定各科室成本效益。

二、DRG 过渡至 DIP 病种成本核算

目前医院采用的是基于 DRG 付费的病种成本管理，但由于十堰地区在 2021 年启动了按病种分值付费改革，医院的病种成本核算在此基础上也应随之进行调整。较之 DRG700 多个病种，DIP 的病种多达 6000 余种，对应医院的病种组单元将大量

增加，对于核算的精度要求更高。目前成本费用比法在具体实施过程中还存在部分成本数据采级困难、成本归集和分摊方法不够精细的问题，需要进一步加强成本信息化建设与成本管理水平。

三、不同医院 DRG 数据比对与成本管控

目前医院仅在院内开展了病种成本核算，也仅能开展相同病种不同科室之间的比较。对于医院而言，如能在不同医院间进行 DRG 成本数据比较，找到区域内学科发展的标杆，明确发展措施，配置相应资源，通过加强交流合作，取长补短，优化诊疗路径，从而实现医院公益性价值。对于患者，通过政府公开的 DRG 病组相关信息，可以引导患者选择合适医院就诊，医院 DRG 费用的合理管控及效能效率的提升也减轻了患者负担，缩短了各项检查、治疗、手术的等待时间，提升了患者就医体验和满意度。

第十八章 以约束理论为基础的内蒙古自治区人民医院成本核算体系构建与应用案例

第一节 基本情况

一、内蒙古自治区人民医院简介

内蒙古自治区人民医院（以下简称内蒙古医院）成立于 1947 年，历经 70 多年的建设发展，现已成为集医疗、科研、教学、预防、保健、急救为一体的全区最大的“三级甲等”综合性医院。医院总建筑面积 313500.17 平方米，职工 4255 人，临床医技科室 62 个，开放床位 3000 张。领先技术包括心内介入技术、造血干细胞移植术、医学辅助生殖技术等。1954 年成功开展全区首例开胸肺叶切除术，1956 年成功完成首例食管癌根治术，1987 年成功完成全区首例“异体肾移植手术”，2007 年完成自治区首例亲体肾移植手术。

医院现有院士专家工作站 11 个，国家级基地和机构 13 个，国家卫生系统医学工程重点专科 1 个，国家级临床重点专科 2 个。2014 年成立了内蒙古自治区呼吸疾病院士专家工作基地以及咳嗽实验室，心血管内科为国家卫生健康委心律失常介入培训基地；神经内科为国家卫生健康委脑卒中筛查与防治基地；近三年，承担着国家及自治区自然科学基金等 100 余项，共获各级各类科技奖 50 多项。

医院现有高级职称专家 890 名（正高级 390 名、副高级 500 名），卫生专业技术二级人员 12 名，医学博士 135 名，在读博士 134 名，博士研究生导师 2 名。享受国务院特殊津贴专家 9 名，自治区突出贡献中青年专家 11 名，卫生部有突出贡献中青年专家 1 人，全国会计领军人才 1 人，自治区草原英才 15 名，自治区“新世纪321”人才26名（第一层次8名；第二个层次18名），“草原英才”创新创业团队13个。在全国各级专业学会担任副主任委员3人，担任委员及理事8人，在内蒙古医学会担任各学会主任委员、副主任委员57人，担任常委及委员的131人。在各级专业学术刊物担任编委103人。

二、内蒙古医院成本核算简介

从2011年开始，内蒙古医院对全院77个医疗科室实行全成本核算，将成本核算贯穿于医院运营的全过程，建立了以成本管理为基础的医院绩效考核体系，和职工的个人利益挂钩。

医院成立了成本管理委员会，负责医院全成本核算领导工作，委员会下设全成本核算领导小组和办公室，办公室设在财务部门，具体负责医院全成本核算工作的实施。建立健全了全员参与、全要素、全过程控制的，全面的、系统的医院成本管理体系

第二节 总体设计

一、以约束理论为基础的成本核算体系构建目标

目前，很多公立医院没有开展成本核算，即使开展的，成本核算还是比较粗放，医疗服务的项目成本、病种成本、DRG成本都没有准确地核算出来。很多间接性的成本，比如医疗服务过程中医疗辅助部门的费用和行政后勤部门的期间费用，是核算部门按照一定的标准分摊到科室、项目、病种、DRG里面。分配标准选择不同就会造成分配结果的变化，这样就会使核算出来的成本不全面、不准确，而不准确的成本信息就会带来决策失误。因此，如何实施精细化的成本核算是中国医院面临的重要课题。

公立医院开展成本核算的目标：就是推动公立医院在发展方式上，由规模扩张型转向质量效益型；在管理模式上，由粗放的行政化管理转向全方位的绩效管理，由粗犷式管理转向精细化管理。

新冠肺炎疫情使我国的政府治理机制和经济发展走势有了非常大的变化，医院管理者要对医院经济运营未来的发展情况、医院的经济走势进行分析，要分析如何

挣钱、为什么挣钱、挣了钱干什么。要重点关注两个问题：一是医院的风险在哪里？要寻找未来风险，把怎样寻找、发现、防范风险作为未来医院管理中一个非常重要的课题；二是医院经济的增长点在哪里？要寻找未来的经济增长点，DRG模式下以约束理论为基础的成本核算就是医院经济的增长点和风险控制点。

二、公立医院成本核算面临的问题

公立医院在成本核算中面临的主要问题：（1）成本核算以局部效益为基础，需要将医院的全部成本分摊到每一个产品和服务上面，“创造”出产品和服务的成本；（2）成本核算的前提是成本计算结果必须是正确的，如果不能确保成本计算结果和真实发生的成本一致，最好慎用成本核算结果，成本是实际发生的，不是算出来的；（3）成本核算准确性有欠缺，无论是传统成本核算法还是作业成本核算法，成本和费用都需要进行分摊，只要是分摊就是不准确的；（4）成本分摊是我们假设每一个产品或服务都消耗各种资源，但实际上不同的产品和服务消耗的资源是不同的。有时，即使同一类产品和服务消耗的资源也是不同的，比如门诊彩超和住院彩超，由于作业单位及流程不同，消耗的资源不同，项目成本是不一样的。

按照约束理论，医院花费了大量的人力物力去进行成本核算，不符合成本效益原则，我们不计算这些产品或服务的成本，我们只计算每一个控制措施对医院盈亏的影响有多少。

三、约束理论对公立医院成本核算的影响

有效产出的定义是医保和患者付给医院的钱减去医院付给供应商的钱，就是医院获得的利润，付给供应商的钱是别人的钱，不是医院自己的钱。丰田生产方式的创始人大野耐一做出的突出贡献，就是改变了将库存视为资产的看法，认为库存本质上就是负债，按照约束理论，库存是万恶之源，所以医院要降低库存；运营费用包括医院为了给患者提供更好的医疗服务而发生的除原材料外的成本，包括工资、水电费、维修费和折旧等，约束理论认为药品和医用耗材就是原材料。

约束理论把库存降到最低的同时必须满足供应，并且运营费用的大小影响着成本，也影响着利润，但是降低库存和减少运营费用会遇到最低减少到0的限制，而对于通过提高有效产出来赚取更多利润的可能性，则是无穷无尽的。

四、约束理论下医院成本管理体系设计思路

内蒙古医院基于约束理论的成本管理路径打破传统的成本会计概念，提出了三

项主要衡量指标：有效产出、去库存、降低运营费用。针对同一个病人，相同的病种，不同医生的治疗方案不同，造成医疗收入、医疗成本、有效产出不同。即使同一个医生，同一个外科手术或者病种、DRG，不同的病人，检查、治疗、耗费的卫生材料和药品、时间成本、人力成本也是不同的，从而形成的病种成本、DRG 成本和有效产出也是不一样的。

约束理论下医院成本管理体系构建要坚持的三个步骤是：第一是优化医疗收入结构，提高医院的有效产出；第二是加强物流管理，减少包括药品和耗材在内的存货；第三是合理资源配置，提高资产效益，降低运营成本。

五、约束理论下成本管理体系的创新

内蒙古医院基于约束理论的成本管理体系立足于医疗卫生行业，适应医保支付方式改革，按照价格制定的需求决定论，即价格 - 成本 = 利润，医院成本核算的原则应该从最终收费价格倒推来决定各个医疗服务项目的成本。因为成本只是价格制定的一个要素，而不是决定性因素，需求和客户体验才是价格的决定性因素。成本再高有人买单就是低成本，成本再低没人买单就是高成本，是价格决定成本而不是成本决定价格。就像很多企业成本核算很详细，每一个产品的定价都大于成本，但最后亏损的比比皆是。

DRG 付费就是最高限价，它的意思是不能超过这个价格，DRG 模式下医疗服务的价格是由购买者决定，而不是由提供者决定的，以收入倒推成本是约束理论下的医院成本管理目标，是医院成本核算方式的创新。运用有效产出理论对 DRG 组收费进行结构分析，可以降低无效产出，优化医疗收入结构。根据细化分析的 DRG 组收入结构，规范医务人员的医疗行为，设计标准化医疗流程，通过提高医疗质量控制成本。

第三节　应用过程

为实现基于约束理论的成本管理体系构建目标，内蒙古医院以绩效考核为抓手推动医院成本管理，从绩效考核、预算管理、内部控制、价格管理四个方面入手，打造医院的成本管理体系。

成本核算制度建立了，医院如何才能不折不扣地落实执行？这需要将制度与每

个人的核心利益挂钩，而绩效考核就是重要工具和抓手。内蒙古医院构建了一套成本核算模式支撑的绩效考核体系，将成本核算视为最重要的考核内容，明确将医院的成本，包括医院特定的成本核算对象所发生的资源耗费，全部纳入绩效考核。一方面通过成本核算为绩效考核提供数据支持；另一方面以绩效考核为助推器，推动医院的精细化管理。

一、明确绩效考核的资金从哪里来

公立医院改革提出公立医院开展绩效考核，提高医务人员待遇，使医务人员获得有尊严的薪酬待遇，但是，财政部门并没有承诺出钱。人社部等四部门《关于开展公立医院薪酬制度改革试点工作的指导意见》明确规定：公立医院薪酬制度改革试点工作所需经费，通过原渠道解决；要完善公立医院收入中可用于工作人员收入分配的资金管理政策。归根到底，提高医务人员待遇需要的资金要由医院自己解决。但是，国家的一系列政策都明确规定：不准将医疗卫生人员个人收入与药品和医学检查收入挂钩、不准开单提成；要严格控制医疗费用的快速增长。这就要求医院只能用省出来的钱提高医务人员待遇。

如何省钱？答案是控制成本，主要是控制可变成本。什么是可变成本呢，约束理论认为原材料是医疗服务过程中唯一可以控制的可变成本。就医院来说，药品和耗材就是原材料，就是可变成本。所以，提高有效产出和加强成本控制是医院获取绩效考核资金来源的重要手段。

通过将成本核算纳入绩效考核，最大限度地控制医院成本，提高医院收入的含金量，增加医院的可支配收入。从内蒙古医院来看，即使在2020年新冠肺炎疫情暴发，医疗收入锐减的情况下，医院仍然保持了非常高效的运营水平，医院职工工资、绩效、福利待遇依然保持着原有的水平，同时，在没有贷款的情况下偿还了大量的基建、维修工程、药品、耗材、设备等往年欠款，赢得了良好的社会信誉。

二、构建以成本核算为核心的绩效考核体系

在内蒙古医院绩效考核体系中最重要的是成本核算，一方面医院以成本核算为中心和基础，通过绩效考核加强医院成本管理，实现成本控制；另一方面是绩效考核本身也要考虑成本，不能把大量的人力、物力、时间成本放在绩效考核中而忽略医院管理，不能太复杂了（见表18－1）。

表 18-1 内蒙古医院绩效考核体系

考核指标	目标值	权重	实际分值	考核部门
百元医疗收入成本				
住院人均医疗费用				
平均住院日				
床位使用率				
床位周转率				
门诊人次				
出院病人数				
手术例次				
术后感染率				
药占比				
抗菌药品强度（或使用率）				
基药占比				
耗材占比				
临床路径占比				
病案合格率				
患者投诉率				
患者满意度				

三、明确各部门在成本核算中的作用

1. 财务部门

（1）负责全院的成本核算，是成本核算的核心部门。负责医院成本核算制度和标准的制定，流程的设置，人员的培训，固定资产的管理与清查，成本核算的指导和监督；定期进行成本分析，向医院绩效考核委员会汇报。

（2）负责医院绩效考核方案的实施，绩效工资的运算和发放，进行绩效分析。

（3）价格管理科要加强对医药收费的培训、管理、监督和控制力度，定期进行检查，坚决杜绝多收费、乱收费、重复收费、分解收费等违规收费现象，同时，防止少收费、漏收费。

2. 人力资源管理部门

（1）建立医院人力资源管理系统，严格按照成本核算口径，结合医院规模和床位编制，定期维护人员和工资成本，全面反映医院各核算单元的人员分布和个人信息。

（2）本着与业务收入配比的原则，按照科室承担的任务，实行严格的定岗定编，把有限的人力资源用在最需要的地方。

（3）为医院培养出一专多能的全科人才。

3. 医务部门

加强医疗质量管理，落实核心制度，强化对医疗工作的考核，使医务人员熟练掌握适应证，做到合理检查、合理用药，把医疗纠纷降到最低，确保医疗质量的提高，加强医院的院内感染控制。

4. 医学工程部门

（1）提高医疗设备的使用效率。建立医疗设备管理系统，全面掌握医院各类设备的分布及设备总值情况，清楚地了解各专科设备的购置时间、使用年限及折旧情况。

（2）定期进行设备清查，对科室闲置的设备和仪器，进行清理。

（3）对科室配备的医疗仪器，指定专人管理、定期维护和保养，最大限度地延长设备的使用寿命。

（4）对新上岗的设备操作人员进行严格的岗前培训，确保其能熟练掌握设备的操作方法和使用技巧，避免因使用不当造成的损害，保证医疗设备发挥最佳的使用效能。

（5）对医疗设备的报废严格把关。

（6）加强对各种耗材的管理。

（7）对高值耗材实行专账记载、跟踪监控管理，由使用科室提出申请，护理单元或手术室录入费用。

（8）要建立卫生材料的计量、验收、领退和清查制度。

5. 药学部门

由临床药师负责检查临床医师所开药品的适应证，规范其用药，并将考核结果纳入医院的质量考核体系，参与医院的绩效考核。

6. 医疗保险部门

（1）加强医保费用的管理，减少因违反医保政策造成的医保中心拒付。

（2）制订医保管理规定及制度，使医务人员能够有章可循。

（3）及时宣传医保政策，指导各科室正确处理医保患者在就医和结算过程中遇到的问题。

（4）控制医保患者费用，确保合理检查、合理治疗和合理用药。

（5）把对医师的考核结果纳入医院的绩效考核中。

7. 护理部

加强对护理人员的管理和考核，并将考核结果纳入绩效考核中，严格规范护士的收费行为。

8. 总务部门

（1）加强水电气暖的管理，不定期对各科室的使用情况进行监督检查。

（2）规范物资管理流程，所有物资均实行实时计价挂账管理，确保科室领用记录的准确性，确保二级库账与一级库出库金额相一致。

9. 信息中心

加强医院计算机网络管理，要确保其运行畅通、为绩效考核提供的数据准确。

10. 临床、医技科室

（1）要加强医疗服务的质量，优化服务流程，减少不必要的成本和风险。

（2）加强对包含在医疗服务项目中的耗材使用。

四、加强成本管理在绩效考核中的运用

内蒙古医院在绩效考核时，坚持以约束理论三大核心要素，即有效产出、去库存、降低运营费用为重点，加强成本核算。充分认识到，不与成本核算挂钩的绩效考核是无法实现的，在绩效考核的过程中，加大与约束理论有关绩效考核指标的权重，充分发挥有效产出、去库存、降低运营费用之间的联动作用，完成绩效考核的同时落实成本核算工作。

（一）加强成本核算，增加有效产出

有效产出是在保证医疗质量的前提下，医疗保险机构和患者因为患者接受医疗服务向医院支付的费用，减去消耗的药品和医用耗材等需要支付给供应商的变动成本后的利润。

1. 加大相关考核指标权重，落实成本核算。医院的有效产出与一定时间内接受治疗的患者数量、每个患者的医疗费用、药占比和耗占比直接相关，而这四项受医务人员医疗行为的影响很大。所以，医院通过将规范医疗流程、约束医务人员医疗行为、控制药品消耗和耗材消耗纳入绩效考核，并加大其对应指标权重，加强成本核算，有效的控制变动成本，从而增加有效产出。

2. 深入科室，强化成本意识。与此同时医院总会计师深入临床医技科室，讲解医疗行为与增加有效产出、提高科室绩效的关系，以绩效考核为抓手，将有效产出的会计理念落实到医务人员的医疗行为中，运用绩效考核强化医务人员的成本意

识，引导医疗行为，极大地控制了变动成本，优化了医疗收入结构。

3. 控制医疗成本，增加有效产出。从医院实践来看，效果十分明显。通过加大成本核算在绩效考核中的权重，有效抑制了临床医技科室购买医疗设备的冲动，控制了医院设备购置预算，培养了员工的成本意识，甚至还能促进科室专业化发展。例如，通过将住院病人数、手术人数、手术级别及占比、医疗设备折旧等纳入科室绩效考核，骨科医生更加专注于医疗技术水平提高和本专业手术技术，而不是购买理疗设备变成一个理疗科。在加强骨科学科建设的同时，激发了康复理疗科医务人员积极性，因为骨科专注于手术业务的发展，使大量骨科手术术后患者转入康复理疗科进行康复理疗，工作量的增加为该科室医务人员带来了较好的绩效激励，为医院节省了大量的设备购置成本。

在绩效考核过程中，通过加大考核指标权重，医院整体的药占比、耗材占比都有一定幅度的下降。百元医疗收入成本指标权重力度的加大，使医务人员更加关注成本的作用与影响，医务人员在增加工作量的同时，通过有效地控制成本，增加了有效产出，提高了收入的含金量。从科室消耗的水电气暖费再到医务人员领取的办公费等费用，科室始终贯穿着成本意识，使成本得到有效的控制。通过加大药占比、试剂占比、高值耗材占比、普通耗材占比等指标的权重力度，使医务人员更加注意控制药品消耗和材料消耗。通过对变动成本的有效控制，减少变动成本的比例，达到增加有效产出的效果，同时为患者节约了医疗费用，提高了患者满意度，降低了患者投诉率。

（二）去掉库存，有效节约成本

库存是万恶之源，增加库存会带来很多隐性成本，不仅增加医院的运营费用，同时降低了资源的使用效率，也容易造成浪费的现象。构建将成本核算作为重要考核内容的绩效考核体系，在考核体系中通过加大关于控制成本的绩效考核指标权重，引导和规范医务人员的医疗行为。

1. 加快存货的流动性。库存量过大的弊端，一是医院用于运输、保管、水电、场地、人员等一系列的支出，占用医院资金，增加医院成本。二是医疗服务标准改变后，原有型号规格不能使用，造成浪费，三是医疗服务项目收费标准改变带来的影响，内蒙古自治区新的医疗服务项目收费标准制定后很多耗材不能单独收费。例如，原来输液可以在输液费之外另外收取输液器的费用，新标准规定输液一天两组以内每组 10 元，第三组加收 4 元，包含输液器和注射器，如果以前高精密输液器的库存量太大没有用完，价格又高，医院就亏损了。

因为存货在医院的流动资产中占很大比重，且其流动性相对较差，它的管理是医院运营资金管理的重要组成部分，降低库存有助于加快存货流动性，我们的目标是使存货达到最优化，既不影响日常医疗工作又不造成资源浪费。通过加大有关成本核算指标的权重，使医务人员改变过去积压库存的习惯，加速存货的流动，为医院节约了成本。

2. 培养医务人员预算意识。去库存这一过程也伴随着医务人员预算意识的提高。“无预算、无支出”，绩效考核关系到每个工作人员的核心利益，将成本核算思维融入绩效考核中，加大考核指标权重，驱动医务人员改变既有的习惯和模式。科室在领用物资、耗材时不再像过去为了工作方便随意领取物资，造成库存积压。而是提前做好预算，按需求、按计划领取耗材和使用材料，避免由于多领物资、积压库存带来的成本消耗，达到控制费用、节约成本的目的。

3. 建立健全耗材领用制度。通过加大关于成本的绩效考核指标权重，促进科室建立健全耗材的领用制度。由科室指定专人负责领用耗材，其他任何个人不得领用。同时建立耗材的科室二级库管理制度，领用耗材的人员把领到的耗材存入科室二级库，不能在个人手里私自保存，科室必须建立二级库管理台账，使用人在二级库办理出库手续才可以领用耗材，通过建立以上制度有助于医院加强耗材控制，减少浪费，降低成本。

在这一过程中，各科室因工作内容的不同，对耗材的计划、领用也有针对性的需求。通过成本核算，使专业的人员制订专业的计划，各科室医务人员按照科室业务需要领用耗材，同时为了更好地实现科室绩效，还要有效控制成本。不仅要完善健全各科室的耗材领用制度，还要落实成本核算工作。例如口腔科口腔基台的预定与领用就有一定的针对性。口腔基台属于植入性高值耗材，需要口腔科医生在为患者检查后，量身定做匹配的耗材，此时患者尚未使用，但科室需提前向医学工程处发出订货单，其加工有一定的周期性，等患者真正使用的时候距离发出订单的时间已经过去好几周，而绩效考核对科室耗占比等指标仍然加大力度考核，这就要求科室要做出严密的预定与领用计划，不影响患者使用的同时还要防止因耗材收支周期的不匹配，影响科室绩效。

（三）降低营运费用

内蒙古医院向患者提供医疗服务，必须建设基础设施、购买医疗设备、信息系统等，这些为患者提供医疗服务必须投入的资产，以及购买的尚未消耗的药品和耗材，随着时间推移和为患者提供医疗服务的进行，会慢慢贬值。医院总变动成本包括为患者进行诊疗消耗的药品、耗材、器械等的采购成本。如果使用进口器材、药品为患者治疗，而进口产品价格高于国内产品价格，该患者的总变动成本就会上升。有效产出会计在力求增加有效产出的同时，降低投资和运营费用。对于医院来说，管理的重点是医疗收入增加的有效产出大于投资增加额+营运费用增加额。如果患者从住院开始接受治疗到治疗结束出院花费了太长时间，或者医保很久才付费，那么就会增加投资和运营费用，降低医院的有效产出。因此，降低平均住院日就显得尤为重要，平均住院日是医院绩效考核的最重要指标之一，内蒙古医院在绩效考核中通过加大平均住院日的指标权重，以绩效考核为工具，在一定程度上降低了医院的营运费用。

内蒙古医院的绩效考核体系中考核并不是唯一目的，更重要的目的是通过考核来引导规范医务人员的行为，通过科学的方式，提高医务人员工作积极性的同时，有效地减少库存、增加有效产出，降低医院营运费用，达到控制成本的目的。使成本数据可用、可信、可靠，绩效考核指标设计科学。

五、内蒙古医院在选择考核指标时遵循 SMART 原则

SMART 原则是指选取的绩效指标要具体的（Specific）、可衡量的（Measurable）、可实现的（Attainable）、相关的（Relevant）、有期限的（Time－based）。

1. 在绩效考核过程中，选择的绩效考核指标必须是在一定考核期间内，可以衡量出医务人员的工作强度和工作内容的指标，并且指标要具体、明确与其工作内容相关，同时也是能够被考核人员所控制、医护人员能够通过自身努力完成的指标。只有科学地选择绩效考核指标，才能达到绩效考核的目的，才能进一步落实完成成本核算工作。

2. 内蒙古医院在绩效考核时不使用单一的成本核算指标。改变单一的绩效考核指标选择模式，在确定绩效考核指标时应既有财务指标，又有非财务指标；既有定性指标，又有定量指标；既有质量管理指标，又有成本核算指标。只注重财务指标，往往会带来短视行为，不符合医疗政策要求，也不利于医院的长远发展。同时，要加强量化考核指标的选择，更加客观地反映医务人员的绩效情况。

要加强成本核算指标的选择。过多关注非成本核算指标，无法帮助医院判断局部决策对医院整体财务绩效的影响。同时医院的绩效考核坚持以医疗质量为中心，把提高医疗质量看作降低成本的一种重要方法，通过将医疗质量指标纳入绩效考核，提高医疗服务质量来控制成本。

在选择成本核算指标时，要注意医院绩效考核的成本核算不是全成本核算，而是不完全成本核算。如果对某个临床或者医技科室进行绩效考核时，按照全成本核

算的要求把行政后勤的管理成本分摊到科室，必然会引起该科室的强烈抵触和反对，因为这些成本不是他们通过自身努力能够控制的。从本质上讲，绩效考核的成本核算是临床、医技科室的直接成本，以及科室之间相互合作发生的支持成本。

3. 不选择过多的考核指标。绩效考核的指标并不是越多越好，一个指标就是一个考核重点，有多少指标就有多少个重点，指标越多重点越多，重点太多就等于没有重点。按照“二八”定律，20%的关键绩效领域，决定了80%的业绩。因此，绩效考核指标的选取应该重点关注关键业绩领域及关键业绩领域的驱动因素，要准确定位而不是面面俱到。

4. 增加成长性的量化考核指标。在绩效考核中，通过增加科室成长性激励指标，可以提高医务人员的工作积极性，发挥专业优势，拓展科室业务，进一步完善学科建设。例如，内蒙古医院在绩效考核中，对蒙医科增加了五疗法等特色疗法的工作量指标，对中医科增加了针灸、按摩及拔罐等中医特色的工作量化指标，只做成长性的激励，取得了良好的效果。在这一过程中，蒙医科和中医科的医务人员通过积极开展蒙医特色疗法和中医特色疗法，拓展了专业技能，发挥了学科优势，弘扬了民族医精神，在取得良好绩效效果的同时加强了学科建设。

增加科室成长性指标可以带动科室之间的学科合作。如儿科医生针对小儿患者病情的需要，要进行康复理疗，因业务开展要购置相关的专业设备，但这一类患者数量较少，设备购置后使用率不高，会造成资源的浪费，无形中也会加大医院的购置成本，但通过增加绩效工作量指标与康复理疗科进行双向考核，不仅可以满足患者需要，增加科室绩效的同时为医院节约了设备购置成本。通过与康复理疗科进行学科间的合作，康复理疗科的绩效也获得了新的增长点，同时也提高了该科室医技人员的专业技能，拓宽了科室的业务领域。

通过多层次的选择设置绩效考核指标，并不是给医务人员施加压力，而是通过绩效考核，将医院的运营思维融合到整个绩效考核过程，将约束理论的精髓贯穿到绩效考核中，开展绩效考核的同时落实成本核算工作，实现对医务人员医疗行为的引导和规范，促进医院均衡、良性的发展。

六、把绩效考核作为成本核算效果的验证

内蒙古医院的绩效考核体系中，最重要的是成本核算，它是绩效考核的保证和基础，保证绩效考核数据的真实性和准确性，成本核算不准确就无法体现绩效考核的效果。

成本核算的目的之一是实现成本控制，内蒙古医院明确绩效考核中的成本是可控成本，是被考核科室主任及医务人员通过自身的努力可以控制的成本，被考核科

室通过自身努力无法控制的成本，不放在对该科室绩效考核的成本核算中。

内蒙古医院将成本按照可控性分为可控制成本和不可控制成本。可控成本是指人们可以通过一定的方法、手段，使其按自身所希望的状态发展的成本。可控成本和不可控成本的区分与成本责任中心所处的管理层次高低、管理权限大小及控制范围的大小有关。例如，从整个医院的角度来看，所有的成本都是可控成本，但对于医院内部的各个科室来说，则各有其专属的可控成本。即使是处于同一层次责任中心的成本，对有些中心是可控的，对有些中心则是不可控的。例如，科室主任对各种医用耗材、药品、水电、医疗设备、人员等的价格成本就没法控制，只能控制它们的消耗量，对房屋折旧、设备折旧以及人员成本也没有办法控制。

所以，考核部门成本时，应该主要考核其“可控成本”。医用耗材采购成本的高低对于负责采购工作的供应部门来说是可控的，而耗用科室却无法控制其采购价格的高低，他们只对医用耗材单耗负责。成本责任中心只对自己可以控制的成本负责，不可控成本不能成为绩效考核的内容。按照受益原则，进行绩效考核时高值耗材的成本要计算在手术科室，才能够控制高值耗材成本，不能计入手术室，因为手术室无法控制。

在医院成本结构中：主要有药品成本、耗材成本、工资和绩效、购置及维修费、检查检验成本和手术成本，前 4 项成本之和一般达到医院总成本的 80% 以上，其中：工资和购置费是固定成本的主要构成部分，药品成本、耗材成本、绩效、维修费是医院变动成本的主要构成部分，只要针对科室的药品、耗材、维修等成本进行有效控制，整个医院的成本就自然会获得满意的效果。

七、利用绩效考核强化医用耗材的收费与付款控制

医院把内部控制依托于医院管理的所有制度和流程，而不是游离于管理制度和流程之外，把内部控制作为我们追求的一个目标，如何落实和落实得如何，最终体现在绩效考核结果中。内蒙古医院的内部控制不是只看组织形式如何，更重要的是要看产生的效果如何，绩效考核是内部控制实施效果的验证，是对内部控制执行结果的考核。

内蒙古医院在医用耗材使用后，没有遗留问题的，按照合同约定付款。对于高值耗材的付款，一方面，先由财务部门通过 HIS 系统审核该发票支付的高值耗材是否已经收费，如果没有收费财务不予付款；另一方面，经济核算科在进行绩效考核测算时，对于医学工程部门出库的高值耗材，到 HIS 系统审核该出库单上的耗材是否收费，如果没有收费，按照相同金额暂时扣发领用科室的绩效，待该科室追回该

笔费用后，再予以发放。通过以上两种手段，防止临床医技科室漏费或者私收费。

总之，供应商向医院销售了医用耗材后，最关心的是是否能够及时收回货款，特别是医院资金紧张时期，供应商对于收款问题尤为关注，这就要求医院在契约精神和保护供应商利益的情况下加快付款进度，同时加强付款控制。针对医疗业务最重要的原材料——医用耗材，内蒙古医院建立并规范了医用耗材管理制度和流程，明确其取得、验收入库、保管、领用发出、盘点处置等环节的管理要求，强化入出库等相关记录，确保医用耗材管理全过程风险得到有效控制。在加强一级库管理的同时，强化二级库的管理，保证手术术式的对应关系。

八、充分利用全面预算管理控制医院的成本

预算是医院成本管理的源头，内蒙古医院加强全面预算的刚性约束，坚持预算是完成工作计划所需要的资金，是围绕战略目标设立而进行思考的一个过程。把预算看作一种文化，而不仅仅是一种管理办法和工具，文化就需要慢慢渗透到每一个人的血液中；坚信如果医院长期坚守全面预算管理，预算就会成为全体员工的价值理念和行为规范；坚持预算是一种思想，不仅仅以各种管理思想为基础，管理思想也必须通过预算才能得以贯彻、得以实现。

内蒙古医院把预算管理贯穿于医院经济活动的全过程，根据内设部门的职责和分工，对按照法定程序批复的预算在医院内部进行指标分解、审批下达，根据批复的预算安排各项收支，确保预算严格有效执行，规范内部预算追加调整程序，发挥预算对经济活动的管控作用。

制订医疗设备购置预算的步骤，第一步由科室主任提议，并提交论证报告，论证报告的内容包括经济效益、社会效益、学科建设及其他内容，科室必须集体认真反复讨论，并向归口管理处室提交书面申请报告和论证材料，书面申请报告必须有本科室 2/3 以上具有中级以上专业技术职称人员和分管院长签字，否则无效，以保证设备购置论证的公开公正；第二步是归口管理处室接到设备购置申请后，立即组织论证，论证通过后，同意购置的报计划财务处，由计划财务处汇总后报医院预算管理委员会；不同意的写明理由，返回科室；第三步由医院预算管理委员会审议、通过预算，报院长办公会议、党委会讨论通过后，将最后确定的年度预算下达给各归口管理处室，同时将采购预算报送医院招采中心负责采购。采购中心办理采购时没有预算的项目一律不得采购。

各科室申请购置的医疗设备，必须与医疗服务项目收费政策相符。如果没有收费项目和标准，科室要先向医院价格管理科报送成本测算资料和定价标准，由价格

管理科向医疗保障局申请收费项目，没有批准前不得购买该医疗设备；没有同时申报收费项目的医疗设备，预算管理委员会不予审批或追加预算。

九、加强收费管理控制医院成本

从伦理学的角度进行分析，经济行为包含道德行为，道德是经济行为价值实现的内在力量，社会活动是经济价值实现的媒介和工具，不是经济行为价值产生的内在原因。内蒙古医院强化自身的社会责任，在医疗服务的过程中，坚持履行自身的社会良知，将合乎道德的医疗行为规范作为医院文化，并严格遵守。严禁重复收费、串换项目收费、分解收费、超标准收费、自定项目收费等问题；严禁超范围使用药品和耗材、无指征入院或过度诊疗等问题，减少由于收费问题引发的医患纠纷，改善患者的就医体验。所有部门、所有人员都“为患者着想”，为患者提供从开始到结束的、积极的就医体验，规避影响患者体验的各种违规收费。

教育是社会最后良知的底线，医院造就人才，服务由人提供。内蒙古医院在和患者，以及利益相关者打交道的过程中，坚持履行自身的社会良知，制定出明确的道德行为规范，将合乎道德的医疗行为作为医院的文化，并严格遵守。

第四节 取得成效

基于约束理论的成本管理体系构建，从战略管理的视角推动了医院高质量发展，提升医院精细化建设，成效显著：

一、提高有效产出，优化收入结构

内蒙古医院成本管理体系构建后一年的医疗收入增加了16651万元，增长幅度为7.86%；有效产出增加22890.08万元，增长幅度为22.51%，同比分别增加了6239.08万元和14.65%，成本控制效果明显（见表18－2）。

表18－2 内蒙古自治区人民医院成本管理效果分析表 单位：万元

收入	成本管理前一年	成本管理后一年	增长金额	增长幅度（%）
医疗收入	211851.00	228502.00	16651.00	7.86
医疗收入（不包括药品耗材消耗）	101688.48	124578.56	22890.08	22.51

二、整合资源配置，提高资产使用效率

为提高医疗设备使用效率，防止闲置，内蒙古医院将所有设备纳入绩效考核体系。对于有些医院必备的公益性医疗设备，如呼吸机，有的科室平时用量少，又怕计入成本少拿绩效，不愿意买，由医院买回，成立专门的租赁中心，不计入各科室成本，科室使用时按小时计费。有的设备别的科室已经有了，其他科室就不用买了，使用时租用就可以，计入租赁方的成本和出租方的收入。通过以上措施，医院设备购置成本明显下降，设备预算连续三年从 3.66 亿元，降到 2.56 亿元，再降到 1.68 亿元。体现出成本控制不是不让花钱，而是有效率地花钱。

三、提高患者满意度，增加医院融资能力

内蒙古医院把患者满意度作为绩效考核的最终目标，定期或不定期对医务人员进行培训、送医务人员到更好的医院进修学习，鼓励学术交流并给予相应的自主权，促进了人才队伍建设。通过为医务人员提供更多的学习与培训机会，提高了医务人员的素质和技能，改善了医疗质量，提高了患者满意度和忠诚度，吸引更多的患者到医院就医，利用规模效益降低医院的单位成本。

内蒙古医院充分认识到，患者满意度、医务人员满意度和医院盈利率之间存在着很强的相关性。医院最大的能力是融资能力，医院可持续发展的根本在于融资能力而不是获取利润的能力，没有患者的医院就失去了融资能力。医院经济与每天从救治的患者那里挣多少钱无关，内蒙古医院通过提高医疗技术水平和服务质量，吸引到更多的患者，医保和患者愿意支付的费用是建立在患者就医满足程度的基础上。

四、构建医院品牌资产的三大核心支柱

内蒙古医院通过高效优质的医疗技术、合理的收费价格、便捷的就医流程三大核心品牌支柱，使医院的品牌同时具有理性和感性的成分，激起了患者的情感共鸣，唤起了患者对医院的信任、感情和强烈的忠诚，为医院提供了丰厚的财务回报和财务业绩，因为患者选择来医院接受诊疗时不仅是为了生理上的治疗，同时也为了享受到心理上的自尊。

内蒙古医院用感性来弥补理性，通过提高医疗服务质量，包括技术和态度两个方面，找到了患者就医体验的甜蜜点。

第十九章　国药东风总医院 DIP 成本核算及应用案例

第一节　背景描述

一、单位基本情况

国药东风总医院暨湖北医药学院附属东风医院，位于中国卡车之都、道教圣地、南水北调中线工程起源地湖北省十堰市。国药东风总医院前身为始建于 1927 年的汉口市立医院，在 90 多年的发展历程中，响应国家号召，满足政府需要，始终贯穿并影响着医院发展。

1969 年，为满足“三线建设”需要，武汉市第一医院整体搬迁至十堰市，组建张湾医院。医院于 1994 年成功获评本地区首家三甲医院，为保障十堰及周边百姓健康始终积极贡献着自身力量，并先后获得百姓放心示范医院，百佳医院、全国文明单位等荣誉称号。

2016 年 12 月，为响应央企改革需要，经国资委批准，医院划转至中国医药集团；2017 年 1 月 4 日，国药东风医疗健康产业有限公司成立。自此，总医院由辅业回归主业，体制、机制发生变化，也对全新体制下自身发展路径开始了积极探索。

目前医院占地面积 15 万平方米，建筑面积 8.4 万平方米，开设病床 1438 张，设有临床、医技、职能科室 55 个、教研室 15 个。医院先后有 600 多项科研成果和临床技术填补了医学空白，其中 50 多项处于国内领先、国际先进水平。器官移植、微创腔镜、心血管疾病介入诊疗、急救创伤、口腔医学等品牌技术引领区域医学发展，心血管内科、骨科、皮肤科、普外科、心胸外科、儿科、医学检验部等科室先后荣获省级重点专科。心脏、肝脏、肾脏、神经、肿瘤、妇产等诊疗平台综合优势日益凸显，普外科连续10年三届蝉联省级重点专科，器官移植荣膺“十堰名片”，鄂西北地区首家国家胸痛中心在此产生。湖北医药学院心脏病研究中心、骨科研究所，十堰市骨科、普外科、妇产科质控中心先后落户医院，医疗辐射力、行业影响力与日俱增。国药东风总医院正在围绕“医疗＋健康”双轮驱动、构建医疗健康全产业链平台的整体发展战略，在医院的社会化转型、内涵式发展、经营方式提升、学科能力强化等方面加快建设步伐，为建立华中地区最具影响力的医疗生态圈，实现区域领先、省内一流、国内知名的发展目标而奋勇前进。

二、面临问题

（一）社会因素带来的发展环境之变

人口老化：整个社会从物质到心理准备不足；社会机构养老服务体系发展缓慢，居家养老仍是主流，对医疗系统的需求增加。

医疗资源：医疗资源分布不均；优质医疗资源总体不足，百姓对三级医院的依赖度过高。

社会保障：医保覆盖面广，看病就医的可及性、公平性得到提高；但随着医保基金穿底现象的持续出现，医疗机构与医保部门的博弈愈发激烈。

医疗机构：分级诊疗、药品零加成、医保支付方式改革等一系列深化医改工作的推进，医疗机构面临的经营压力不断增加。

各种变革因素的叠加，要求医院在自我认知、能力提升、行为规范、医保协同等各个方面具备更加清晰的认知和更为有效的管理。

（二）行业改革带来发展环境之变

近年来，随着医改的深入，国家将疾病诊断相关分组（DRG）、基于大数据的按病种分值付费（DIP）作为医院支付方式改革的重要工具，在全国大力推广，并分别选取部分地区开展付费试点，促使医院医保管理工作核心由“费用结算”向“费用管理”转变，医院评价工作由“传统指标”向“标化指标”转变。

与此同时，伴随着药品零加成全面推行、分级诊疗制度、现代医院管理制度、全民医保制度、药品及耗材集中采购等政策的逐步推进实施，医疗行业的发展环境与理念发生了深刻变化，医疗机构将从以往规模发展转变成质量和内涵发展。

（三）医院改革改制带来发展模式之变

医院从东风到国药的划转，带来的不仅是隶属关系的改变，更有发展理念、发展模式的改变，需要医院在管理思路上进行变革。医院原隶属东风汽车公司，属于东风汽车公司的辅业单位，医院的主要任务是保障东风汽车公司员工的医疗需求即可，对于医院的经营能力的要求并不高，致使医院的发展理念较长时间停留在保障型服务的思维上。2016 年底，医院划转至中国医药集团后，标志着医院的发展正式回归主业，融入行业发展的大趋势中，将实行企业化的管理模式。企业医院的管理理念要求医院必须具备适宜的经营能力，确保发展可持续性。若要确保医院可持续性发展，势必要求医院有足够的医疗服务能力。而由于各种原因，东风汽车公司医保基金能够支付的医疗服务费用远远低于其医疗服务需求，为了争取更多的发展空间，医院的服务对象将由原来侧重于东风医保患者，转变为地方医保患者与东风医保患者并重状态。

至此，医院面临的主要问题就是，不管是东风医保患者还是地方医保患者，医保基金支付能力均偏低。那么，在这种医保基金支付能力不足的情况下，要保证医院有适宜的经营能力，医院成本核算就成了所有医院管理者的法宝。

第二节　总体设计

新医改政策要求公立医院必须加快自身的内涵建设，才能达到“为群众提供安全、有效、方便、价廉的医疗卫生服务”的改革目标。医保支付方式是医保资金保障群众获得优质医疗服务、提高基金使用效率的关键机制。随着我国医疗保障制度的不断完善，医保支付方式改革逐渐走向深化。

2020 年 10 月，国家医疗保障局印发《区域点数法总额预算和按病种分值付费试点工作方案》，正式开展医保统筹区的区域预算总控和基于大数据的按病种分值付费（DIP）改革试点工作。DRG、DIP 医保支付方式改革也将倒逼医院把“控费”作为今后工作的重中之重，医院成本核算就显得尤为重要了。在此背景下，开展试点改革的优势有：一是已有社会共识，医保支付方式改革方向普遍为利益相关方所认识；二是已有部分基础，主要是医保数据管理能力、信息化建设水平基本具备改革条件；三是已有市场预期，参与医保支付改革的市场力量已初具规模。

据调查显示，截至 2019 年年底，全国 97.5% 的统筹区实行了医保付费总额控制，86.3% 的统筹区开展了按病种付费，60% 以上的统筹区开展对长期、慢性病住院医疗服务按床日付费，并探索对基层医疗服务按人头付费与慢性病管理相结合。

其中，按病种分值付费是结合我国国情，由地方自主开展的医保支付创新实践。2018年初，广州市全面实施基于大数据的按病种分值付费，在科学合理支付、规范医疗行为、创新监管办法等方面取得良好效果，DIP支付改革是主要针对住院患者医保支付方式的变革，同时包含了医保基金科学分配的理念。其明确将区域总额预算和点数法结合，体现了风险结构、平衡机制的预算管理思想；明确按病种分值付费住院病例全覆盖，体现了住院费用点数法的具体执行。在此基础上，将与按病种分值付费有天然关联的点数法运用到全部医疗服务费用的支付中，可以达到增强医疗服务透明度、提高医保基金使用效率、提升医保精细化管理水平的改革目标。

相比DRG对数据质量、信息系统改造、管理和技术水平的高要求，DIP则带着“简便快捷、操作性强”标签步入行业。DIP的分组由一个地区实际治疗方案的普遍性决定，以大数据为基础，在汇集大量真实世界病例的基础上，按照“诊断+操作”的分组规则，对病例进行分组。DIP的显著特征是以病种为依据，并赋予每个病种分值。在进行医保支付时，根据医疗服务分值总量，以及医保基金额度，计算出分值点值，再结合各医疗机构进行医保结算。DIP实施的基础条件相对简单，主要涉及医保结算清单质量、组织管理等方面。基于国家DIP分组标准，医保信息系统可在少量改造的情况下实现与DIP系统的兼容，主要改造软件系统的数据接口。从现在全国的试点层面上看，DIP主要更适合于地市级医保支付改革。

面对新支付改革，医院的当务之急是了解DIP支付模式有哪些特点？这种支付制度对医院的财务影响？会不会因医疗行为产生很大的改变？过去的经验来管理是否恰当？医院如何在最短的时间内让医疗与管理跟上新的支付制度的改革节奏？

以前，在定额管理模式下，医院实际上主要靠项目付费与医保之间进行结算，医院与科室收益主要依赖除去药品与耗材之外的工作量的增加来达到业务收入。所以在按项目付费方式下，由于无法约束医疗行为，容易使医疗服务提供方产生需求诱导、创造消费和过度提供医疗服务，医疗费用难以控制。DIP支付模式下，医院获得利益价值思维转变为一切均为成本，收入目标为治疗费用总额与医保支付的差额。

DIP早期测算病种分值原则上是尊重医院的历史数据，不同地区医保部门历史数据基于总额预付的支付方式，所以初期测算数据科学性、规范性、深入性还有待加强。早期的分值是否合理？这一点上还不能完全确定。但是在支付标准统一化前提条件下，实际上营造了医院与医院之间的竞争模式，最后达成病种分值的合理性，但这需要一段时间才能完成，因此单从一次的病种成本测算，不能保证维持相当一段时间的指导价值，甚至可能每年根据年终最后的结算数据都要进行调整和变化。

在适应供给侧结构性改革的思维模式下，不能再以自身的角度去面对市场的变化。必须首先考虑医保的支付能力，DIP 将医疗活动具体到每一个病种，基本上细化到每一个具体的医疗活动，付费的依据结合“诊断 + 治疗”，治疗以当次治疗支出费用最高的项目为主，从设计思路上基本上能得到医疗机构的认同。

DIP 实际上是对平均数与标准差的管理。如果医院的每个病种的治疗模式不改变，很有可能会导致支出成本高于平均数。支出越高，代表利润越低。成本测算包括医院成本、科室成本、病种成本、项目成本、诊次和床日成本等，在最终医保支付年度没有结果之前，尽管医院精细化管理需要细致的多角度全方位的成本核算，但是在精细化管理还没有到位，信息化水平不完善的前提下，如何尽快适应支付改革带来的变化，以最快的速度让科室和员工具备成本的意识？应该选择病种成本核算为首选工作。

医疗质量安全是医院一个永恒的主题，按项目付费与 DIP 收付费两种不同支付方式下，对于医疗质量安全的引导是完全不同的。在 DIP“一口价”付费时代，医保支付成为一只看不见的“手”，倒逼医院进行控费，从源头遏制“过度医疗”等现象。但由此我们也担忧，医院如果考虑患者疾病的严重程度和实际医疗资源的消耗，可能采取拒绝接受重症患者，或者减少必要的检查治疗程度、降低服务质量等节省病人住院费用，导致医疗质量的缺陷反而让医院收入提高。面对 DIP——尤其是临床医生——会产生很多困惑和疑问。例如，贵的药物还能不能开？高值耗材还能不能用？辅助用药是不是全部要停掉？重病人还接不接住院？

如何做到既控费又保质？为解决 DIP 付费既满足治疗需求又不超付费标准的难题，要设计基于临床路径的 DIP 病组管理模式，促进治疗的标准化、同质化，在规范诊疗的同时有效降低医疗成本。临床路径的出现从历史的角度来看也是由医保支付方式的变化而推进的，它结合循证医学和多学科协作发展而来。在医保支付发展的模式下，美国新英格兰医学中心的凯伦·桑得于 1985 年将管理工具的关键路径应用于临床之上，成为临床路径。

医院坚持在医疗质量为前提的基础上进行设计，路径种类依据十堰市病种分类，结合自身历史数据，首先选择入径病种，将占科室业务量 80% 的病种作为首选，我们发现病种种类只占 20%，符合二八理论，这样科室压力并不是很大，可以制订持续完善的工作计划。这些病种也基本上代表了科室现有的业务方向。其次设计路径，各临床科室以国家卫健委发布的临床路径文本为基础，结合当地和本院的治疗方案细分组情况，达成科内专家共识制作院内 DIP 病种临床路径文本。和传统临床路径设计的区别是科室编制本院标准模拟病历，标准模拟病历应该成为病种成本测算的基线。标准模拟病历的费用水平是在确保患者质量安全的前提下，相同病种的病人成本允许发生的最大值。医院的运营能力的提升追求的是更多的病人实际消耗成本低于标准模拟病历的费用水平。最后进行费用测算，因为医院最小的收费单元是医嘱，因此标准模拟病历的费用水平可通过该病种的临床路径实施过程所需要发生的医嘱来进行测算，这其实对于信息化水平不高的医疗机构也是最简便的方法。

通过临床路径测算成本，我们也发现自身的优势病种，同时对照目录寻找短板即缺失病种目录寻找新的业务和技术发展方向。将 DIP 与临床路径相结合，是实行促进精细化管理的有效方式。

要求所有的住院患者均进入临床路径并不现实，临床路径本身的特点会因为病情的变化会出径，但是对于出径病历，要对照标准模拟病历进行回顾分析，寻找出径原因，以及出径后费用支出的类型，是治疗效果不佳还是病人病情的复杂因素造成？科室在持续管理中，逐步摸索允许围绕基线成本水平的上下波动幅度，同时对自身的技术能力和治疗方案产生持续的提升动力。对于确实因为病情复杂的病案，医院医保部门登记备案，与医保部门进行沟通，争取做个案处理。在规范化的诊疗框架下给予医生更大的选择权和自主性，提高医生对临床路径的支持度，也能扩大临床路径的覆盖面和管理范畴。

同时，将临床路径嵌入医院信息系统（Hospital Information System，HIS）进行临床路径管理优点在于，可实现费用发生全过程实时性管理。基于 HIS 临床路径系统进行住院费用管理，通过正常诊疗活动过程（HIS 临床路径）的控制来实现住院费用管理，做到事前费用有测算、事中费用有对比提醒、事后费用有统计分析，解决医院病种费用管控的难题。在临床路径的基础上建立医保结算清单管理与监测分析系统，细化 DIP 分组规则，明确使用条件，简化操作程序，分析查找整改点，助力临床主动控费、合理诊疗。

尽管 DIP 支付事后结算，但是疾病是不会变化的，变化的是治疗方案的进步，在病种数据逐步趋向合理的过程中，病种的临床路径需及时调整。在整个过程中，在坚持质量安全为首要目标的基础上，促使临床把控制焦点始终放在药品、耗材、时间效率等因素上。

单纯依靠这一方案来应对支付改革是远远不够的，医院的顶层设计同时需要及时调整以项目支付的绩效方案。我们积极改变以往增量不增质的粗放型发展思路，尤其是公立医院要建立公益性为导向的绩效分配制度，将技术水平、疑难系数、工作质量、检查结果阳性率、患者满意度等作为绩效分配重点考核指标，使医务人员收入真正体现劳动价值和技术价值，实现优绩优酬。

简而言之，医保结算按病种支付总费用，而作为医院不得不算小账、精细账。在实施临床路径管理的过程中，需要根据病情需要给予住院病人合理的医疗措施，允许部分疑难危重，合并症并发症多的病例费用超出支付标准，对于统一病种中相对单纯的病例需要控制各项成本，建立住院患者事前、事中、事后的费用监控体系，利于医院从患者的角度来实施费用监控，即达到了医保控费的目的，又能够规避为患者提供医疗服务不足的风险。

在临床路径管理的背景下，再进行病种成本核算及管控就更加准确可靠。在进行成本核算之初，我们可以先对病种成本较高的部分进行管控。随着药品、耗材的零加成，病种的药品及耗材是目前能够准确测算且往往占病种成本消耗较高的部分。因此，在病种成本核算之初，可先对药品费用、耗材费用进行准确核算与管控。而后，条件成熟后，可对病种全成本进行核算及管控。

第三节　应用过程

一、健全建立医院临床路径工作流程及制度

医院于2020年初建立了国药东风总医院临床路径工作管理体系，同时成立了临床路径管理委员会、临床路径指导评价小组和临床路径实施小组，明确了管理委员会、评价小组及各实施小组的工作职责与分工。临床路径管理委员会主任由院领导亲自担任，临床路径指导评价小组组长由分管院长担任，各临床科室主任为临床路径实施小组组长。至此，我院临床路径工作形成了分级分层的管理模式，从负责实施临床路径的临床科室到职能科室的集中管理，再到院领导的统筹全局、把控管理方向，建立起了一套完善的管理网络，各单位各部门各负其责，认真落实各项工作，使医院临床路径工作能够真正落地生根。

二、各科室制定本科室临床路径表单

（1）首先根据前三年历史数据遴选科室服务量前80%的病种。以呼吸内科为

例，筛选出该科室2018—2020三年主要病种（见表19－1）。

表19－1　　2020年呼吸内科费用占比80%的疾病明细

序号	疾病名称	费用占比（%）
1	肺部感染	27.56
2	慢性阻塞性肺病伴有急性加重	21.91
3	支气管肺炎	13.74
4	支气管扩张伴感染	8.20
5	重症肺炎	6.98
6	慢性阻塞性肺病伴有急性下呼吸道感染	1.61
7	合计	80.00

（2）根据由国家卫生健康委统一发布的临床路径（病种）诊疗指南及中华医学会编著的各专业临床诊疗指南制定病种临床诊疗路径表单，表单清晰记录各病种的诊疗过程，包括每日医生、护士诊疗工作内容及重点医嘱。以“慢性阻塞性肺病伴有急性加重”疾病为例，呼吸科医生根据本地区和本医院实际情况在国家卫生健康委统一发布的临床路径（病种）基础上制定了此疾病的临床路径表单（见表19－2）。

表19－2　　慢性阻塞性肺疾病急性加重期临床路径表单

步骤	住院第1天	住院第2～3天	住院第4～7天	出院前1～2天	（出院日）
天数	1	2	3	4	5
主要诊疗工作	（1）完成病史询问和体格检查 （2）初步评估病情严重程度，是否有指征行无创辅助通气 （3）有气管插管指征患者，转入ICU继续治疗，退出路径，转入相应路径	（1）上级医师查房，病情严重程度分级 （2）评估辅助检查的结果 （3）根据患者病情调整治疗方案 （4）处理可能发生的并发症 （5）指导吸入装置的正确应用	（1）上级医师查房，治疗效果评估 （2）指导吸入装置的正确应用 （3）根据患者病情调整治疗方案 （4）完成三级医师查房纪录	（1）上级医师查房：治疗效果评估；确定患者近期是否可以出院 （2）向患者及其家属交代家庭氧疗装置的配备要求及长期家庭氧疗方法	如果患者可以出院： （1）教导患者识别长期控制吸入用药及缓解症状吸入用药；检查患者应用吸入装置的正确性；交代患者长期家庭氧疗的重要性 （2）完成出院小结 （3）向患者交代出院后注意事项，预约复诊日期 （4）如果患者不能出院，请在病程记录中说明原因和继续治疗的方案

续表

步骤	住院第1天	住院第2~3天	住院第4~7天	出院前1~2天	（出院日）
重点医嘱	长期医嘱： (1) AECOPD护理常规 (2) 特级/ /二/三级护理 (3) 控制性氧疗 (4) 持续心电、血压和血氧饱和度监测等（重症） (5) 吸痰（必要时） (6) 陪住（必要时） (7) 记出入量（必要时） (8) 无创正压通气（重症） (9) 抗生素 (10) 祛痰剂、止咳剂、支气管舒张剂 (11) 糖皮质激素、抑酸剂或胃黏膜保护剂（必要时） (12) 其他对症治疗 (13) 基础疾病的相关治疗 临时医嘱： (1) 血、尿、便常规 (2) 血型、血气分析、肝功能、肾功能、电解质、血糖、心肌酶、红细胞沉降率、CRP、凝血功能、D-dimer、术前免疫八项、血脂 (3) 痰涂片+痰培养/药敏	长期医嘱： (1) AECOPD护理常规 (2) 特级/一/二/三级护理 (3) 控制性氧疗 (4) 持续心电、血压和血氧饱和度监测等（重症） (5) 吸痰（必要时） (6) 陪住（必要时） (7) 记出入量（必要时） (8) 无创正压通气（重症） (9) 抗生素 (10) 祛痰剂、止咳剂、支气管舒张剂 (11) 糖皮质激素、抑酸剂或胃黏膜保护剂（必要时） (12) 吸入糖皮质激素、长效β受体激动剂、长效抗胆碱能药物（必要时） (13) 低分子肝素（必要时） (14) 其他对症治疗 (15) 基础疾病的相关治疗 临时医嘱： (1) 纠正水、电解质失衡 (2) 血气分析（必要时）	长期医嘱： (1) AECOPD护理常规 (2) 特级/一/二/三级护理 (3) 控制性氧疗 (4) 持续心电、血压和血氧饱和度监测等（重症） (5) 吸痰（必要时） (6) 陪住（必要时） (7) 记出入量（必要时） (8) 无创正压通气（重症） (9) 抗生素 (10) 祛痰剂、止咳剂、支气管舒张剂 (11) 糖皮质激素（减量）、抑酸剂或胃黏膜保护剂（必要时） (12) 吸入糖皮质激素、长效β受体激动剂、长效抗胆碱能药物（必要时） (13) 低分子肝素（必要时） (14) 其他对症治疗 (15) 基础疾病的相关治疗	长期医嘱： (1) AECOPD护理常规 (2) 二/三级护理 (3) 控制性氧疗 (4) 抗生素，祛痰剂、止咳剂、支气管舒张剂；糖皮质激素（减量）、抑酸剂或胃黏膜保护剂（必要时） (5) 吸入糖皮质激素、长效β受体激动剂 (6) 无创正压通气（重症） (7) 低分子肝素（必要时） (8) 其他对症治疗，基础疾病的相关治疗 临时医嘱： (1) 重复异常的检查 (2) 对于住院期间出现的异常症状根据需要安排进行相关检查 (3) 如果出现治疗不良反应根据需要安排进行相关检查	长期医嘱： (1) 维持所开的长期医嘱 临时医嘱： (2) 重复异常的化验检查 (3) 血常规、血气分析 (4) 肝功能、肾功能+血电解质+血糖 (5) 胸部正侧位X线片 出院医嘱： (1) 出院带药 (2) 祛痰剂、止咳剂、支气管扩张剂 (3) 吸入糖皮质激素/长效β受体激动剂 (4) 长效抗胆碱能药物（必要时） (5) 短效β2受体激动剂/抗胆碱能药物 (6) 抗生素 (7) 其他内科疾病用药

续表

步骤	住院第1天	住院第2~3天	住院第4~7天	出院前1~2天	（出院日）
重点医嘱	(4) 支原体抗体、衣原体抗体、军团菌抗体、结核抗体 (5) 肺功能（病情允许时）、胸部正侧位X线片、心电图 (6) 超声心动图、BNP、肺CT、腹部超声、下肢超声（必要时） (7) 胸腔积液超声、胸腔穿刺、胸腔积液相关检查（必要时） (8) 特殊病原菌检查（如真菌、结核菌等，必要时） (9) 基础疾病的相关检查	(3) 重复异常的化验检查 (4) 对于住院期间出现的异常症状根据需要安排进行相关检查 (5) 如果出现治疗不良反应根据需要安排进行相关检查	临时医嘱： (1) 血常规、血气分析 (2) 肝功能、肾功能+血电解质+血糖 (3) 胸部正侧位X线片 (4) 痰培养+药敏试验（重症或治疗无效时） (5) 重复异常的检查 (6) 对于住院期间出现的异常症状根据需要安排进行相关检查 (7) 如果出现治疗不良反应根据需要安排进行相关检查		
主要护理工作	(1) 介绍病房环境、设施和设备 (2) 入院护理评估 (3) 随时观察病人情况 (4) 用药指导 (5) 健康宣教、戒烟宣教 (6) 指导氧疗、雾化吸入方法、吸入装置的使用	(1) 观察患者病情变化 (2) 教会患者有效的咳嗽排痰方法，教导陪护人员协助患者拍背排痰方法 (3) 疾病相关的健康教育 (4) 密切观察药物疗效及不良反应 (5) 指导氧疗、雾化吸入方法、吸入装置的使用	(1) 观察患者病情变化 (2) 密切观察药物疗效及不良反应 (3) 指导吸入装置的使用 (4) 指导呼吸康复训练（缩唇呼吸、腹肌训练及体力训练） (5) 恢复期心理与生活护理 (6) 根据患者病情指导并监督患者恢复期的治疗与活动	(1) 观察患者病情变化 (2) 密切观察药物疗效及不良反应 (3) 疾病恢复期心理与生活护理 (4) 根据患者病情指导并监督患者恢复期的治疗与活动 (5) 出院准备指导	(1) 出院注意事项（戒烟、避免烟尘吸入、坚持康复锻炼、注意保暖、加强营养） (2) 教导患者应用含激素吸入用药后需漱口 (3) 复诊计划，就医指征

（3）根据临床路径表单测算病种费用。疾病临床路径表单已经比较明确的记载了疾病治疗过程中各项具体诊疗活动及主要医嘱项，根据医嘱项可与物价收费项目进行对照，因此某种疾病按临床路径治疗的费用即可测算出来。以“慢性阻塞性肺病伴有急性加重”病种为例，选取符合入院标准的需要氧疗、无创呼吸支持、合并下呼吸道感染、无其他合并疾病、病情评估为C组肺功能Ⅲ级以上的AECOPD患者为例估算住院费用如下：以住院日7天为例根据其临床路径表单罗列疾病诊疗过程中所有涉及的医嘱项，转换成物价收费项目后产出其按临床路径治疗的费用消耗（见表19－3）。

表19－3　慢性阻塞性肺疾病急性加重期费用测算表

医嘱大类	医嘱名称	数量	单价（元）	小计（元）
嘱托	呼吸内科常规护理	7	0	0
嘱托	低盐低脂饮食	7	0	0
嘱托	留陪一人	7	0	0
嘱托	测血压、脉搏、呼吸	0	0	0
诊查	住院诊查费	7	16.00	112
医用工具类材料	静脉留置针22#	1	13.60	13.6
西药	吸入用布地奈德混悬液［2ml:1mg］	10	14.32	143.2
西药	灭菌注射用水［500ml］	6	2.28	13.68
西药	盐酸左氧氟沙星氯化钠注射液［250ml:0.5g］	5	51.40	257
西药	0.9%氯化钠注射液［100ml:0.9g］	10	4.00	40
西药	注射用头孢他啶［1.0g］	40	45.00	1800
西药	0.9%氯化钠注射液［100ml:0.9g］	6	4.00	24
西药	注射用多索茶碱［200mg］	6	25.01	150.06
西药	0.9%氯化钠注射液［100ml:0.9g］	6	4.00	24
西药	注射用甲泼尼龙琥珀酸钠［40mg］－X130501002	12	16.90	202.8
西药	肝素钠注射液［2ml:1.25万IU］	2	11.33	22.66
西药	盐酸氨溴索口服溶液［100ml:300mg］	1	9.61	9.61
西药	多索茶碱片［0.2g］	24	1.09	26.27
西药	硫酸沙丁胺醇（吸入）气雾剂［100ug/揿×200］	1	20.40	20.4
西药	噻托溴铵粉雾剂［18ug］	30	6.00	180
西药	沙美特罗夫替卡松干粉吸入剂50/500ug	1	299.27	299.27
西药	泮托拉唑钠肠溶胶囊［20mg×16粒］	16	1.89	30.3

续表

医嘱大类	医嘱名称	数量	单价（元）	小计（元）
其他	深静脉血栓风险筛查与测评	1	35.00	35
其他	压疮风险评估	1	35.00	35
其他	跌倒风险筛查与测评	1	35.00	35
检查	远程心电诊断：地市级	1	56.00	56
检查	CT 扫描	1	0	0
检查	CT 平扫	1	202.00	202
检查	三维重建	1	41.00	41
化验	新型冠状病毒核酸检测（单样检测）	1	132.00	132
化验	血细胞分析 + C 反应蛋白	2	57.00	114
化验	淀粉样蛋白 A（SAA）	2	18.00	36
化验	降钙素原	2	221.00	442
化验	肝功 2	1	129.00	129
化验	肾功 2	1	27.00	27
化验	电解质 2	1	24.00	24
化验	心肌标志物	1	230.00	230
化验	B 型钠尿肽（BNP）	1	184.00	184
化验	心肌酶	1	55.00	55
化验	肌红 + 肌钙	1	202.00	202
化验	凝血全套	1	72.00	72
化验	DD2 聚体	1	55.00	55
化验	内毒素检测（LPS）	1	49.00	49
化验	葡聚糖检测	1	110.00	110
化验	曲霉菌抗原检测	1	110.00	110
化验	肺炎支原体抗体	1	74.00	74
化验	肺炎衣原体抗体	1	92.00	92
化验	尿液分析 + 沉渣	1	28.00	28
化验	粪便常规 + 潜血（自动）	1	25.00	25
化验	痰细菌培养 + 药敏 + 涂片 + 结核涂片	1	129.00	129
管套容器过滤材料	一次性使用雾化器	1	21.00	21
管套容器过滤材料	人体静脉血样采集容器	10	0.85	8.5
管套容器过滤材料	吸痰培养瓶	1	3.60	3.6
管套容器过滤材料	肺功能过滤器	1	18.00	18
管套容器过滤材料	一次性使用雾化器	1	21.00	21
床位	D 栋大楼病房床位费：三人间	7	37.00	259

续表

医嘱大类	医嘱名称	数量	单价（元）	小计（元）
处置治疗	Ⅱ级护理	7	12.00	84
处置治疗	病房取暖费:三人间（中央空调）	7	5.00	35
处置治疗	雾化吸入:氧化雾化	10	14.00	140
处置治疗	心电监测（持续）	72	8.00	576
处置治疗	血氧饱和度监测（持续）	72	6.00	432
处置治疗	氧气吸入:持续吸氧	7	70.00	490
处置治疗	呼吸机辅助呼吸（持续）	72	15.00	1080
处置治疗	持续呼吸功能检测（持续）	72	5.00	360
处置治疗	氧气吸入：加压给氧（持续）	72	7.00	504
处置治疗	静脉用药调配中心（普通药物配置）	10	4.00	40
处置治疗	静脉用药调配中心（抗菌药物配置）	10	4.00	40
处置治疗	静脉输液（第二组以上）	5	4.00	20
处置治疗	静脉输液（第二组以上）	1	4.00	4
处置治疗	静脉输液（第二组以上）	6	4.00	24
处置治疗	静脉输液（第二组以上）	6	4.00	24
处置治疗	静脉注射：静脉采血	2	5.00	10
处置治疗	肺功能康复评定	1	35.00	35
处置治疗	肺通气功能检查	1	65.00	65
处置治疗	流速容量曲线（V－V曲线）	1	32.00	32
处置治疗	支气管舒张试验	1	85.00	85
处置治疗	血气分析（干湿法）＋全血乳酸测定	2	127.00	254
处置治疗	动脉加压注射	2	10.00	20
处置治疗	钠测定－10（临床）	1	9.00	9
处置治疗	氯测定（临床）	1	6.00	6
处置治疗	钙测定（临床）	1	6.00	6
处置治疗	钾测定－10（临床）	1	9.00	9
处置治疗	血红蛋白测定（Hb）（临床）	1	2.00	2
费用总计				10808

（4）各科室严格按照病种临床路径表单进行诊疗，疾病费用消耗就能控制在比较合理的范围内，同时又能确保医疗服务质量安全。医务部门定期监测临床路径实施情况。

三、从医院层面精准选择控制成本控制指标

（1）建立在保证医疗质量和安全基础上控制医疗环节成本消耗监管目标：药占比，耗占比，百元医疗支出耗材占比（包含不可收费耗材成本），检查阳性率等

指标。

（2）结合平均值和标准差的原则，最终输出的影响因素是时间效率和费用效率。费用效率受到质量与安全的制约，时间效率管控有效性依靠临床路径的支撑。

（3）床位的使用效率管控。床位实际上是成本消耗的原始动力，医院为了鼓励收治疑难病种。在过去一段时间里面没有强调床位使用率的问题，对病床使用率较较低的科室，并没有进行有效的考核。但是从现在成本的测算的角度来看。医院需要从过去的科室管床模式转化为医院控床模式，必须逐步形成全院“一张床”的管理模式，交还给护理部统一调度通过改变护理绩效制度，将医院的护理排班由护理部统一执行。

第四节 取得成效

一、费用管控效果明显

通过实施临床路径管理后，大部分符合入院标准的患者能够按照路径设置方案推进，少数患者因为病情变化等因素应用了其他干预措施或路径内的诊疗措施未能进行，但因为有路径参照，费用结构也能做到比较好的控制和优化。疾病费用消耗比上一年度下降了10.42%，费用管控明显（以COPD的案例来看，见表19－4）。

表19－4 “慢性阻塞性肺病伴有急性加重”实施临床路径前后费用对比分析

指　　标	2020年	2021年1—6月
出院人次	562	223
出院人均总费用（元）	11323	10145

二、业务指标稳步增长，综合实力不断增强

在偿付机制改革的情况下，早期DRG管理的介入，致使我院2018年医保费用得到有效控制，医保拒付大幅下降，医院运营能力显著提升。

后疫情时代，医院工作量已恢复2019年水平，效率大幅度提升，医疗行为的规范促进了学科能力的提升。现阶段医院平均住院日下降至7.5天；CMI为1.29，同比增长15.18%；疑难危重症患者同比增长23.18%，四级手术占比同比增长

1.02个百分点，微创手术率同比增长1.06个百分点，日间手术率接近30%。2019年三级公立医院绩效考核东风医院综合排名从25名前进至20名，说明医院各方面综合实力不断增强。

三、经济结构不断优化，运营效率显著提升

医疗行为的规范推动了次均药品费用的持续下降，为技术服务性收入提升创造了腾挪空间。2020年全院总收入同比增长5.27%，其中，住院总收入同比增长5.79%；住院药占比同比下降4.59%，经济结构不断优化，运营效率不断提升。

围绕效率改革，医院将日间手术推向常态化，日间病例数不断提升，不仅体现了医院优异效率与优质服务，在医保超支结余上亦有突出表现。医疗流程和各部门协调配合更加顺畅，快速康复理念得到大力推广，以“关节镜膝关节滑膜切除术”为例，未开展日间手术时，住院时间平均7～8天，开展“48小时快速康复手术”以后，这部分患者不仅住院时间缩短，和同病种的常规住院手术相比，人均医疗费用下降明显，患者就医体验明显提升。

2019—2020年医院时间消耗指数、费用消耗指数均稳步下降，2020年在疫情影响的大背景下，医院积极复工复产，虽然出院人次不及同期，但收治患者的整体难度有所提升。效率方面控制较好，时间消耗指数同比下降6.98%，费用消耗指数同比下降2.04%。

为提升资源利用效率，医院对各类资源配置情况进行集中梳理。以拓宽业务渠道为主导，提升资源利用效率，通过优化院内床位结构，对资源过剩、产能过低的专科将进行资源重新划分；尝试开展“全院一张床”管理模式探索，为资源优化配给探明了方向。

四、医保审扣持续减少，员工待遇稳步提高

通过成本管控，降低患者医疗资源消耗，同时降低医保支付，2018—2020年，医保拒付呈逐年下降趋势，在收入不变的情况下，降低临床成本的发生，从而提升医务人员绩效水平。

五、成本核算精确细化，决策支持效能提升

通过建立各病种成本核算制度，培养临床科室成本思维能力。注重数据化的科学管理，以病种为抓手，科室为单位，推进高质量发展。构建医院运营状况考核指标、绩效管理、精细化分析、预判预警的精细化管理平台，提升医院运营能力。充

分发挥数据的事前预测、事中分析、事后评价功能，及时监测各管理部门决策效。

六、践行医院社会责任，社会效益显著提升

国药东风总医院一直以公益性事业与经营性产业协同发展作为实现可持续高质量发展的关键支撑。作为央企举办、服务地方的医疗机构，医院始终致力于公益定位，主动承担社会责任。医院精细化的成本核算，节省了医保基金，提升了患者的满意度，实现了医院与患者的双赢，在2019年三级公立医院绩效考核中，医院住院患者满意度得分达到100%，医院社会效益有显著提升。

第五节 经验总结

一、核算单元责任成本的细化

医院组建管理小组、分析历史数据、提升病案首页质量、明确控费目标等，医院充分利用信息化系统，实现在院费用管控，经营数据分析，控费策略优化，建立成本核算体系、临床路径体系、绩效管理体系。医院积极落实推进医疗全流程成本管控，一方面以病种标杆费用为依据，做好药物费用及耗材费用测算。在充分保证患者安全的基础上，要求科室严格按照临床诊疗指南、临床路径和技术规范开展临床诊疗，积极采用适宜技术，使用基本药物，为患者实施安全、有效、经济的诊疗方案。另一方面，对检验部、病理科、麻醉科、手术室、ICU等平台科室涉及业务成本进行严格管理，对各类医技检查的合理性、手术患者的麻醉方式选择、手术室耗材使用、ICU每日床位费用进行严格评估，有效控制了各个医疗环节的业务成本。以每个核算单元作为成本管控的最小单位，医院管理者需对药品、核算单元内的病种进行精准核算，从而促进核算单元自身内部的成本管控，做到精细化核算。

二、DRG过渡至DIP病种成本核算

在DRG的管理下医院各方面都有了显著提升，2021年全面推行区域点数法总额预算和按病种分值付费（DIP），这是一种全新医保基金支付方式，必将对医改产生重大影响，因为这种支付方式不仅对医保基金使用效率有深远影响，更重要的是将会导致医保支付方和医疗服务提供方管理模式发生根本改变。

由 DRG 到 DIP 过渡期间，医院则需要基于病种进行管理，要将均次费用和平均住院日等指标分解到每个支付病种，管理部门不仅需要知道均次费用与支付标准比较的结果，更需要了解超在哪里，超过的原因是什么。比如费用超支，要分清费用是超在什么地方，药品，耗材费用超支，与检验检查费超支，其性质不完全一样。因为药品费、耗材费和诊疗费，检验检查费不同，药品耗材是以进价销售，没有“利润”空间的，而诊疗费和检验检查费，基本都是“利润”空间。所以，药品耗材是外部的成本，若超过标准，是难以弥补成本的，而诊疗费则是内部的成本，则是虚拟的亏空。药品和耗材要严格控制，诊疗费、检验检查费超支，只是压缩了利润空间而已。所以，医院要根据费用类别的超支情况进行考核。

在 DRG/DIP 支付系统下，医保部门对于医疗机构付费实行打包付费，即不管医疗机构治疗疾病发生了多少费用，医保支付均按其给予的疾病支付标准进行医保费用支付，医疗机构对疾病的实际费用消耗就转化成了成本消耗的概念。临床路径管理目的是规范临床诊疗行为、提高医疗质量，借助于这个手段可以通过规范诊疗行为间接实现控费的目的，通过分析诊疗项目可以调整费用结构。但是，我们看到针对 DIP 付费制定的临床路径更像是单病种的设置，只是一个基准线，实际的诊疗中会在这个基线上下波动，比如目前临床路径测算的费用实际上是平均值。为了保证不偏离太远，费用结构、占比需要在诊疗中不断调整、修正，前提是医疗安全，目的是控制绝对成本。

参考文献

REFERENCE

［1］常欢欢，于丽华．我国新增医疗服务价格项目管理现状的研究与思考［J］．中国医院管理，2017，37（10）．

［2］陈佳颖，吴丹枫．新医改背景下医院病种成本管理体系创新及应用［J］．中国卫生经济，2019，38（11）．

［3］陈金甫．医保成本论：总额控制重在资源成本管理——兼谈付费机制在资源配置中的作用［J］．中国医疗保险，2013（12）．

［4］程薇．新《医院财务制度》下的成本管理［J］．中国医院，2011，15（6）．

［5］崔媛媛．DRG 成本核算在我国公立医院中的应用研究［J］．中国总会计师，2018，18（10）．

［6］戴小喆，郑大喜．公立医院多层次管理会计报告体系的构建研究［J］．中国卫生经济，2019，38（09）．

［7］邓艳华，陈琳，李建，等．《全国医疗服务价格项目规范》项目成本测算方法交流［J］．中国卫生经济，2014，33（5）．

［8］杜良莉．DRG 支付方式改革下医院财务管理应对策略［J］．中国卫生经济，2020，39（1）．

［9］樊挚敏．我国 DRG 收付费方式改革的愿景［J］．中国卫生经济，2018，37（1）．

［10］傅卫，江芹，于丽华等．DRG 与 DIP 比较及对医疗机构的影响分析［J］．中国卫生经济，2020，39（12）．

［11］韩侯娥．DRG 支付下的医院成本管理路径探索［J］．中国总会计师，2021（3）．

[12] 郝洁. 公立医院业财融合之路——“临床路径”与“单病种成本核算”的融合 [J]. 商业会计，2019 (18).

[13] 胡守惠. 基于当量法的医疗服务项目成本计算方法研究 [J]. 中国卫生经济，2011，30 (10).

[14] 胡文杰，张丹. 成本几何 心中有“数” [N]. 健康报，2021-01-11 (5).

[15] 黄媛，马艳良，王茹，等. 典型国家DRG付费制度下药品与耗材的采购模式及启示 [J]. 中国卫生经济杂志，2020，39 (9).

[16] 李春，张晓琦，线春艳. DRG/DIP支付方式下医院成本管理转型 [J]. 中国总会计师，2021 (3).

[17] 李雪辉. 基于2个病种的按病种付费成本控制研究 [J]. 中国医院，2018 (11).

[18] 梁志强，于保荣，孙强，等. 我国公立医院医疗服务项目收费偏离成本情况分析 [J]. 中国卫生经济，2013，32 (9).

[19] 刘芬，孟群. 国内主流DRG系统比较分析及对策建议 [J]. 中国卫生信息管理杂志，2018，15 (6).

[20] 刘宏伟、刘硕磊. 区域人口与卫生投入对公立医院运营影响的实证分析 [J]. 中国卫生经济，2017 (6)

[21] 刘建民. 基于医疗项目成本核算基础的公立医院改革探索 [J]. 中国医院，2010，14 (7).

[22] 刘雅娟. 补偿机制改革背景下公立医院成本管理策略研究 [J]. 中国医院管理，2018，38 (10).

[23] 刘雅娟，倪君文，黄玲萍，等. 基于DRG的医院病种成本核算实践与探索 [J]. 中国医院管理，2019，39 (8).

[24] 芦琦，基于DRG支付方式改革对医院成本核算的思考与探索 [J]. 中国总会计师杂志，2017，21 (9)：36-38.

[25] 罗亮，王子云，翁丽娟. DRG付费下的公立医院成本核算实践探究 [J]. 卫生经济研究，2021，38 (2).

[26] 潘春华，张亚芬，张红，等. 时间驱动作业成本法在超声室成本核算中的应用 [J]. 中国医院，2021，25 (6).

[27] 潘俊，孙国岩，谢华王.《政府会计制度》实施下医院成本管理模式探析 [J]. 中国卫生经济，2019，38 (7).

[28] 彭颖，李芬，王力男，等．从医疗成本角度对医疗服务价格调整总量测算 [J]．中华医院管理杂志，2015，31 (8).

[29] 任毅，李风芹，于蔚，等．DRG 支付方式下医院成本管理特征、路径选择与策略 [J]. 中国卫生经济，2020，39 (9).

[30] 申鑫，韩春艳，甘勇，等．基于 DRG 的医疗服务绩效评价体系构建研究 [J]. 中国卫生政策研究，2020，13 (3).

[31] 宋晓祥，马爱霞．北京市样本医院 DRGs 实施效果评价 [J]. 中国卫生质量管理，2010，29 (8).

[32] 孙鲁红，周金玲．公立医院成本核算实施与推广的政府管理建议 [J]. 中国卫生经济，2017，36 (9).

[33] 谭华伟，张培林，颜维华，等．医疗成本核算方法的国际经验及启示 [J]. 卫生经济研究，2020，37 (2).

[34] 汪丹梅、唐晓东，阎星云，等．基于建筑空间的公立医院固定资产精益管理研究：以江苏省人民医院为例 [J]. 中国卫生经济，2017 (36).

[35] 王琪，吴丹枫，范理宏．临床路径下手术类病种术中成本核算研究 [J]. 中国医院杂志，2017，21 (9)：36 -38.

[36] 王琴、刘宏伟．经济新常态下公立医院成本控制实证分析 [J]. 中国卫生经济，2016 (5).

[37] 王珊，王涤非，陶琳，等．我国公立医院成本核算影响因素分析及制度建设 [J]. 中华医院管理杂志，2016，32 (10).

[38] 王晓昕，张媚，许敏，等．基本医疗服务价格的经济学特征及政策启示 [J]. 中国医院，2021，40 (6).

[39] 夏海萍，张晓斌，郭丽晶．公立医院成本核算现状分析 [J]. 中国卫生产业，2016，29 (10).

[40] 向前，吴荣海，吴伟旋，等．基于临床路径的病种标准成本核算研究 [J]. 卫生经济研究杂志，2020，37 (10) .

[41] 于丽华，江芹，张振忠．DRG 收付费改革下医疗机构流程优化探讨 [J]. 中国卫生经济，2021，40 (4).

[42] 于丽华．“价格成本监测网”是怎样运行的 [N]. 健康报，2021 -01 -11 (5).

[43] 袁加，陈刚，冯骊琛．新增医疗服务价格项目管理探讨 [J]. 中国卫生经济，2020，39 (8).

[44] 张晨阳，张春丽，王梦伊，等. 某三甲医院以成本为基础的DRG收付费实践与探索 [J]. 江苏卫生事业管理，2019，30 (5).

[45] 张静，崔兆涵，王虎峰."三医"联动视角下的医疗服务价格动态调整 [J]. 中国卫生经济，2018，37 (1).

[46] 张静秋，江芹，郎婧婧，等.DRG付费改革的医院实施效果对照研究 [J]. 中国卫生经济，2021，40 (7).

[47] 张毓辉. 建立以健康结果为导向的医保支付制度 [J]. 中国医疗保险，2020 (7).

[48] 赵迪，王孝勇，郭磊，等. 基于DRG的病组成本核算方法研究 [J]. 卫生经济研究，2021，38 (9).

[49] 郑大喜. 基于全生命周期视角的医疗服务价格项目管理探索 [J]. 中国卫生经济，2020，39 (9).

[50] 郑大喜，王莉燕，高欢，等. 医疗服务价格动态调整相关因素、作用机理与权重 [J]. 中国医院，2021，25 (1).

[51] 郑大喜，谢雨晴，吴静. 典型地区新增医疗服务价格项目成本测算的比较分析 [J]. 中国卫生经济，2021，40 (2).

[52] 周传坤，刘青青，杨川，等. 基于DRG的某医院患者费用分析及医用耗材成本管控策略探讨 [J]. 中国医院管理杂志，2021，41 (2) .

[53] 周海龙，江芹，于丽华，等. 医院成本核算方法和体系构建探讨 [J]. 中国卫生经济，2021，40 (5).

[54] 周晗，高山. 基于内部控制的公立医院资产管理模式研究 [J]. 中国医院，2018 (4).

[55] 周玲，李晓翠. 地市级三级甲等综合医院全病种推行DRG付费制度改革实践 [J]. 中国卫生产业，2017，29 (8).

[56] 朱怡，李建，邓艳华，等.2012版《全国医疗服务项目规范》成本测算体会 [J]. 中国卫生经济，2014，33 (5).

[57] 金春林，王海银. 基于比价策略的医疗服务价格调整：基础与应用 [M]. 北京：科学出版社，2019.

[58] 孙明涛. 从零开始做成本管理与控制 [M]. 北京：中国铁道出版社，2021.

[59] 孙德俊，刘宏伟. 公立医院绩效管理——基于战略管理的视角 [M]. 北京：经济科学出版社，2018.

[60] 王兆君，王钺，曹朝晖．主数据驱动的数据治理：原理、技术与实践［M］．北京：清华大学出版社，2019.

[61] 卫生部医政司．临床路径（合订本）［M］．北京：人民卫生出版社，2012.

[62] 钱庆文．医院财务管理［M］．北京：中国出版集团中译出版社，2021.

[63] 健康报．让用药管理更精细［J/OL］．2021. http：//share. 591adb. com/shareartic1e/article/article_ id/3845176/app_ key/e70891ddafa5e012828c143390cdad9e.